SOMMER

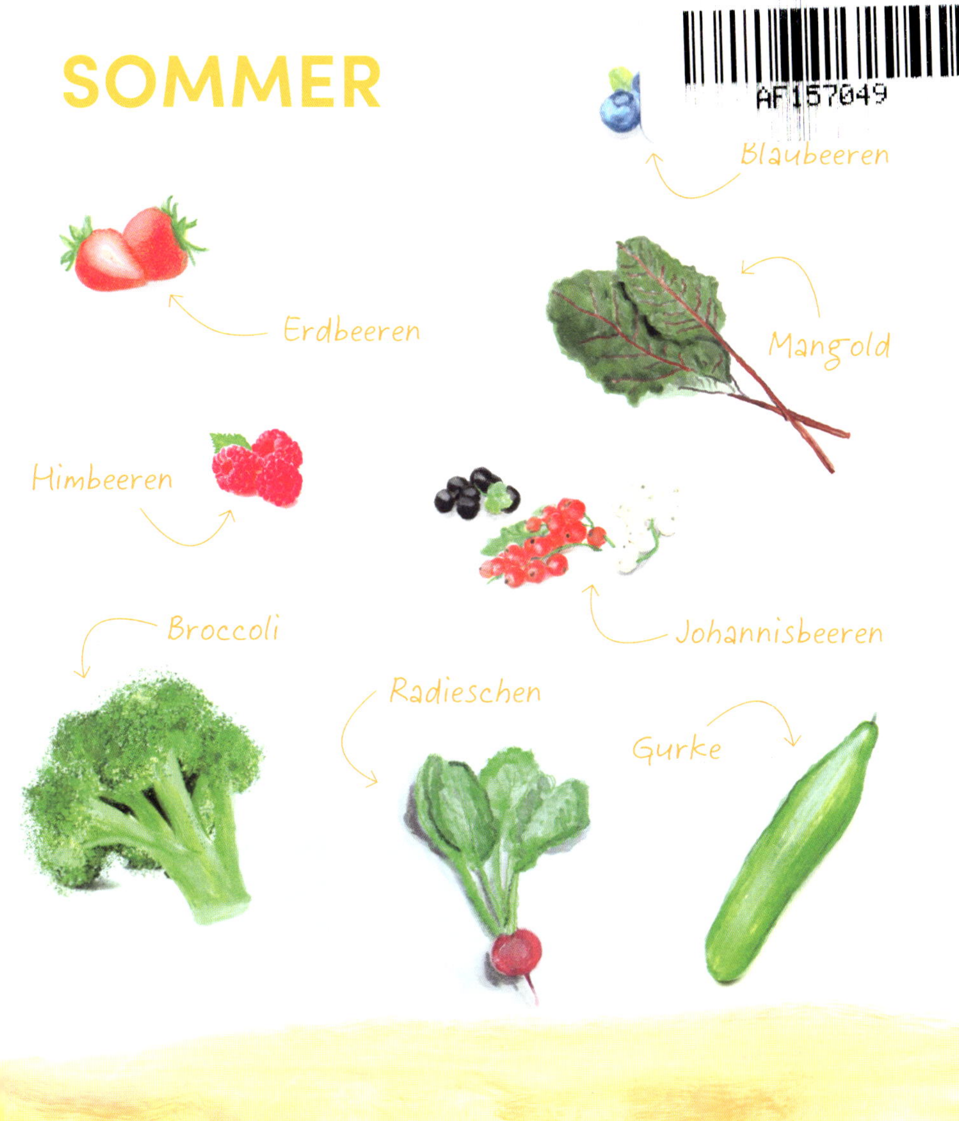

Diese **ENERGY-HELDEN** tragen Sie leicht durch den Sommer

Dr. med. Anne Fleck
ENERGY! in 5 Minuten

ENERGY! in 5 Minuten – wie soll das gehen? Ganz einfach: indem Sie Tag für Tag, Tipp für Tipp Ihre Ernährung, Verdauung, Bewegung und Entgiftung optimieren, Ihr Stresslevel senken und zu gutem Schlaf finden. Dr. Anne Fleck hilft Ihnen dabei. Sie zeigt Ihnen ausgeklügelte Übungen, gibt clevere Impulse und wertvolle Informationen, die Sie leicht in Ihren Alltag integrieren können. So gelingt es Ihnen, aktiv zu werden und schlechte Gewohnheiten in die Wüste zu schicken.

Das Schöne dabei: Sie kommen spielerisch ins Handeln, lernen sich und Ihren Körper besser kennen und spüren unmittelbar, wie Sie innerhalb kürzester Zeit Ihr Energie- und Fitnessreservoir auffüllen. Machen Sie mit! Mit diesem Buch können Sie Ihrer Gesundheit unkompliziert und effizient auf die Sprünge helfen.

Dr. med. Anne Fleck, bekannt als »Doc Fleck«, ist Internistin und Rheumatologin. Die renommierte Ärztin für Präventiv- und Ernährungsmedizin verbindet als Verfechterin der Ganzheitsmedizin moderne Forschung und klassische Medizin mit fundierten Naturheilverfahren. Die Bestsellerautorin (u. a. *Schlank! und gesund mit der Doc-Fleck-Methode* und *Ran an das Fett*) trifft in ihrer Praxis auf Menschen, die »einfach nur« gesund und vital altern wollen, aber auch auf Menschen, die unter degenerativen Erkrankungen, chronischer Erschöpfung oder anderen ungeklärten Symptomen leiden. Wo versteckte Ursachen für scheinbar grundlose Müdigkeit und andere Beschwerden liegen können und wie man Krankheiten vorbeugen oder überwinden kann, hat sie in ihrem Buch *ENERGY!* anschaulich und mit vielen Beispielen beschrieben. Mit *ENERGY! in 5 Minuten*, diesem inspirierenden, einzigartigen Mitmachbuch, gibt Ihnen Anne Fleck nun die Chance, Ihre Gesundheit und Lebensqualität Schritt für Schritt zu verbessern.

Informationen zu Kursen, Seminaren und Downloads zu Büchern unter:
www.docfleck.com

Praxis: **www.dr-anne-fleck.com**
Instagram: @DocFleck
Facebook: @DocFleck
Podcast: Dr. Anne Fleck

Katharina Fleck, Dipl.-Ing. für Architektur, arbeitete viele Jahre in London und Berlin, ihre Werke finden national und international Anerkennung. Das Thema Gesundheit von Mensch und Erde liegt ihr – auch bei ihrer Arbeit als Illustratorin und Designerin – besonders am Herzen. **www.katharinafleck.com**

DR. MED. ANNE FLECK

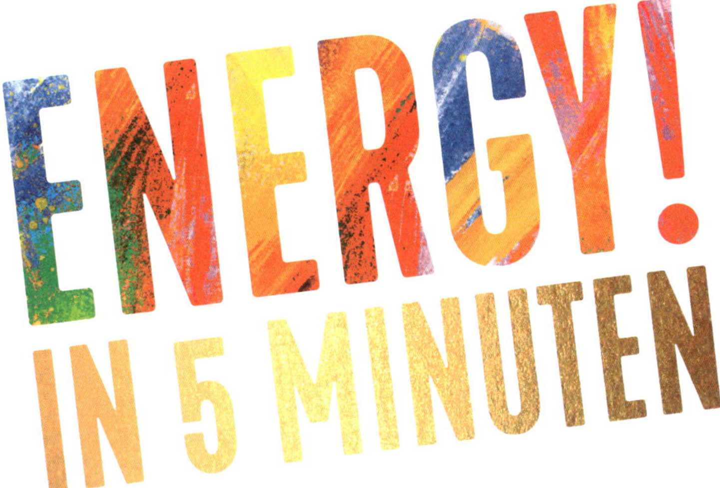

Gesünder Tag für Tag mit der Doc-Fleck-Methode

Ein Mitmachbuch, das Ihr Leben verändert

dtv

INHALT

KAPITEL 5 **FASTEN UND ENTGIFTEN: ABER RICHTIG** 122

KAPITEL 6 **STRESS REDUZIEREN** 148

KAPITEL 7 **SCHLAF** 180

KAPITEL 8 **RHYTHMUS UND GEWOHNHEITEN** 210

ANHANG

STARTSCHUSS!

*Gesundheit ist kein Zustand, sondern ein Prozess.
Der Körper erneuert sich ein Leben lang, Tag für Tag.*

Liebe Leserin, lieber Leser,

die Idee für dieses *5-Minuten-ENERGY!*-Buch verdanke ich vielen Menschen, die mir im persönlichen Gespräch, über soziale Medien, in Mails und Briefen schilderten, wie sie mithilfe einfacher, praxiserprobter Tipps aus meinen Büchern – insbesondere aus dem Buch *ENERGY!* – ihre Gesundheit zurückerobern oder verbessern konnten – ohne großen Aufwand. Ihre berührenden Erfahrungen haben mich ermutigt, ein Mitmachbuch zu konzipieren, bei dem Sie spielerisch selbst aktiv werden und jeden Erfolg auf Ihr eigenes Konto verbuchen können. Sie werden sehen: Es ist eine Transportrakete zu neuen, überraschenden Erfahrungen.

Lassen Sie uns nun gemeinsam auf eine spannende Reise gehen. Das Ziel: Ihre optimale Gesundheit. Welcher Weg dorthin für SIE der beste ist, finden Sie über Selbsttests (Fragebögen), Tipps und Übungen heraus. Denn jeder Mensch ist einzigartig.

**Ohne Gesundheit ist alles nichts.
Gesundheit ist nicht selbstverständlich.
Sie fällt nicht wie Regen vom Himmel.
Sie verabschiedet sich auch nicht lautlos über Nacht.
Sie will Tag für Tag von Ihnen erobert werden.**

Wie steht es um IHRE Gesundheit?

Hangeln Sie sich von einer Diät zur nächsten, fühlen Sie sich müde und erschöpft, geht Ihnen schon beim Treppensteigen die Puste aus, leiden Sie unter Migräne, Rückenschmerzen, Verstopfung, könnte Ihr Schlaf besser sein – oder quälen Sie sich gar mit mehreren Beschwerden gleichzeitig? Vielleicht sind Sie aber auch mopsfidel, haben keinerlei Beschwerden und wollen »einfach nur« gesund bis ins Alter bleiben?

Ein Leben voll Gesundheit und Energie; das Gefühl, Bäume ausreißen zu können; Kraft für eine Segeltour, ausgedehnte Reisen oder schöne Waldspaziergänge; die Fitness, die man braucht, wenn man mit seinen Enkeln toben will: Wer wünscht sich das nicht? Und was muss passieren, damit all diese Wünsche Realität werden?

Wir alle haben zu Jahresbeginn eine ganze Reihe guter Vorsätze: Wir werden uns gesünder ernähren, uns mehr bewegen, Stress reduzieren, weniger Alkohol trinken oder mit dem Rauchen aufhören! Aber warum schleichen sich meist bereits nach wenigen Tagen wieder die alten Gewohnheiten ein, sodass auch schnell unser Selbstvertrauen bröckelt und die Zuversicht schrumpft? Die Gründe hierfür können vielfältig sein: unzureichende oder gänzlich fehlende Planung, zu hohe Erwartungen, übertriebener Perfektionismus und nicht selten auch eine »falsche« Motivation. Dabei ist das Ablegen schlechter Gewohnheiten zugunsten neuer, gesünderer einfacher, als Sie glauben – wenn die richtige Strategie dahintersteht.

Was Sie von diesem Buch erwarten können

Seit über fünfzehn Jahren arbeite ich als internistische Fachärztin und begeistere mich für eine moderne Vorsorgemedizin, die immer das Individuum als Ganzes betrachtet. Mein Ziel ist es, Krankheiten vorzubeugen und à la Sherlock Holmes versteckte Ursachen für Beschwerden herauszufinden. Dazu habe ich eine Methode entwickelt, die klassische Medizin mit Präventiv-, Ernährungs-, Stress- und Umweltmedizin sowie mit validen Naturheilverfahren verbindet. Mit diesem ganzheitlichen Ansatz konnte ich schon vielen Menschen helfen. Ein wesentliches Prinzip meiner Heilmethode ist die Hilfe zur Selbsthilfe. Mir liegt daher viel daran, dass Sie durch dieses Buch (wieder) ins Handeln kommen – auf eine Weise, die Sie beflügelt und Ihnen Freude bereitet. Freuen Sie sich also auf interessante Informationen, Tipps, Selbsttests und Übungen, die sich als Bausteine meiner Doc-Fleck-Methode bewährt haben.

Das Mitmachbuch *Energy! in 5 Minuten* soll dabei Ihr treuer Freund sein. Es will Ihre Neugier und Abenteuerlust kitzeln und drückt Ihnen einen Plan in die Hand, mit dem Sie ein solides Fundament für ein Leben in Vitalität bauen können. Ihr Zeitaufwand: nur wenige Minuten täglich. Sie tauchen dabei in faszinierende Abläufe Ihres Organismus ein und werden spielerisch Ihre Gesundheit und Ihr Energielevel revolutionieren – indem Sie zum Beispiel Ihre Zuckersucht überwinden, Ihr Idealgewicht erreichen, negative Gedanken und selbstschädigende Denkmuster einmotten oder herausfinden, wie Sie sich nicht länger selbst blockieren.

Dieses Buch ist systematisch angelegt und vermittelt Ihnen in fein portionierten Häppchen alles, was Sie über *Ernährung, Verdauung, Bewegung, Fasten* und *Entgiftung, Stressreduktion, Schlaf* und *Gewohnheiten* wissen müssen. Jedes Kapitel stellt in gewisser Weise den Tag einer Woche dar und wartet mit einem ganz speziellen Tipp auf. Das heißt aber nicht, dass Sie sich gedrängt fühlen müssen, alle Tage bzw. Tipps sklavisch »abzuarbeiten«. Gehen Sie in Ihrem eigenen Tempo voran!

In welcher Reihenfolge Sie die einzelnen Kapitel erkunden, bleibt Ihnen überlassen. Sie können sich an die im Buch gewählte halten oder sich zunächst den Kapiteln widmen, die für Sie persönlich besonders relevant sind – denn jede(r) von uns hat unterschiedliche »Gesundheitsbaustellen«. Ich lege Ihnen aber ans Herz, mit dem Kapitel *Warm-up* zu beginnen. Dort lernen Sie sich nämlich besser kennen und finden heraus, was Ihre persönliche Motivation ist. Sie ist die Zündschnur für Ihre nachhaltige Veränderung. Sie wird Sie tragen und Ihren Veränderungswillen immer wieder neu entfachen, wenn er zu versiegen droht. Auch halte ich es für sinnvoll, nach dem *Warm-up* mit dem Kapitel *Ernährung* weiterzumachen. Denn essen müssen wir alle. Und hat sich erst mal eine gesunde Gewohnheit verankert, fällt es leicht, sich für weiteres Neues zu begeistern. Gewohnheiten sind ansteckend wie eine Virusinfektion und lassen sich trainieren wie Ihr Bizeps. Nehmen Sie die beschriebenen Rituale, die zu Ihnen passen, peu à peu in Ihr Leben auf und freuen Sie sich Tag für Tag über Ihre Fortschritte.

Die vorgestellten *Übungen* sollen Ihnen Gesundheit und Kraft schenken, um Krankheiten wie Infektionen, Herzinfarkt, Schlaganfall, Diabetes, Demenz, Autoimmunkrankheiten oder Krebs vorzubeugen oder schwere Verläufe (z. B. bei Viruskrankheiten wie Covid-19) zu mildern. Obwohl sie hocheffizient sind, sind sie gleichzeitig einfach und verständlich. Sie können also sofort damit loslegen.

Wichtig: Lesen allein genügt nicht. *Machen!* ist die Devise.

Am Ende eines jeden Kapitels finden Sie eine *Affirmation*, einen bekräftigenden Satz, der die Kernaussage zusammenfasst und festhält. Sie können sie übernehmen und in das dafür vorgesehene Kästchen schreiben (was Sie aufschreiben, verankert sich tiefer in Ihrem Unterbewusstsein). Genauso gut können Sie aber auch eine ganz individuelle Affirmation formulieren, die zum Thema passt. Die Affirmationen bilden einen roten Faden im Buch. Sie werden spüren: Täglich mit Überzeugung ausgesprochen, sind sie eine Geheimwaffe.

Wichtig: Seien Sie auf jeder Seite des Buches, bei jeder Übung ganz Sie selbst. Voraussetzung für Ihr körperliches und psychisches Wohlergehen ist, dass Sie ehrlich mit sich sind. Nehmen Sie sich also unbedingt die Zeit zur *Reflexion*, um zu prüfen, was Ihnen individuell gutgetan hat.

Fangen wir an! Mit diesem Buch will ich nicht nur Sie begeistern und motivieren. Laden Sie Ihre Familie und Freunde zum Mitmachen ein. Alle gehören ins Boot. Und lassen Sie die Ausrede: »Keine Zeit!« nicht mehr gelten. S-I-E selbst haben jetzt den Schlüssel für ein gesünderes, selbstbestimmtes Leben mit Verantwortung für sich und Ihre Liebsten in der Hand.

Und noch eine wohlwollende Anmerkung sei mir erlaubt: Innere Freiheit und der Mut, sein eigenes Leben zu führen, gehören zu unserem Gesundheitsprojekt mit dazu.

So hoffe ich, dass dieses liebevoll illustrierte Mitmachbuch auch für Sie der Durchbruch zu gesunden Gewohnheiten wird. Nutzen Sie es, um Ihr Leben in Vitalität genießen zu können.

Ihre

Anne Fleck

DAS **WARM-UP**

Tage, die Ihr Leben verändern

Warum es sinnvoll ist, sich mit einem einfachen Einstieg locker warmzulaufen, und was Ihnen wirklich hilft, Ihre optimale Gesundheit und ein hohes Energielevel zu erreichen.

Um ein tragfähiges Fundament für Ihre Gesundheit zu gießen, starten wir mit einem durchdachten, zielgerichteten und bewährten Warm-up, Sie laufen sich also warm. Das ist wichtig, denn unüberlegte, überstürzte Experimente sind zum Scheitern verurteilt, Sie verschenken mit ihnen nur kostbare Lebenszeit.

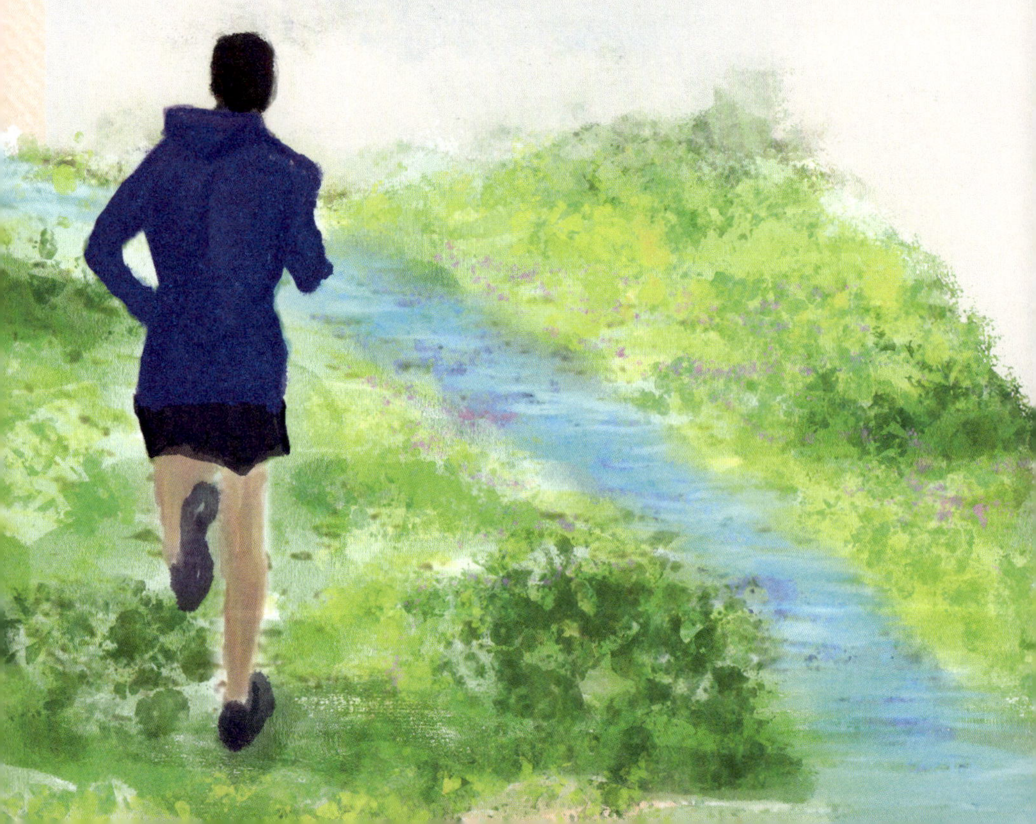

Auf den nächsten Seiten werde ich Sie behutsam »anpiksen«. So finden Sie heraus, wo Sie gesundheitlich stehen, und können bei Problemen auf Spurensuche gehen. Sie werden die Kraft der Vorstellung spüren und erkennen, wohin Sie wirklich wollen. Fest steht: Alte Dinge loszulassen funktioniert am besten, wenn Sie sich bewusst wichtige Lebensfragen stellen: »Wo stehe ich?«, »Wo will ich hin?«, »Was hindert mich?«. Mit solchen Fragen beschäftigen wir uns *alle* viel zu selten. Sie werden also in sich hineinhorchen und Ihr ganz persönliches Motiv erkennen. Ihm kommt entscheidende Bedeutung zu. Denn: Ohne ein Motiv, das uns nicht nur für wenige Tage antreibt, sondern langfristig durchs Leben trägt, ohne einen soliden inneren Kompass, der uns die Richtung vorgibt, kommen wir langfristig nicht zum Ziel.

Ich wünsche Ihnen viele spannende Erkenntnisse und Freude auf der ersten Etappe Ihres Weges in ein neues, gesundes Leben voll Energie. Auf geht's!

WAS SIE FÜR DIE NÄCHSTEN TAGE BRAUCHEN

- ☐ Eine Portion liebevoller Ehrlichkeit sich selbst gegenüber.
- ☐ Ein Maßband.
- ☐ Einige Buntstifte (vielleicht geborgt von Ihren Kindern oder Enkeln).
- ☐ Falls zur Hand: Fotos (von sich, Familie, Freunden, Haustieren etc.) oder alte Zeitschriften, einen Kieselstein und/oder ein Stück Wolle.

AFFIRMATION DER WOCHE

„Ich lerne mich besser kennen und komme ins Handeln."

DER **ENERGY!**-GESUNDHEITSPAKT

Nehmen Sie Ihre Gesundheit in die Hand!

Warum ein Pakt mit sich selbst eine überraschend positive Wirkung entfaltet und wie Sie es endlich schaffen, Zeit in Ihre körperliche und seelische Gesundheit zu investieren.

Oft hindern uns der Mangel an Zeit, fokussiertem Bewusstsein oder der Kampf gegen innere Widerstände daran, unser Leben aktiv-konstruktiv zu gestalten. Sie haben sich schon oft vorgenommen, etwas für Ihre Gesundheit zu tun, etwa das Rauchen zu stoppen, sich mehr zu bewegen oder auf Partys nicht nur über Gemüsesticks zu reden, sondern sie auch zu essen? Machen Sie es und bleiben Sie dran! Dafür braucht es zwei würzige Zutaten: **Verbindlichkeit** und **Verlässlichkeit** – sich selbst gegenüber. Vielleicht fühlten Sie sich in der Vergangenheit oft von sich selbst im Stich gelassen. Vielleicht haben Sie sich das Selbstvertrauen in Ihre Kraft, Dinge zu ändern, kleingeschnitzt. Oder Sie haben immer die Bedürfnisse anderer über Ihre eigenen gestellt. Sich nicht erlaubt, gut für sich selbst zu sorgen.

Wind of Change! Am Anfang dieses Buches schließen Sie einen PAKT mit sich selbst. Auch wenn Ihnen diese erste Übung albern erscheint: Sie ist eine wohlüberlegte ärztliche Verordnung. Denn dieser Pakt trainiert Ihre Zuverlässigkeit. Je gewissenhafter Sie sich selbst gegenüber werden, umso stärker wird Ihr Selbstvertrauen und umso erfolgreicher die schrittweise Transformation Ihrer Gesundheit.

Tipp Lesen Sie sich jetzt den Pakt laut vor und schlagen Sie diese Seite öfter auf, um sich Ihr Versprechen sich selbst gegenüber immer wieder ins Bewusstsein zu rufen.

DER ENERGY!-GESUNDHEITSPAKT

Ich, ____________________________, schließe diesen Pakt mit mir selbst und verpflichte mich, ab heute täglich mindestens 5 Minuten in meine Gesundheit zu investieren.

Mir ist bewusst: Gesundheit ist nicht selbstverständlich und Krankheiten fallen nicht vom Himmel. Deshalb übernehme ich Verantwortung für mich und bin offen für neue Erkenntnisse und bewährte Ansätze.

Ich werde nicht einfach nur die Seiten dieses Buches durchblättern oder -lesen, ich werde die Empfehlungen in meinem Tempo ausprobieren und zu mir passende Routinen in mein Leben integrieren. Denn mir ist klar: Neue Gewohnheiten werden meine körperliche und seelische Gesundheit reformieren.

Ich sehe jeden Tag als Chance, mein Leben und meine Gesundheit positiv zu formen. Anstatt mich in übertriebenem Perfektionismus zu verstricken, weiß ich: Auch kleine, unperfekte Schritte in die richtige Richtung bewirken auf Dauer eine kraftvolle Veränderung. Ich achte ab sofort besser auf mich, auch wegen der Menschen, die an mich glauben, mich schätzen und lieben.

Wenn ich an einem Tag diesen Pakt nicht erfülle, bewerte ich mich deshalb nicht negativ. Jeder Tag ist ein Neubeginn, den ich nutzen will. Mir ist bewusst, dass eine negative Selbstbetrachtung mich bisher an Veränderungen meines Lebensstils gehindert haben kann. Ich lasse diese negative Bewertung hinter mir und sorge ab sofort gut für mich.

Ich bleibe locker und mit Freude bei der Sache.
Das Leben ist kurz – ich mache was draus!

Ort, Datum ____________________________

Unterschrift ____________________________

My Energy

DIE BESTANDSAUFNAHME NACH DER **DOC-FLECK-METHODE**[1]

Ihrer Gesundheit auf der Spur!

Wie Ihnen ein sorgsamer Blick »mit geputzter Brille« auf Ihren aktuellen Gesundheitszustand Klarheit und Motivation schenkt.

Aus Sicht der modernen Vorsorgemedizin reichen die gängigen Labortests nicht aus, um Ihren Gesundheitszustand zu erfassen. Denn oft werden die Ergebnisse nicht kritisch genug bewertet. Liegen die Werte im Normalbereich, heißt das nämlich *nicht*, dass es auch die für Sie idealen Werte sind. Zudem wird im Labor oft nicht genügend gründlich nach tieferen Ursachen für Symptome wie etwa Müdigkeit oder Infektanfälligkeit gesucht. Der einfache Selbsttest nach der Doc-Fleck-Methode hilft Ihnen, den wirklichen Gesundheitszustand Ihres Körpers präziser einzuschätzen.
Was sind Ihre kleinen oder großen »Kratzer im Lack«?

Was bringt es?

- Die Bestandsaufnahme nach der Doc-Fleck-Methode unterstützt Sie dabei, gezielt Symptome aufzuspüren.
- Sie verrät Ihnen, wie es um Ihre Gesundheit bestellt ist und ob Erkrankungen drohen.
- Tipp: Schauen Sie mal in die Fußnote 1 in den Anmerkungen!

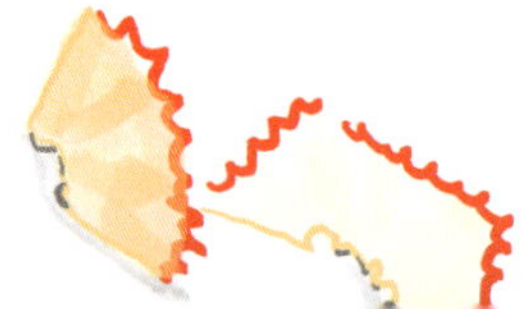

Los geht's!

Bewerten Sie die folgenden Symptome jeweils nach ihrer Schwere auf einer Punkteskala.

Lassen Sie sich von der Kraft der neuen, gesunden Rituale, die Sie mithilfe dieses Buches einführen, überzeugen und vergleichen Sie Ihren Zustand vor und nach dem Ausprobieren der Tipps. Erfassen Sie deshalb die Symptome *jetzt* und *nach* Ablauf einiger Wochen. Es wird Sie enorm motivieren, wenn Sie Ihre positiven Veränderungen festhalten. Versprochen!

Punkteskala – Symptome
0 = kein
1 = sehr leicht
2 = leicht
3 = mittelgradig
4 = schwer

Energielevel	jetzt	später
Müdigkeit, Erschöpfung	☐	☐
Hyperaktivität	☐	☐
Innere Unruhe	☐	☐
Gesamt	☐	☐

Gewicht	jetzt	später
Schwierigkeiten beim Abnehmen, Übergewicht	☐	☐
Heißhunger auf bestimmte Nahrungsmittel	☐	☐
Untergewicht	☐	☐
Wassereinlagerungen (z. B. im Unterschenkel, Schwellungen)	☐	☐
Gesamt	☐	☐

Kopf	*jetzt*	*später*
Kopfschmerzen / Migräne	☐	☐
Schwindel	☐	☐
Gesamt	☐	☐

Augen	*jetzt*	*später*
Tränende, juckende, trockene Augen	☐	☐
Dunkle Augenringe, Tränensäcke	☐	☐
Schlechtes Sehen	☐	☐
Gesamt	☐	☐

Nase	*jetzt*	*später*
Verstopfte und / oder laufende Nase	☐	☐
Nasennebenhöhlenprobleme	☐	☐
Häufiges Niesen	☐	☐
Gesamt	☐	☐

Mund / Hals	jetzt	später
Häufiges Räuspern, Halsschmerzen, Heiserkeit	☐	☐
Geschwollenes oder blutendes Zahnfleisch	☐	☐
Verfärbte Zunge	☐	☐
Aphthen (kleine rundliche, schmerzhafte Geschwüre)	☐	☐
Gesamt	☐	☐

Herz / Kreislauf	jetzt	später
Unregelmäßiger oder schneller Herzschlag (auch nachts)	☐	☐
Schmerzen in der Brust	☐	☐
Hoher Blutdruck	☐	☐
Niedriger Blutdruck	☐	☐
Gesamt	☐	☐

Lunge	jetzt	später
Husten, Atembeschwerden	☐	☐
Asthma, Bronchitis	☐	☐
Gesamt	☐	☐

Verdauung	jetzt	später
Sodbrennen, Aufstoßen	☐	☐
Übelkeit, Erbrechen	☐	☐
Durchfall oder Verstopfung	☐	☐
Blähungen	☐	☐
Übelriechender Stuhlgang	☐	☐
Schafskotartiger Stuhlgang	☐	☐
Breiiger Stuhlgang (Sie brauchen viel Toilettenpapier)	☐	☐
Mundgeruch	☐	☐
Gesamt		

Haut	jetzt	später
Akne, Ausschläge	☐	☐
Trockene Haut, Juckreiz	☐	☐
Haarausfall	☐	☐
Übermäßiges Schwitzen, übelriechender Schweiß	☐	☐
Gesamt		

Gelenke / Muskulatur

	jetzt	später
Gelenkschmerzen, Gelenkschwellungen oder Steifigkeitsgefühle	☐	☐
Muskelschmerzen, Muskelschwäche	☐	☐
Gesamt	☐	☐

Gedächtnis, geistiger Zustand

	jetzt	später
Schlechtes Gedächtnis, Konzentrationsschwierigkeiten	☐	☐
»Vernebeltes« Gehirn	☐	☐
Gesamt	☐	☐

Emotionaler Zustand

	jetzt	später
Angstgefühle	☐	☐
Stimmungsschwankungen	☐	☐
Depression	☐	☐
Nervosität, Reizbarkeit	☐	☐
Gesamt	☐	☐

Sonstige Symptome	jetzt	später
Häufiges Kranksein, häufige Infektionen (z. B. Erkältungen oder Blaseninfekte)		
Juckreiz, Ausfluss im Genitalbereich		
Juckreiz im Analbereich		
Gesamt		

	jetzt	später
Gesamtpunktzahl		

Auswertung

Ihr Platz auf der Gesundheitsskala

0 bis 15	Optimale Gesundheit
16 bis 50	Leicht eingeschränkte Gesundheit
51 bis 120	Mittelgradig eingeschränkte Gesundheit
über 120	Schwergradig eingeschränkte Gesundheit

Bleiben Sie gelassen, auch wenn Sie nicht so gut abgeschnitten haben. Sehr vielen Menschen geht es so! Es sollte Ihnen eher einen Motivationsschub geben, sich auf den Weg zu machen. Die gute Nachricht: In den kommenden Wochen werden sich Ihre Beschwerden Tag für Tag bessern, indem Sie die Tipps aus diesem Buch mit Neugier und Freude am täglichen Gesundheitszuwachs in die Tat umsetzen.

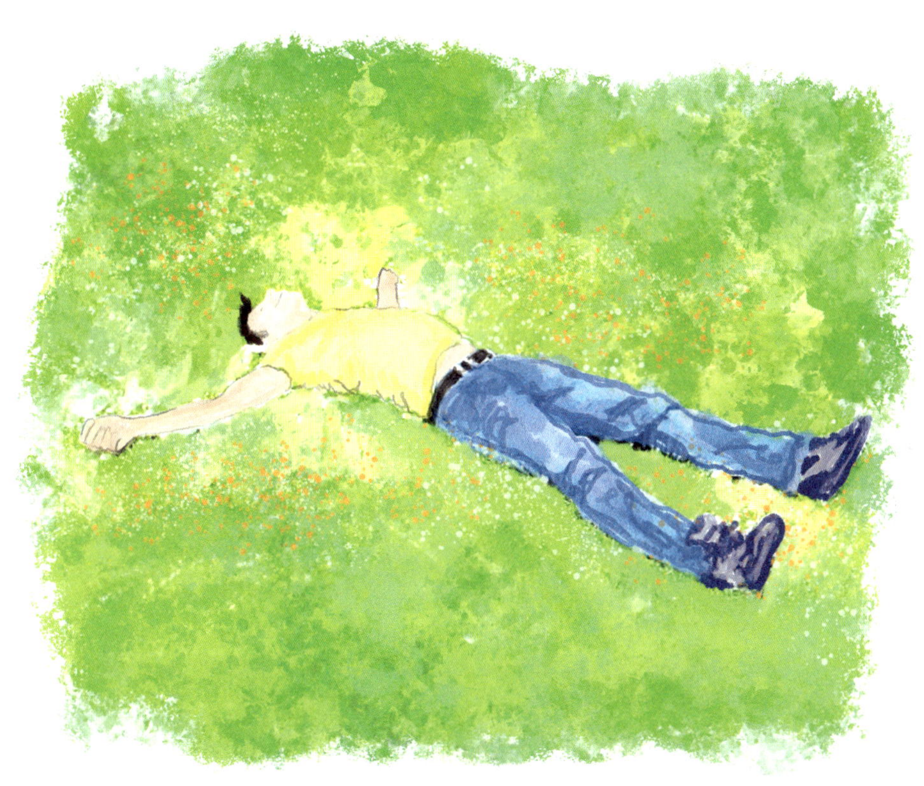

AFFIRMATION DES TAGES

„Ich achte auf Symptome
und nehme meinen Körper wahr."

MESSEN SIE IHREN **BAUCHUMFANG**

Augen auf und durch!

Warum es sich lohnt, das Maßband zu zücken, um Ihre Gesundheit einzuschätzen, und warum Ihr Bauch Sie auch hier nicht belügt.

Bis vor einigen Jahren galt der Body-Mass-Index (BMI) als entscheidendes Maß, um das Körpergewicht einzuordnen. Allerdings unterscheidet er nicht sauber zwischen leichterem Fettgewebe und schwererer Muskelmasse, weshalb Menschen mit mehr Muskeln einen höheren BMI haben als unsportlichere »Normalos«. Deswegen gilt der BMI als überholt – und auch, weil er die Masse an gesundheitsschädlichem Bauchfett, das im Körper Entzündungen schüren kann, nicht bestimmt. Ob Ihr Bauch nur ein kosmetisches Problem ist oder ein echtes Risiko für Ihre Gesundheit darstellt, erkennen Sie durch die simple Messung Ihres Bauchumfangs.

Aussagekräftig ist die sogenannte Waist-to-Height-Ratio (WHtR), das Taille-zu-Körpergröße-Verhältnis. Teilen Sie dazu Ihren Bauchumfang durch Ihre Körpergröße in Zentimetern. Unter 40 Jahren gilt ein Wert von über 0,5 als kritisch. Zwischen 40 und 50 Jahren liegt der Richtwert zwischen 0,5 und 0,6, darüber bei 0,6. Bei Frauen gilt ein Normwert von unter 80 Zentimetern, bei Männern von unter 94 Zentimetern. Ab einem Taillenumfang von 88 Zentimetern bei Frauen und 102 Zentimetern bei Männern steigt das Risiko, z. B. einen Herzinfarkt oder einen Schlaganfall zu erleiden oder an Diabetes zu erkranken.

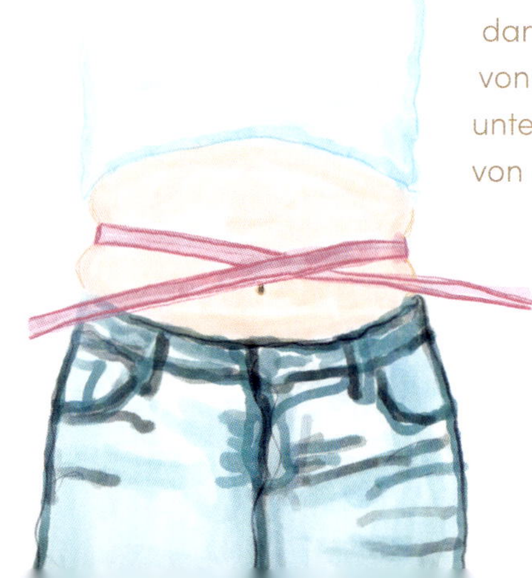

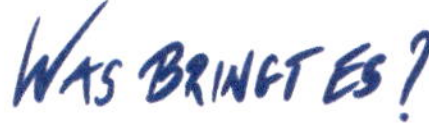

- Durch das regelmäßige Messen (ca. alle drei Monate) lässt sich eine kritische Gewichtszunahme am Bauch gut erkennen.
- Es ist eine einfache, kostenfreie Methode, das Risiko für chronisches Übergewicht, Herz-Kreislauf-Krankheiten, Diabetes, Demenz und Krebs zu bewerten.

Los geht's!

Einziehen gilt nicht!

Zutaten ein Maßband und ein normal entspannter Bauch.

- Der optimale Zeitpunkt für das Messen des Bauchumfangs ist der frühe Morgen (auf nüchternen Magen).
- Legen Sie sich im Stehen ein Maßband um den Bauch, in Taillenhöhe, also in Höhe des Bauchnabels.
- Atmen Sie ein und wieder aus und messen Sie dann im entspannten Zustand. Das Maßband sollte eng am Körper anliegen, ohne einzuschnüren.
- Frauen sollten in der ersten Zyklushälfte messen.

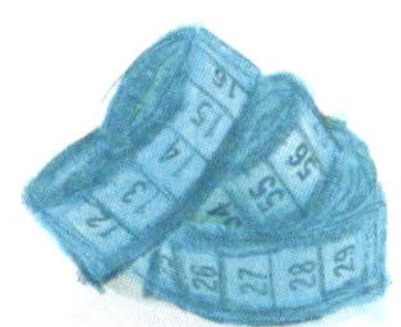

AFFIRMATION DES TAGES

„Ich bin entspannt, werde gesund und schlank."

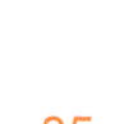

FINDEN SIE **IHR MOTIV**

Ihr Zündschlüssel für Gesundheit und Erfolg

*Warum Ihr Motiv so bedeutsam dafür ist, das **Unsichtbare**, das in Ihnen schlummert, in das **Sichtbare** zu verwandeln, und wie es Sie darin bestärkt, Ihre Gesundheit anzugehen.*

Wie können Sie sich einfach und effektiv dazu motivieren, gesünder zu essen, sich mehr zu bewegen, achtsam zu werden und und und? Eine dauerhafte Motivation kommt nur zustande, wenn Sie sich von einem selbst entwickelten *ehrlichen* Motiv immer wieder beflügeln lassen. Was ist Ihr »Dünger«? Was bewegt Sie leidenschaftlich? Was treibt Sie an? Was ist der Zündschlüssel für Ihr Handeln – jetzt und morgen?

WAS BRINGT ES?

- Ein ehrliches Motiv unterstützt Sie beim Umsetzen gesünderer Lebensgewohnheiten.
- Es verpufft nicht nach kurzer Zeit.
- Es hilft Ihnen, sich darauf zu besinnen, was wirklich wichtig im Leben ist.

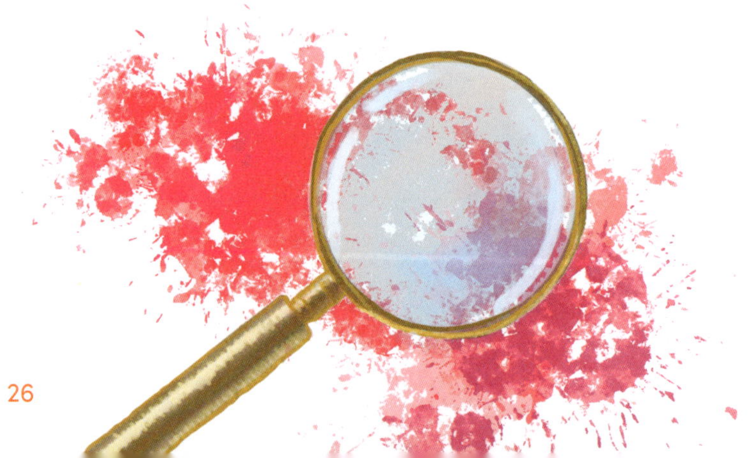

Los geht's!

Beantworten Sie die unten stehenden Fragen ganz intuitiv. Stellen Sie sich dabei Ihre Antworten bildhaft vor. Um Ihr Ziel und Ihre Beweggründe lebendig zu visualisieren, kann es helfen, Ihre kindliche Seite hervorzukitzeln: Schreiben Sie mit Buntstiften, markieren, zeichnen, malen Sie oder erstellen Sie mit Fotos und kleinen Ausschnitten aus Zeitschriften eine Collage. Alles ist erlaubt. Kunst und Gedanken sind frei. Und wenn Sie lieber Ihre Gedanken einfach aufschreiben, ist das auch in Ordnung. Unperfekt ist perfekt.

Für welches Ziel wollen Sie sich motivieren?

Warum möchten Sie dieses Ziel erreichen? Was sind Ihre Gründe? Was ist Ihr Motiv?
Formulieren Sie *positiv* und vermeiden Sie Verneinungen wie »kein« oder »nicht«. Lesen Sie sich dann Ihr Motiv laut vor.

ein paar Beispiele

- Ich möchte mein Leben in Vitalität leben.
- Ich möchte noch lange für meine Partnerin, meinen Partner, meine Kinder und Kindeskinder da sein.
- Ich möchte fit sein für eine Reise oder ein Hobby, für Dinge, die ich immer schon machen wollte.

Markieren Sie jetzt den Grund, der sich für Sie besonders gut und wichtig anfühlt.

Schreiben Sie diesen Grund (Ihr Motiv) noch einmal gesondert auf. So wird es in Ihrem Unterbewusstsein verankert.

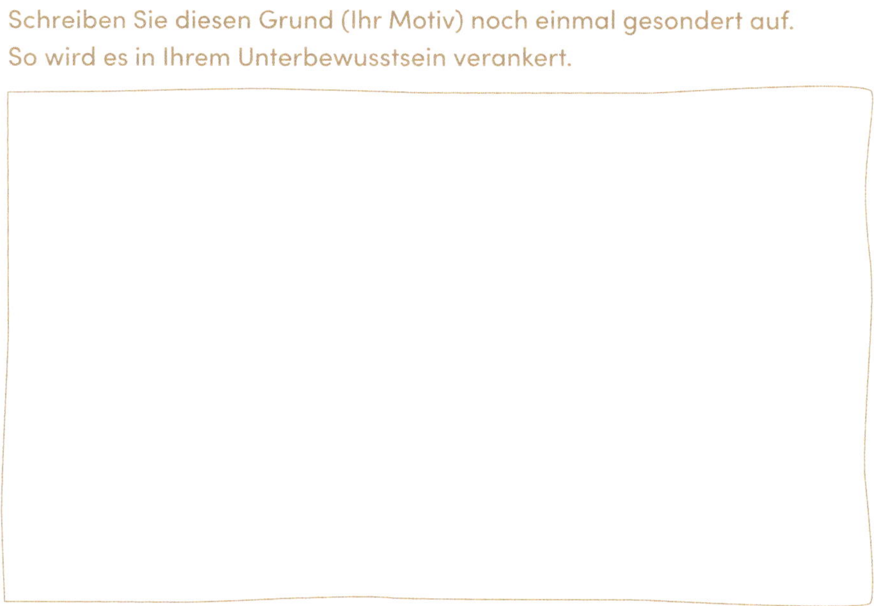

Zum Schluss Halten Sie kurz inne. Schließen Sie die Augen und malen Sie sich in Ihrer Fantasie den konkreten Moment aus, wenn Ihr Ziel erreicht ist. Wen oder was sehen Sie? Wie sehen Sie *sich*? Was empfinden Sie, wenn Sie sich das vorstellen? Gönnen Sie sich diesen kurzen Moment.

AFFIRMATION DES TAGES

„Ich werde nach meinem Motiv handeln."

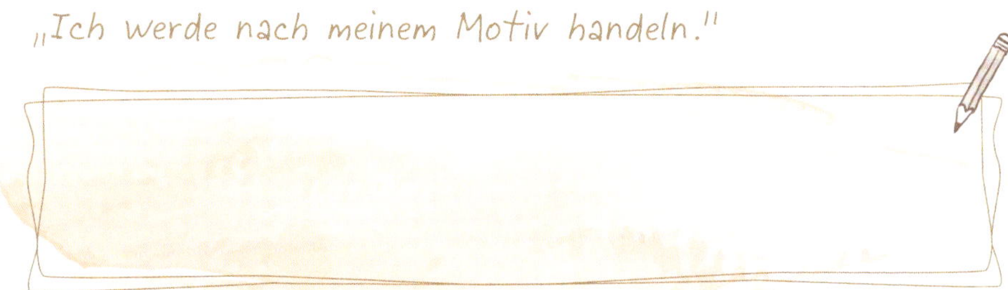

IHRE **GESUNDFORMEL**

Die wundersame Kraft der Autosuggestion

Wie Sie es schaffen, Ihr Motiv wirkungsvoll umzusetzen, und wie es Ihnen durch nur einen einzigen Satz Tag für Tag besser geht.

»Nicht der Wille ist der Antrieb unseres Handelns, sondern unsere Vorstellungskraft.«
Émile Coué

Wir alle wissen, dass Motivation schnell zerbröseln kann, fast schon von einer Sekunde auf die andere. Der Grund dafür sind oft unbewusste negative Überzeugungen, die unseren anfänglichen Optimismus einbremsen.

Widmen Sie sich heute also dem perfekten Gegenmittel: der Autosuggestion (griech.-lat. = Selbstbeeinflussung). Diese faszinierende Methode wurde von dem französischen Apotheker und Autor Émile Coué (1857–1926) entwickelt. Der Kerngedanke dahinter: »Du bist, was du denkst!« Denn: Jede starke innere Vorstellung strebt danach, sich zu realisieren.

Die Autosuggestion funktioniert so: Ein positiv formulierter Satz wird mehrmals täglich wiederholt *und* sein Inhalt akzeptiert.

Was bringt es?

- Ihre Gesundformel stärkt Ihre Selbstakzeptanz.
- Sie stimuliert und erneuert Ihre Motivation.
- Sie unterstützt dabei, neue Gewohnheiten und gesunde Rituale zu festigen.
- Sie fokussiert Ihre Konzentration auf das innere, persönliche Wachstum.
- Sie fördert seelische Resilienz und körperliche Belastbarkeit.
- Sie hilft, die eigenen seelischen und körperlichen Grenzen zu überwinden.

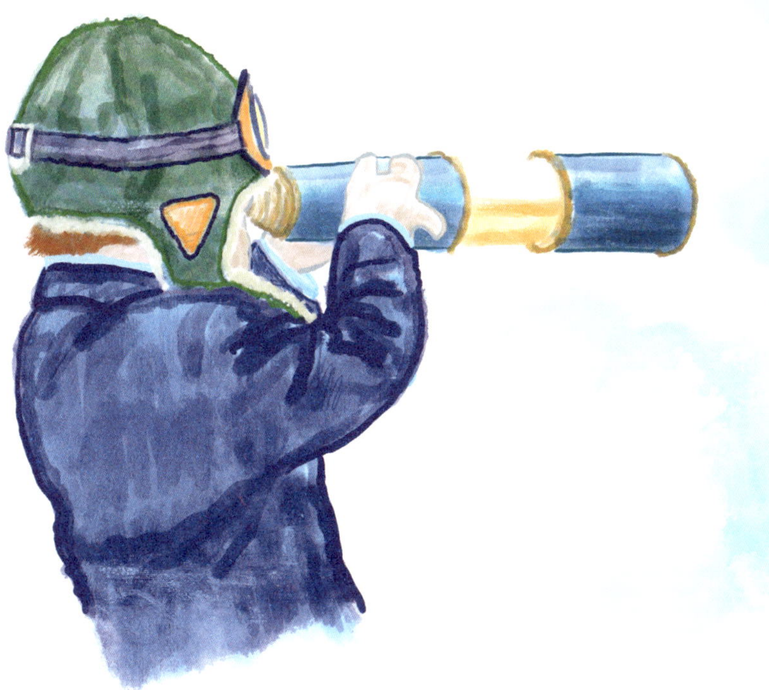

Los geht's!

Nehmen Sie sich kurz Zeit und überlegen Sie sich einen Satz ohne Verneinung.

- »Ich bin offen, Neues auszuprobieren.«
- »Ich bin fit und voller Energie.«
- »Ich bin entspannt und gelassen.«
- »Ich bin achtsam und genieße den Moment.«

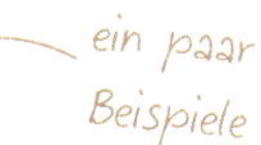

Notieren Sie jetzt Ihren positiv formulierten Satz, Ihre Gesundformel:

Murmeln Sie Ihren Satz halblaut, so wie man Gebete oder Mantras spricht, und stellen Sie sich selbst dabei vor Ihrem inneren Auge vor. Wiederholen Sie Ihre Formel etwa 30-mal, ab morgen gerne mehrmals am Tag. Wählen Sie einen ruhigen Moment, etwa nach dem Aufwachen oder vor dem Zubettgehen.
Je öfter am Tag Sie Ihre Formel üben, desto besser!

Übrigens Nicht nur beim Thema Gesundbleiben funktioniert dieser Ansatz. Sie können Ihre Affirmationen auf alles ausdehnen: Ihre Beziehungen, Ihren Job etc. Um sich immer wieder an Ihre Gesundformel zu erinnern, können Sie sich ein kleines Wollband um ein Handgelenk binden oder einen Kieselstein als Handschmeichler in die Hosentasche stecken oder sichtbar auf Schreib- oder Nachttisch deponieren.

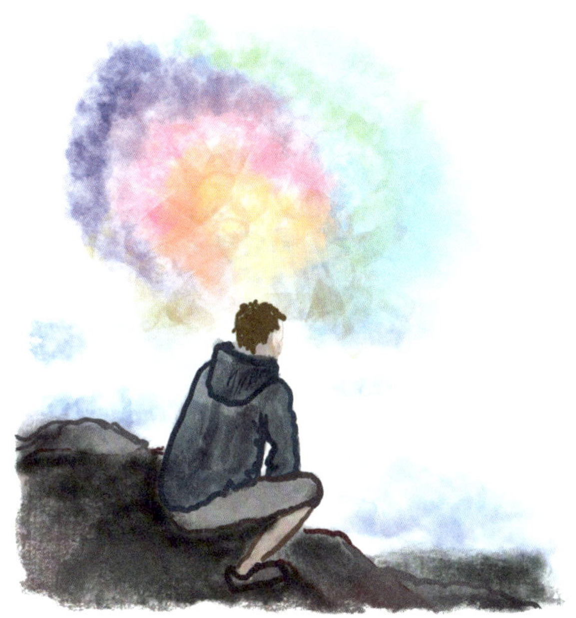

AFFIRMATION DES TAGES

Diese wunderbare und kraftvolle Autosuggestion ist der bekannteste Positivsatz von Émile Coué. Falls Ihnen spontan nichts anderes einfällt, setzen Sie ab heute auf diese bewährte Gesundformel.

„Es geht mir mit jedem Tag
in jeder Hinsicht besser und besser!"

VOM WERT DER **SELBSTBELOHNUNG**

Machen Sie sich ein Geschenk!

Warum Sie würdigen sollten, was Sie geschafft haben, und wie es Ihnen gelingt, sich selbst wertzuschätzen.

Sich selbst und den eigenen Körper besser verstehen, die Gesundheit aktiv in die Hand nehmen, entschlossen ins Tun kommen: All das sind wichtige Etappenziele, die Sie auf der spannenden Reise durch dieses Buch erreichen können. Damit Sie auch ganz bestimmt immer dort ankommen, wo Sie hinmöchten, gesellen wir nun zu dem Pakt, den Sie bereits mit sich geschlossen haben (siehe Tipp 1, S. 15), noch die Selbstbelohnung, denn die haben Sie sich in jedem Fall verdient, wenn Sie die einzelnen Tipps beherzigt und Durchhaltewillen unter Beweis gestellt haben.

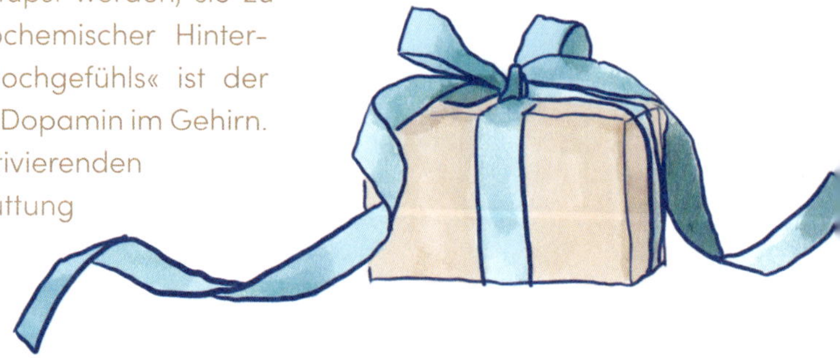

Ärgern Sie sich manchmal über sich selbst? Sie nehmen sich etwas vor, aber es hapert mit der Umsetzung: »Eigentlich wollte ich joggen gehen, aber jetzt lümmele ich auf dem Sofa.« Sich aufzuraffen ist für viele Menschen eine Hürde. Sie können diese Hürde leichter überwinden, wenn Sie Ihr Belohnungssystem im Gehirn stimulieren und so Ihrer Entscheidungskraft Flügel verleihen. Selbstbelohnung läuft still und unbewusst ab und immer dann, wenn Sie sich wohlfühlen und vielleicht durch eine positive Erfahrung angestupst werden, sie zu wiederholen. Biochemischer Hintergrund dieses »Hochgefühls« ist der Neurotransmitter Dopamin im Gehirn. Was zu einer motivierenden Dopaminausschüttung führt, ist bei jedem unterschiedlich. Doch lohnt es, sie hervorzukitzeln. Selbstbelohnung ist ein machtvolles Instrument, um Ihr Energielevel in die Höhe zu treiben, und ein integrativer Bestandteil der Selbstmotivation. Sie gönnen sich etwas, das Ihnen Freude macht, weil Sie Ihr angepeiltes Ziel erreicht haben.

Was bringt es?

- Selbstbelohnung wirkt wie ein positiver Verstärker für gesunde Gewohnheiten.
- Sie fördert Selbstwert, Stresstoleranz, Zufriedenheit und Selbstwirksamkeit.
- Sie stimuliert die Produktivität und Autonomie (Sie sind unabhängig vom Lob oder von Belohnungen anderer).
- Sie hilft, Ihre »Aufschieberitis« (Prokrastination) zu überwinden und Ziele zu erreichen.

Los geht's!

Belohnungen sind besonders wirksam, wenn Sie in das »Ich-hab-das-hingekriegt!«-Gefühl kommen.

Überlegen Sie daher: Für welche Aktivität in der Vergangenheit hätten Sie sich eigentlich belohnen sollen? Welche Belohnung wäre angemessen gewesen?

Notieren Sie Dinge, die ebenfalls eine schöne Belohnung für Sie sein könnten und die Ihnen schon beim puren Gedanken daran ein Lächeln ins Gesicht zaubern. Denken Sie in alle Richtungen. Nichts ist unmöglich. (Beispiele: ein Kurztrip, ein Hobby beginnen, einen Ohrensessel oder bequemen Stuhl anschaffen …)

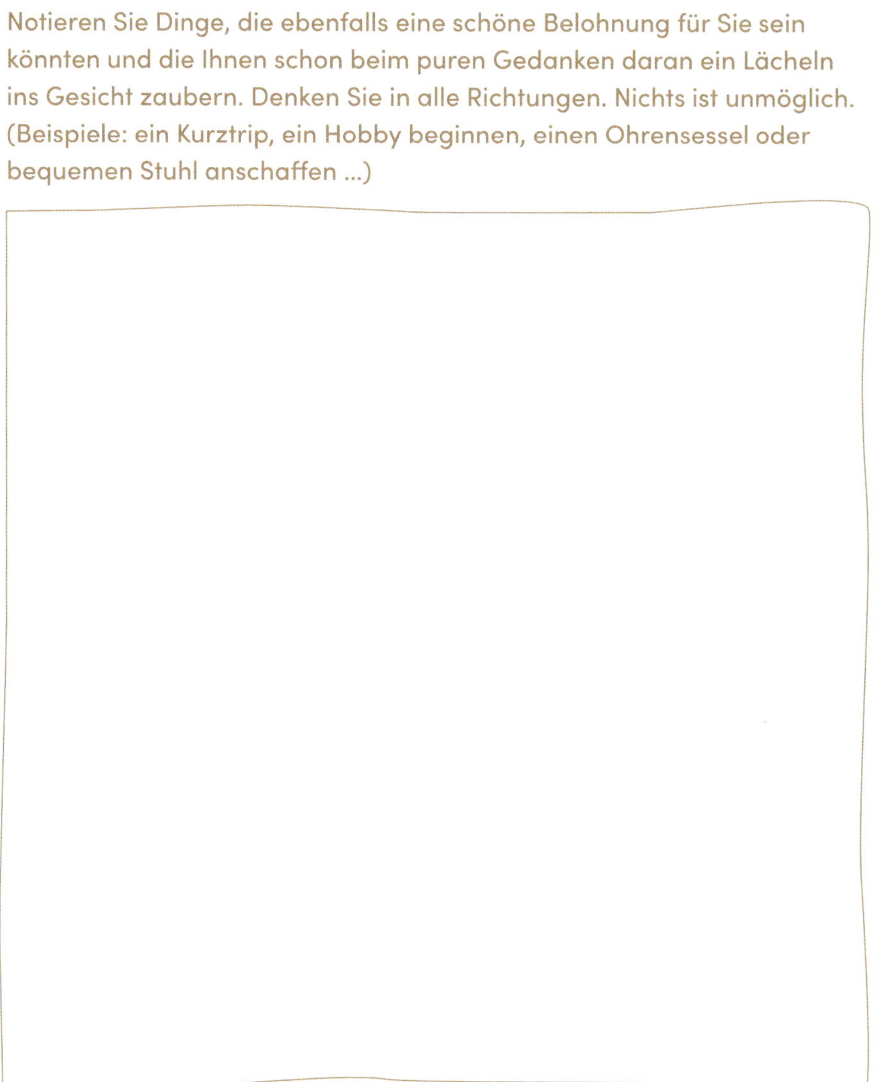

Erinnern Sie sich auf dem Weg in ein gesünderes Leben im Moment der Entscheidung (»Bleibe ich auf dem Sofa oder gehe ich doch lieber joggen?«) an Ihre Belohnung und versuchen Sie, entsprechend zu handeln.

Tipp Formen Sie negative Gedanken um: Aus »Ich-muss-noch …!« wird ein »Ich-kann-das-jetzt-mal-so-machen!«. Diese mentale Selbstbelohnung können Sie immer und überall, völlig unabhängig von Ort und Zeit, anwenden. Warum nicht gleich mit dieser kraftvollen Strategie in den Tag starten?

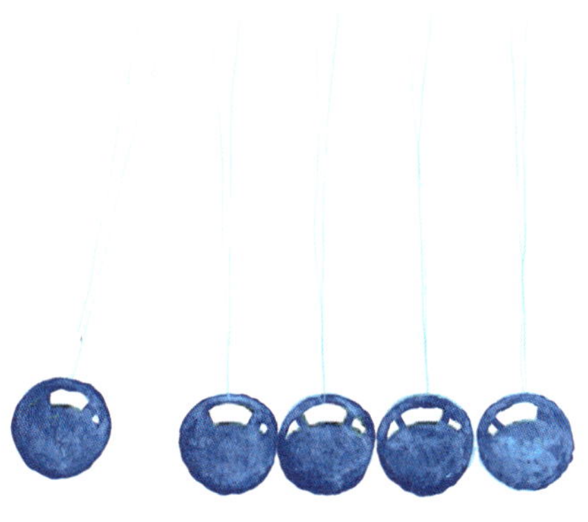

AFFIRMATION DES TAGES

„Ich belohne mich, wenn ich ein Ziel erreicht habe, und werde so energiegeladener und glücklicher."

MEINE **BILANZ**

Meine wichtigste Erkenntnis dieser Woche:

Was mich überrascht hat, war …

Dafür bin ich meinem Körper dankbar:

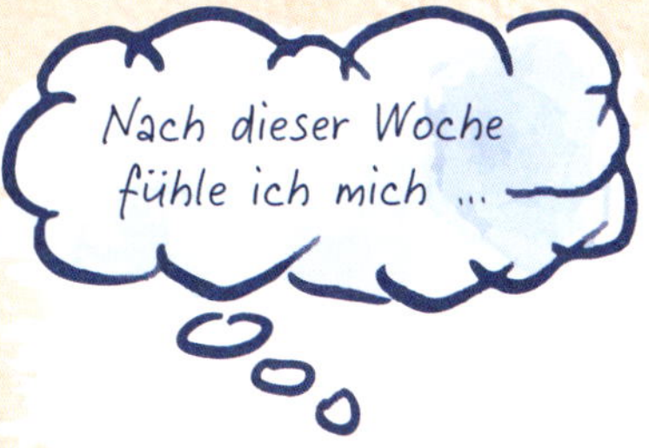

MEIN MOTIV

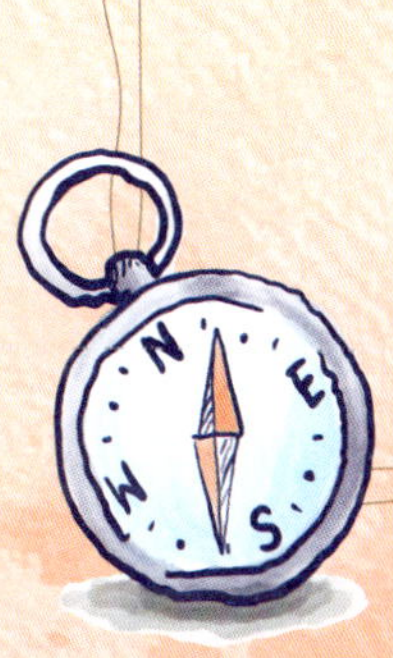

DIE **ENERGY!**-ERNÄHRUNG

Clever essen stärkt Körper, Geist – und Ihre Seele

Wie Sie durch bewusste Ernährung gesund und energiegeladen durchs Leben gehen und wie einfach Sie Ihren individuell passenden Schlüssel dazu finden.

»Deine Nahrungsmittel seien deine Heilmittel.« Hippokrates von Kos (460 bis 370 v. Chr.), berühmter Arzt des klassischen Altertums und Begründer der modernen Medizin als Wissenschaft, lehrte schon vor über 2000 Jahren diese zeitlose Wahrheit. Doch noch immer wird individuell passende Ernährung als Medizin unterschätzt, Ernährungsmedizin insgesamt oft kleingeredet oder als »Alternativmedizin« verunglimpft. Dabei sind Messer und Gabel Ihre stärksten Waffen, um Ihre Gesundheit zu verteidigen und zu verbessern.

Was Sie essen, *wie* und *wie oft* Sie essen, all das hat Einfluss auf Ihr körperliches und seelisches Wohlbefinden und Ihr Energielevel. Denn: Die LEBENS-MITTEL, die »Mittel zum Leben«, die Sie Tag für Tag bewusst oder unbewusst verknuspern, sind Bausteine Ihrer Körperzellen und Treibstoff der Lebensenergie. Ab heute bewusster zu essen lohnt sich für Sie. Warum? Ernährung, gezielt und clever eingesetzt, wirkt präventiv gegen chronische, ernährungsbedingte Krankheiten (Übergewicht, Herzinfarkt, Schlaganfall, Diabetes, Krebs), vermag lästige Symptome zu lindern und stärkt die körperliche und geistige Belastungstoleranz – ohne rigide Dogmen. Bereits wenige Veränderungen reichen aus. Dabei darf der Genuss nicht zu kurz kommen, denn auch er ist entscheidend für Ihre Lebensqualität. Auch wenn die Worte »gesunde Ernährung« sperrig, kompliziert und nicht gerade sexy klingen, werden Ihnen die folgenden Tipps neuen Mut machen und Ihre Motivation für gesünderes Essen im Alltag für sich und Ihre Lieben erneuern. Gesunder Genuss, Einfachheit und Lässigkeit schließen sich nicht aus. Das demonstriere ich seit Jahren mit Rezepten, die den Ansatz der antientzündlichen und darmgesunden Ernährung meiner Heilmethode widerspiegeln.[2]

Die eigene Ernährung umzustellen und so neue Kraft zu schöpfen ist leichter, als viele Menschen denken. In diesem Kapitel tauchen wir in die moderne Ernährungslehre ein und sehen uns ihre einfachsten Grundregeln an. Für den einen oder die andere von Ihnen vielleicht eine Wiederholung, für manche absolutes Neuland. So oder so, Sie sind herzlichst eingeladen, Ihre Ernährung unter die Lupe zu nehmen und clever zu essen.

WAS SIE FÜR DIE NÄCHSTEN TAGE BRAUCHEN

- ☐ Eine Portion Experimentierlust.
- ☐ Einen kritischen Blick auf Ihr Essverhalten und einen Buntstift oder Textmarker.
- ☐ Einen schönen Teller, falls zur Hand eine Serviette.
- ☐ Zutaten für das Doc-Fleck-Spätstück (siehe Tipp 11, S. 58).
- ☐ Eine Handvoll Kräuter, z. B. Petersilie oder Basilikum, und Nüsse, Samen, Kerne nach Ihren persönlichen Vorlieben.

AFFIRMATION DER WOCHE

„Ich esse mich ab heute gesund."

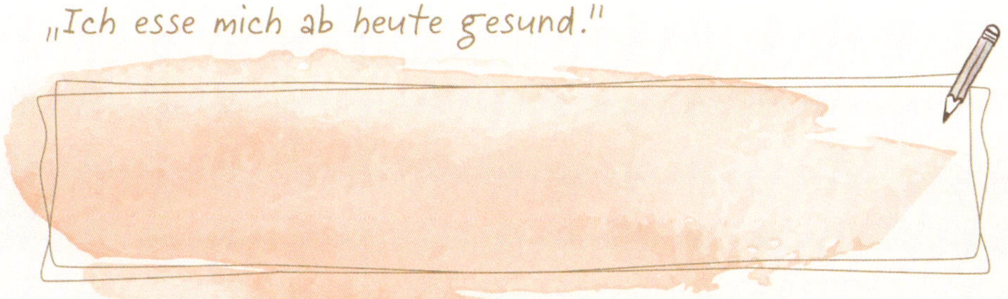

DAS ERNÄHRUNGS-**PROTOKOLL**

Teller und Krümel auf dem Prüfstand

Wie Sie Ihrem Essverhalten auf den Zahn fühlen, Ihre Selbstwahrnehmung schulen, versteckte Ernährungsfehler aufdecken und Energieräuber ertappen.

Nicht selten erlebe ich bei meinen Patienten: Bis zu 25-mal am Tag wird gegessen. Sie denken sich: »So etwas gibt es bei mir nicht!« Aber vielen Menschen ist nicht bewusst: Milchkaffee hier, Cappuccino da, Hustenbonbons, Kaugummis, »Gummitiere«, Chips, die genüsslich in den Mund segeln, das Croissant oder das Stück Geburtstagskuchen von Tante Wilma, Erdnüsse vorm Fernseher, Eis, das Sandwich – all das sind Mahlzeiten, die den Blutzucker nach oben zischen lassen und eine starke Insulinantwort mit nachfolgend potenziellem Heißhunger und Energiemangel provozieren. So kommt einiges zusammen. Deswegen lade ich Sie dazu ein, alles aufzuschreiben. Und zwar wirklich A-L-L-E-S. Alles, was Sie zu sich nehmen.

WAS BRINGT ES?

- Das Ernährungsprotokoll dokumentiert in liebevoll brutaler Ehrlichkeit die Häufigkeit und Menge all Ihrer Mahlzeiten, Getränke und Snacks.
- Es hilft, unbewusste emotionale Essmotive wie etwa Langeweile zu entlarven.
- Es demaskiert oft verblüffende Ernährungsfehler, die leicht verkannt werden.
- Es verändert Ihre Essroutinen und führt zu einer gesunden Selbstwahrnehmung.

→ **Hilft besonders gut bei Übergewicht, Diabetes, Fettleber.**

Los geht's!

Füllen Sie an einem normalen Tag Ihr Protokoll aus. Schreiben Sie dabei alle Nahrungsmittel, Getränke und Snacks direkt nach der Mahlzeit auf und notieren Sie zudem Ihre Gefühle direkt vor dem oder beim Essen (z. B. Hunger, Appetit, Langeweile, Stress, Leere). Dokumentieren Sie die Nahrungsmittel und Getränke in ihrer Menge so genau wie möglich, etwa 1 Scheibe Käse, 2 Scheiben Brot, ca. 200 Gramm Pilze, 2 Eier, 7 Lakritzschnecken, 1 Milchkaffee (200 Milliliter), 1 Schoko- oder Eiweißriegel (4 Gramm) etc.

Nehmen Sie das Ausfüllen Ihres Protokolls ernst und schnuppern Sie gründlich wie ein Lawinenhund über Ihre Ess- und Trinkgewohnheiten. Unterscheiden Sie dabei auch zwischen Arbeit und Freizeit.

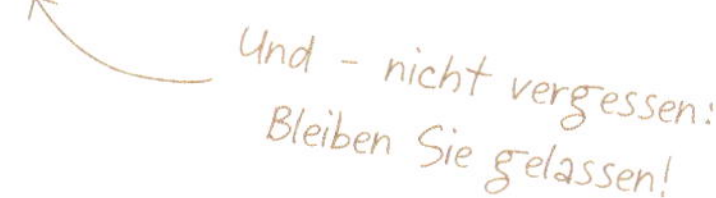

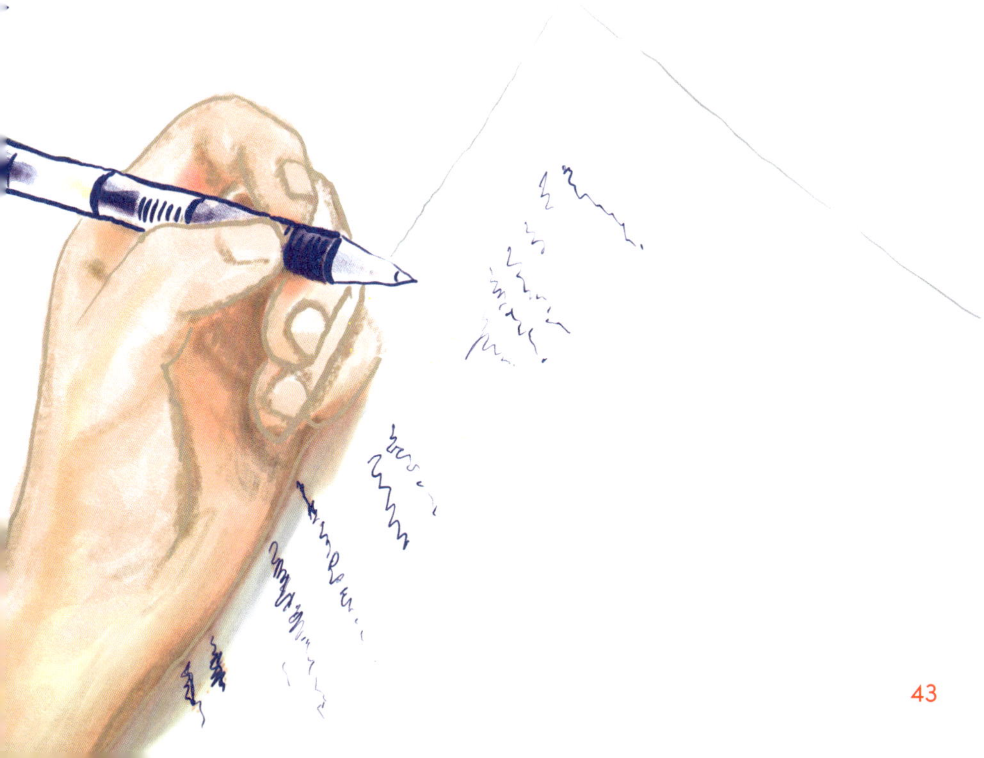

Datum .... **Arbeitstag** ☐ ja ☐ nein

Frühstück 🕒 ......:......	Essmotiv	Ort der Mahlzeit-einnahme
Nahrungsmittel • Menge in Gramm/Stück	☐ Hunger ☐ Leere ☐ Stress ☐ .... ☐ .... ☐	☐ Küche ☐ Büro ☐ Auto ☐ .... ☐ .... ☐ ....

Mittagessen 🕒 ......:......	Essmotiv	Ort der Mahlzeit-einnahme
Nahrungsmittel • Menge in Gramm/Stück	☐ Hunger ☐ Leere ☐ Stress ☐ .... ☐ .... ☐	☐ Küche ☐ Büro ☐ Auto ☐ .... ☐ .... ☐ ....

Abendessen 🕒 ......:......	Essmotiv	Ort der Mahlzeit-einnahme
Nahrungsmittel • Menge in Gramm/Stück	☐ Hunger ☐ Leere ☐ Stress ☐ .... ☐ .... ☐	☐ Küche ☐ Büro ☐ Auto ☐ .... ☐ .... ☐ ....

Snacks 🕒 ……:……	Essmotiv	Ort der Mahlzeiteinnahme
Nahrungsmittel • Menge in Gramm/Stück	☐ Hunger	☐ Küche
	☐ Leere	☐ Büro
	☐ Stress	☐ Auto
	☐ …………	☐ …………
	☐ …………	☐ …………
	☐ …………	☐ …………

Getränke 🕒 ……:……	Trinkmotiv	Ort
Wasser *Menge à 200 ml*	☐ Durst	☐ zu Hause
☐ ☐ ☐ ☐ ☐ ☐ ☐ ☐	☐ …………	☐ unterwegs
☐ ☐ ☐ ☐ ☐ ☐ ☐ ☐	☐ …………	☐ …………
	☐ …………	☐ …………
Alkohol ☐ nein ☐ ja ………… *Menge*		

AFFIRMATION DES TAGES

„Ich esse und trinke ab heute bewusst."

ACHTSAMKEIT BEIM ESSEN

Genießen Sie mit allen Sinnen

Warum achtsames Essen ein Gesundmacher de luxe ist und weshalb Sie die Anzahl Ihrer Mahlzeiten möglichst gering halten sollten. Weniger ist auch hier eindeutig mehr!

Die Debatte um die Auswahl von Nahrungsmitteln nimmt oft so viel Raum ein, dass die genauso spannende Frage »Wie esse ich und wie oft?« außer Acht gelassen wird. Die Diskussion um Ernährung muss jedoch die Kultur unseres Essens mit einbeziehen. Denn die Art, wie wir essen, genießen und kauen, oder die Unart, wie wir nebenbei im Stehen schlingen und schlucken, ist entscheidend für Gesundheit und Vitalität bis ins hohe Alter. Außerdem sind Essen mit Familie oder Freunden wunderschöne Erlebnisse.

Die aktuelle Forschung empfiehlt zwei bis maximal drei Hauptmahlzeiten pro Tag. Snacks sollten Sie sich nur bei *echtem* Hunger (siehe Tipp 43, S. 213 f.) gönnen. Wenn nötig, setzen Sie Notfallsnacks mit geringem Blutzuckerreiz ein, wie eine Handvoll Nüsse, Samen, Kerne oder ein hartgekochtes Bioei.

Was bringt es?

- Achtsames und weniger häufiges Essen unterstützt die Verdauung und beugt Verdauungsbeschwerden (wie Sodbrennen, Aufstoßen, Blähungen) vor.
- Es fördert die Artenvielfalt der Darmbakterien und stärkt die Immunabwehr.
- Es senkt das Stresshormonlevel, wirkt entspannend und wohltuend.
- Es mindert niedriggradige Entzündungen im Körper und wirkt so präventiv gegen Krankheiten (Herz-Kreislauf-Erkrankungen, Diabetes, Demenz, Krebs).

- Achtsam und weniger häufig zu essen führt zu einer starken Sättigung und fördert ein gesundes Schlanksein.
- Es trainiert das Geschmacks- und Genussempfinden.
- Es verringert das Risiko für Nahrungsmittelintoleranzen.

→ **Hilft gut bei Übergewicht, Fettleber, Reflux, Migräne.**

Los geht's!

Nehmen Sie sich heute 5 Minuten Zeit und schenken Sie sich und Ihrem Essen echte Wertschätzung, bevor Sie den ersten Bissen schlucken:

- Richten Sie Ihre Mahlzeit auf einem schönen Teller an. Vielleicht gesellt sich eine Serviette dazu.
- Riechen Sie an Ihrem Essen. Nehmen Sie den Duft der Lebensmittel wahr.
- Erfreuen Sie sich an den Farben auf Ihrem Teller.
- Spüren Sie, wie sich die Nahrung in Ihrem Mund anfühlt (»Mundgefühl«).
- Essen Sie möglichst immer an einem Tisch, auch wenn Sie allein leben.

Schärfen Sie Ihre Sinne und zelebrieren Sie ab heute ein Ritual des Genusses und der Sinnlichkeit!

Möglichst bei jeder Mahlzeit!

AFFIRMATION DES TAGES

„Ich genieße mein Essen in Ruhe und esse weniger oft."

DIE OPTIMALE **ERNÄHRUNG**

Der neueste Stand der Forschung

Welche Lebensmittel Ihre Gesundheit und Ihr Energielevel päppeln und wie Sie für neue Gewohnheiten einen Pfad trampeln.

Die Frage »Was soll ich essen?« sorgt bei dem ungebremsten Wildwuchs an Informationen in Ratgebern und Medien durch vermeintliche Experten und selbsternannte »Coaches« für Verunsicherung. Dabei sollten Sie sich bewusst machen: Ernährung ist wie Gesundheit ein absolut individuelles Thema. Jede(r) von uns ist und isst anders, hat eigene Gewohnheiten, Geschmacksvorlieben, einzigartige (Un-)Verträglichkeiten und ein anderes soziales Umfeld, in dem oft und gern oder auch selten und widerwillig oder kritisch über Essen gesprochen wird. Trotz aller Individualität, die eine moderne, freie Medizin berücksichtigen muss, gibt es jedoch eine Vielzahl von Erkenntnissen, die auf die meisten Menschen zutreffen, sowie zeitlos gesunde Lebensmittel, die jedermann (und jeder Frau!) empfohlen werden können.

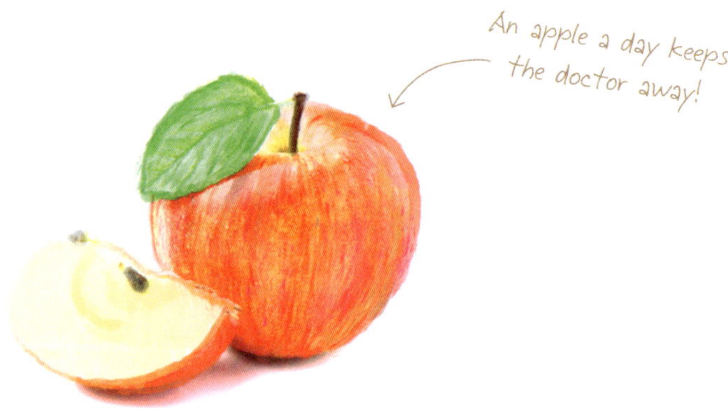

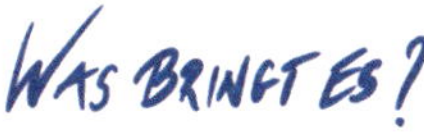

- Eine optimale Ernährung stärkt die Darmgesundheit und das darmassoziierte Immunsystem.
- Sie steigert die körperliche und geistige Belastbarkeit.
- Sie erhöht die Schlafqualität und verringert die Tagesmüdigkeit.
- Sie verbessert die Regenerationsfähigkeit des Körpers.
- Sie verhilft zu einem gesunden Schlanksein.
- Sie reduziert entzündliche Veränderungen im Körper und beugt Krankheiten vor.
- Sie mindert die Neigung zu Allergien und lindert Allergiesymptome.

→ **Hilft gut bei Nahrungsmittelintoleranzen, Metabolischem Syndrom, Diabetes, Gicht, Verdauungsbeschwerden.**

Die Formel für gesunde Ernährung im Alltag

☐ **Setzen Sie bei der Wahl der Lebensmittel auf »ehrliche«, d. h. naturbelassene Lebensmittel aus nachhaltiger Produktion.**

☐ **Meiden Sie Transfette, Zucker, Süßstoffe und Zusatzstoffe wie Zitronensäure oder Carageen (E 407).**

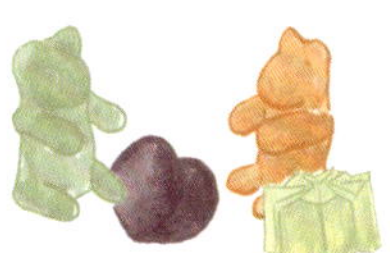

☐ **Ersetzen Sie raffinierte, schnell verdauliche Kohlenhydrate (Zucker, Zuckerersatzstoffe, Getreide etc.) möglichst oft durch eine *Abwechslung* aus:**
- wasser- und ballaststoffreichen, sättigenden und nährstoffdichten Lebensmitteln (Gemüse, Salate, zuckerarme Obstsorten),
- hochwertigen Eiweißen (Nüsse, Samen, Kerne, Pilze, Hülsenfrüchte [nach Verträglichkeit], in Maßen Bioeier, Fisch, Fleisch aus nachhaltigen Quellen),
- »Alleskönner«-Lebensmitteln wie Zwiebeln, Knoblauch und Ingwer, je nach Verträglichkeit,

- Milch- und Milchprodukten (Kuh-, Schaf-, Ziegenmilch) in Maßen (bis ca. 250 Gramm pro Tag) – achten Sie hier vor allem auf die Verträglichkeit, nicht wenige Menschen haben ein unerkanntes Problem mit Milcheiweiß (z. B. kann es müde machen oder Migräne auslösen)[3],
- gesunden Fetten aus Lebensmitteln wie Nüssen, Samen, Kernen, Avocados, Oliven und Pflanzenölen aus qualitativ hochwertiger Produktion (siehe auch Tipp 12, S. 62),[4]
- Kräutern und Gewürzen, den »Kronjuwelen« der Naturheilkunde, und antientzündlichen und nährstoffdichten Geschmacksbringern.

Los geht's!

Nehmen Sie sich 5 Minuten Zeit und blättern Sie zurück zu Ihrem Ernährungsprotokoll. Schauen Sie es sich genau an und markieren und kommentieren Sie mit einem Buntstift oder Textmarker Ihre guten und weniger guten Mahlzeiten. Seien Sie ehrlich zu sich!

Überprüfen Sie

- Welche gesunden bzw. ehrlichen Lebensmittel haben Ihren Teller erobert?
- Welche Lebensmittel oder Getränke gehören eher in die Kategorie ungesund?
- Wie viele Mahlzeiten haben Sie zu sich genommen? Zur Erinnerung: Ein Milchkaffee zwischendurch oder ein Snack gelten ebenfalls als Mahlzeit.
- Welche Essmotive haben Sie ausgemacht?
- Haben Sie sich Zeit genommen oder haben Sie schnell-schnell gegessen?
- Wo haben Sie gegessen? Zu Hause? Im Büro? Im Stehen, im Sitzen?
- Was möchten Sie in Zukunft anders machen?

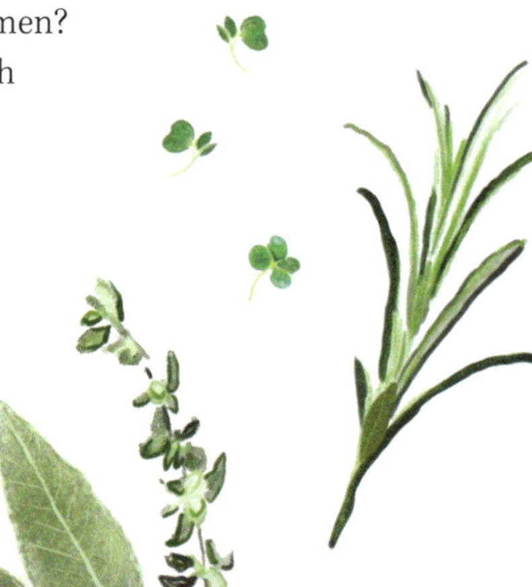

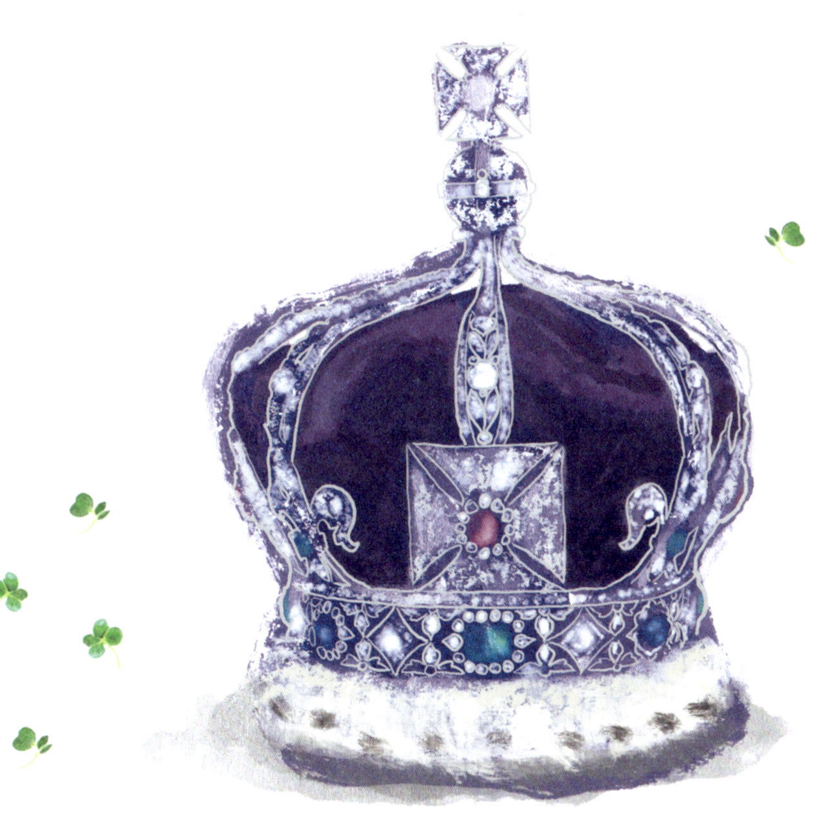

AFFIRMATION DES TAGES

„Ich wähle ab heute bewusst, was mir guttut."

GESUNDE ORDNUNG IN KÜHLSCHRANK UND CO.

Heute wird aussortiert!

Warum Sie das Innenleben von Kühlschrank, Gefriertruhe und Nachttisch kontrollieren sollten und wie Sie Platz in der ersten Reihe für gesunde Lebensmittel schaffen.

Wenn Sie langfristig eine gesündere Ernährungsroutine einführen wollen, lohnt es sich, mit beherztem Lupenblick Kühlschrank, Gefriertruhe, Vorratskammer, aber auch alle Schränke inklusive Nachttisch und Handschuhfach im Auto zu durchforsten. Auch wenn sich ein Widerstand in Ihnen aufbäumt: Die jetzt investierte Zeit fürs Ordnungschaffen hilft Ihnen, gesund, schlank und energiegeladen zu werden und zu bleiben. Es lohnt sich, krank machendes Entzündungsessen auszusortieren oder zumindest dramatisch zu reduzieren.

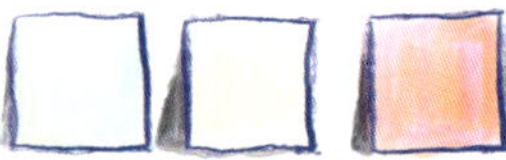

WAS BRINGT ES?

- Die neue Ordnung in Ihren Schränken hilft dabei, eine gesunde Ernährung im Alltag dauerhaft zu etablieren.
- Durch sie werden ungesunde Nahrungsmittel oder Getränke aus dem Blickfeld verbannt.
- Sie unterstützt Sie ganz unkompliziert auf dem Weg zu Ihrem Gesundziel.
- Sie wirkt langfristig präventiv gegen ernährungsbedingte Krankheiten wie Diabetes mellitus oder Herz-Kreislauf-Erkrankungen.

→ **Hilft besonders gut bei Übergewicht, Hautkrankheiten, Autoimmun- und entzündlichen Krankheiten.**

Los geht's!

Prüfen Sie Kühlschrank, Gefrierfach, Vorratsschrank etc. mit kritischem Blick. Die moderne Ernährungsforschung und der gesunde Menschenverstand legen nahe, was »ausziehen« und was bleiben sollte. Vielen hilft es, sich beim Ausmisten auf die »Fliegt-besser-raus-Liste« zu konzentrieren, weil die ungesunden Lebensmittel recht leicht zu identifizieren sind. Fangen Sie in kleinen Schritten an. Investieren Sie heute wenigstens 5 Minuten und legen Sie los!

☐ **Rausfliegen sollten:**

- »Flüssige Nahrung«: Limonaden, Cola, gesüßte Teesorten, Vitamin- und Softdrinks mit Zucker oder Süßstoff, Fruchtsäfte, vor allem Konzentrate.
- Lightprodukte mit Süßstoffen (z. B. Eiweißriegel), Süßigkeiten, vor allem mit Zusatz- und Farbstoffen (Fruchtgummi etc.), Bonbons, Kaugummis, Fertigkekse, Fertigkuchen, Fertigmarmeladen mit viel Zucker.
- Fertiggerichte mit Zusatzstoffen, Transfetten und Zucker wie z. B. Fertigpizza, Tiefkühlgemüse mit salz- und fettreichen Gewürzmischungen, Frühstückscerealien, »Knusperflakes« und Fertigsaucen.
- Milchprodukte mit Zucker und Süßstoffen (Eis, Joghurts, Buttermilch, Molkeshakes, Molkeproteinriegel etc.).
- Alle Produkte mit Zusatzstoffen wie Zitronensäure und Carageen (E 407) auf dem Etikett (z. B. Fertigpuddingcremes), da durch sie etwa die Darmschleimhaut entzündlich verändert werden kann.
- Dosenkonserven und Öl in Plastikflaschen.

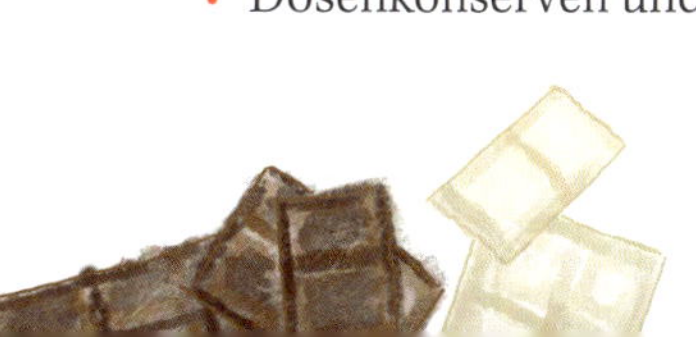

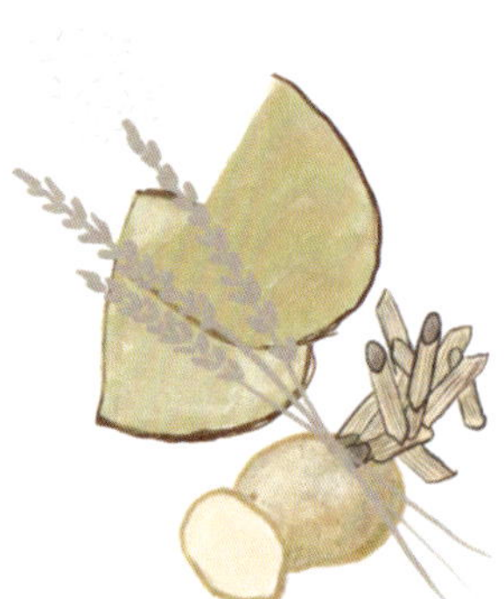

- ☐ **In die hinteren Ecken räumen Sie:**
  - Kohlenhydratdichte Lebensmittel (Pasta, [Knäcke-]Brot[5], Couscous, Grieß).
  - Süßungsmittel (Agavendicksaft, Ahornsirup, Honig).
  - Selbstgemachte zuckerärmere Marmeladen.
- ☐ **In die hinterste Ecke verbannen Sie:**
  - Alkohol.
- ☐ **Bleiben dürfen:**
  - Obst, Salate, Gemüse.
  - Nüsse, Kerne, Samen, Kräuter und Gewürze.
  - Im Tiefkühlfach eingefrorene »pure« Lebensmittel ohne Zusätze wie Gemüse, ungesüßtes Obst, Fisch und Fleisch (aus nachhaltigen Quellen).

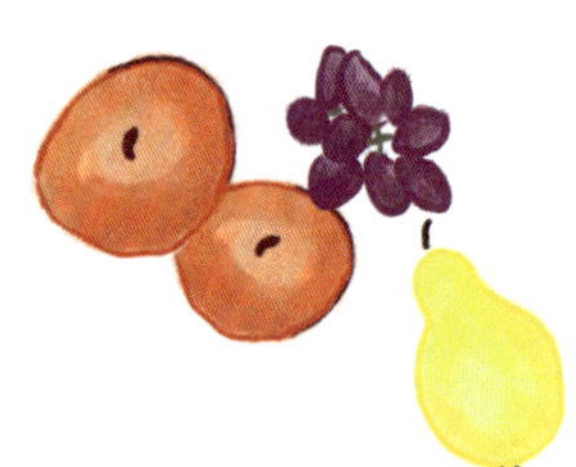

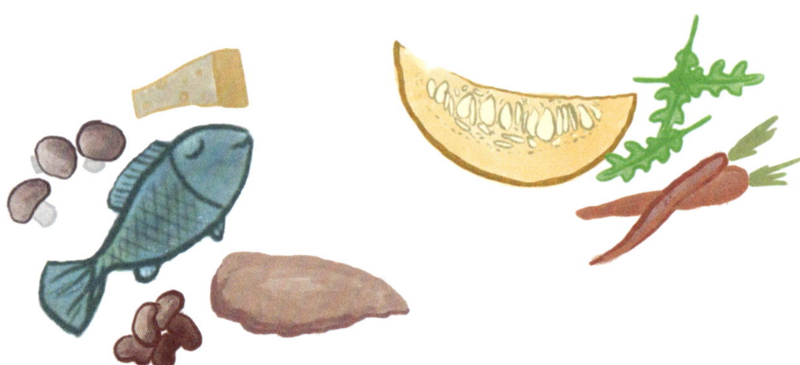

Chapeau! Sie haben die Hürde genommen und Platz gewonnen, um Ihre Regale und damit Ihren Körper langfristig mit gesundem und genussbringendem Futter zu betanken.

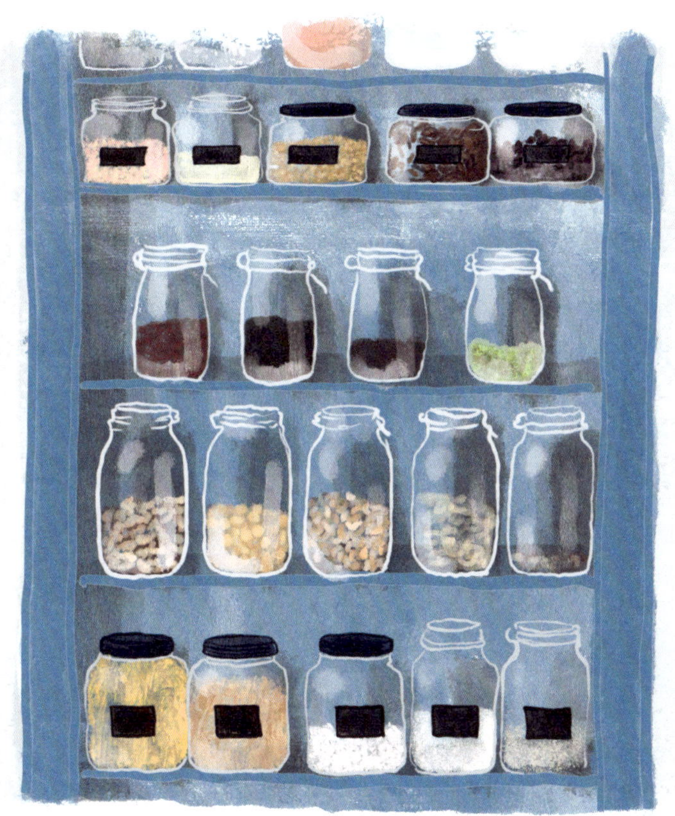

AFFIRMATION DES TAGES

„Ich schaffe eine gesunde Ordnung in meinem Haushalt."

DAS DOC-FLECK-SPÄTSTÜCK

Machen Sie Ihr Frühstück zum Spätstück!

Warum ein spätes Frühstück eine der wichtigsten Säulen Ihrer Gesundheit werden kann und wie ein ausgeklügeltes Rezept Ihren Körper auf Zellebene peu à peu renoviert.

Warum ich das Frühstück zum »Spätstück« umgetauft habe? Viele wissen es schon: Je länger die Pause zwischen Abendessen und »Spätstück« dauert – am besten 12 Stunden bei Frauen und 13 Stunden bei Männern, eine Art Intervallfasten in klein –, umso stärker verläuft der reinigende Prozess der *Autophagie*, bei dem die Putzkolonne Ihres Körpers durch Ihre Körperzellen wischt und müde und krank machenden Zellschrott abtransportiert. Die englische Sprache hat das perfekte Wort für das Früh- alias Spätstück: »breakfast«, »Fasten-Brechen«.

Starten Sie in Ihren Tag optimalerweise mit zwei Gläsern Wasser (siehe Tipp 14, S. 74), vielleicht danach einem grünen Tee und zögern Sie den Zeitpunkt Ihres Frühstücks möglichst hinaus. Wenn es machbar ist, z. B. am Wochenende, bewegen Sie sich auf nüchternen, nur mit etwas Wasser betankten Magen vor Ihrem Spätstück, das bringt Ihre Putzkolonne so richtig in Schwung (siehe auch Tipp 25, S. 123). Doch nicht nur der Zeitpunkt der genüsslichen ersten Mahlzeit ist wichtig, auch die Komposition birgt die Chance, Ihren Körper in neue gesundheitliche Sphären zu beamen. Als ideales Spätstück empfiehlt sich die bewährte Rezeptur des Doc-Fleck-Spätstücks, eine innovative Kombination aus Eiweiß, hochwertigen Omega-3-Fetten und einer vital-, eiweiß- und ballaststoffreichen Dekoration aus Obst, Nüssen, Kernen und Gewürzen.

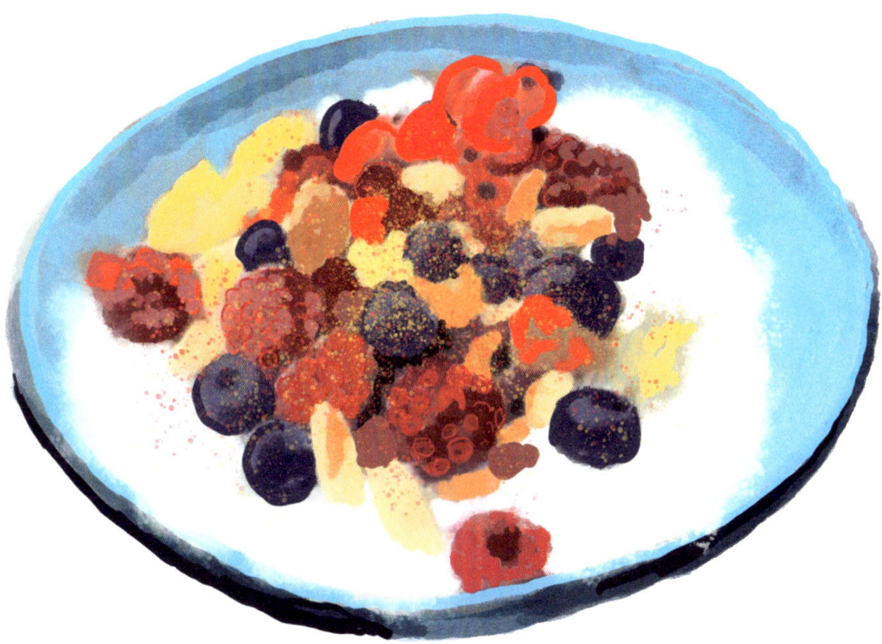

Was bringt es?

- Das Doc-Fleck-Spätstück stärkt Ihre Gesundheit auf der kleinsten Ebene des Körpers: der Zelle.
- Es wirkt durch seine hochwertigen Omega-3-Fettsäuren antientzündlich und als optimales Zellfutter universell vorbeugend und lindernd.
- Es ist extrem sättigend und hemmt Heißhungerattacken.
- Es fördert die gute, schlank machende Darmflora und optimiert die Immunabwehr.[6]

→ **Hilft besonders gut bei Reizdarm, Migräne, Übergewicht und wirkt präventiv gegen chronische Krankheiten.**

Los geht's!

Milch-, zucker- und glutenfreie Variante des Spätstücks:

Zutaten für eine Person

- 2 Esslöffel Chiasamen (ggf. mit geschroteten Leinsamen gemischt)
- 150 Milliliter Mandel-, Reis-, Kokos-, Cashew- oder Haferdrink (optimal glutenfrei)
- 1 bis 2 Spritzer Zitronensaft (optional)
- 4 Teelöffel Ölmischung aus omega-safe hergestelltem Bioleinöl mit Zusatz von DHA/EPA und Weizenkeimöl, optional Produkte mit Vitamin-D 3-Zusatz[7]
- Früchte nach Belieben (ca. 100 bis 150 Gramm), z. B. Beeren, Birnen, Äpfel, Bananen, Mango
- Optional 1 Esslöffel Trockenobst, z. B. Gojibeeren, Trockenfeigen, Datteln, getrocknete Aprikosen in kleinen Stücken
- eine Handvoll gehackte Mandeln, Nüsse, Kerne, Samen nach Belieben, optional: eine Messerspitze Ceylonzimt, Kurkuma, Koriander, Kardamom oder Bourbonvanille als »Frühstücksgewürz«[8] zum Verfeinern

Perfekt ist, was Ihnen schmeckt!

Zubereitung

1. Samen mit Milchersatz einweichen. Erst kurz vor dem Verzehr Ölmischung, optional Zitronensaft und Gewürze untermischen.
2. Früchte ggf. schälen, kurz waschen und klein schneiden. Einzelne Früchte für die Dekoration zur Seite legen.
3. Eingeweichte Samen mit Früchten, Ölmischung, optional Zitronensaft und Gewürzen mischen.
4. Mit Früchten und Nüssen etc. dekorieren.
5. Genießen!

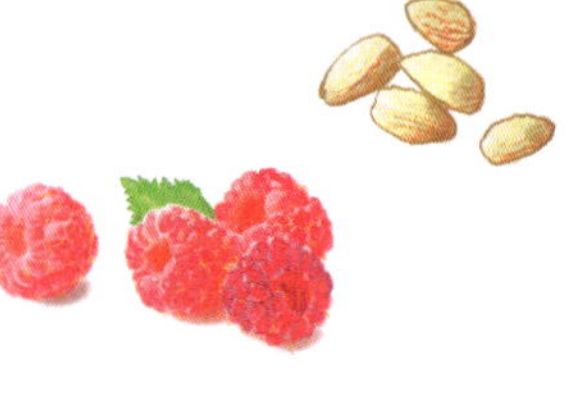

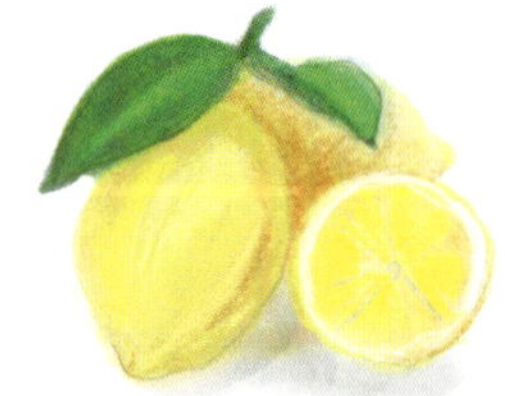

Tipp Wenn Sie Milchprodukte aus Kuhmilch gut vertragen, können Sie als Grundlage 3 bis 5 Esslöffel Magerquark oder Joghurt und 3 bis 5 Esslöffel Biokuhmilch verwenden. Finden Sie Ihre Menge und essen Sie sich satt!

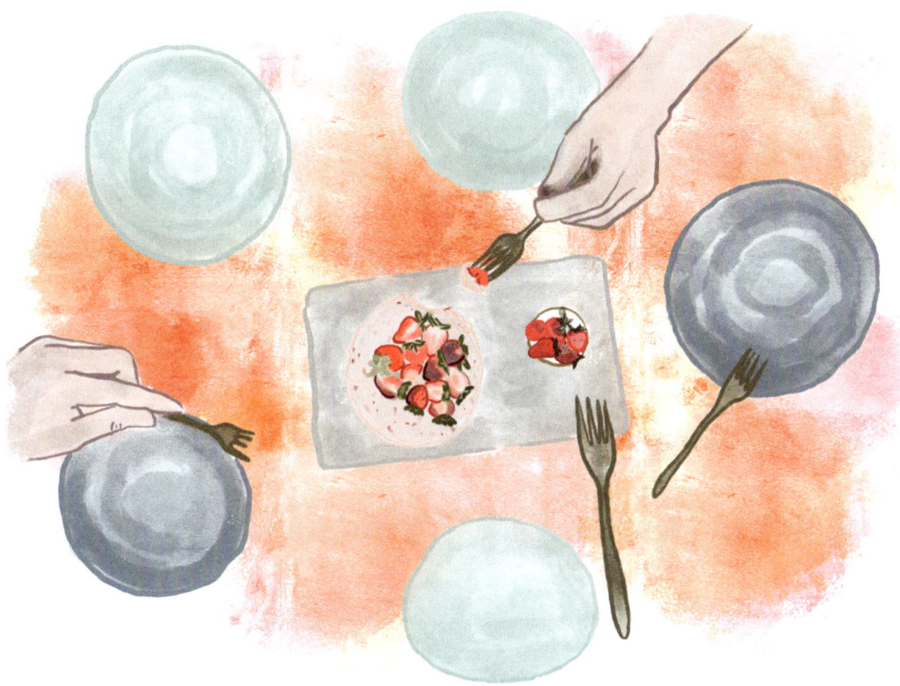

AFFIRMATION DES TAGES

„Ich spätstücke ab jetzt – mit Genuss."

GESUNDES **FETT**, GESUNDES **ÖL**

Der Ölwechsel in Ihrer Küche

Wie Sie Ihre Körperzellen gesund»schmieren« und woran Sie gute, gesundheitsfördernde Fette und Öle erkennen.

Viel zu lange wurde verkannt, welches Heilpotenzial sich hinter guten Fetten verbirgt. Deswegen heute ein kleiner Exkurs zu den wichtigsten fetten Fakten – leicht verdaulich![9]

Jede winzige Zelle Ihres Körpers braucht *gesundes* Fett als zentralen Baustein. Je mehr Sie Ihre Zellen mit hochwertigem, gutem Fett systematisch Tag für Tag »fetten«, umso schneller und erfolgreicher renovieren Sie Ihren Körper auf der Zellebene – ohne riesigen Aufwand, quasi nebenbei. Gutes Fett vermag also Ihren Körper auf gesund und energiegeladen umzuprogrammieren.

Bei den Fetten sollten Sie streng sein und die Spreu vom Weizen trennen. Als *ungesunde* »Killerfette« gelten Transfette, die sich vor allem in industriellen Backwaren (Kekse, Kuchen), Fertigprodukten, Fastfood und frittierten Speisen tummeln. Sie befeuern stille Entzündungen im Körper, fördern dadurch Arterienverkalkung und Diabetes. Aber auch das Brutzeln mit Ölen, die nicht lange hoch erhitzbar sind, züchtet »böses« Fett.

Jetzt aber ran an das gute, gesunde Fett!

Was bringt es?

- Über die Nahrung zugeführt, stabilisiert gesundes Fett Zellfunktion und Zellmembran.
- Es erleichtert die Aufnahme von lebenswichtigen fettlöslichen Vitaminen (E, D, K, A) und Mineralien wie Kalzium.
- Es ist essenziell für die Produktion von lebenswichtigen Botenstoffen und Hormonen.
- Es sättigt enorm und hilft so, die Gesamtkalorienzufuhr einzudämmen.
- Gesundes Fett beschleunigt den Stoffwechsel, steigert die Konzentration und das Gedächtnis.
- Es minimiert das Risiko für Thrombosen und stille Entzündungen und wirkt vorbeugend gegen Herz-Kreislauf-Erkrankungen, Diabetes, Demenz, Krebs und Autoimmunkrankheiten.
- Es lindert als universeller Zellschutz potenziell Beschwerden von A wie Akne bis Z wie Zahnfleischbluten.

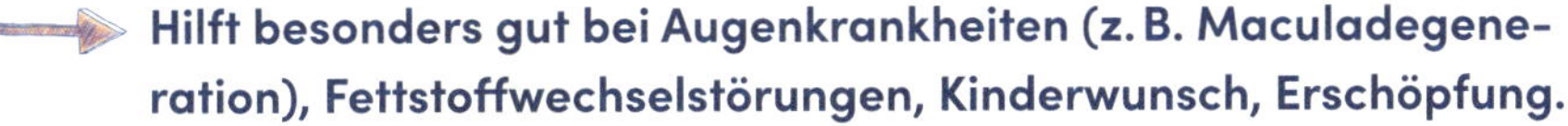

Hilft besonders gut bei Augenkrankheiten (z. B. Maculadegeneration), Fettstoffwechselstörungen, Kinderwunsch, Erschöpfung.

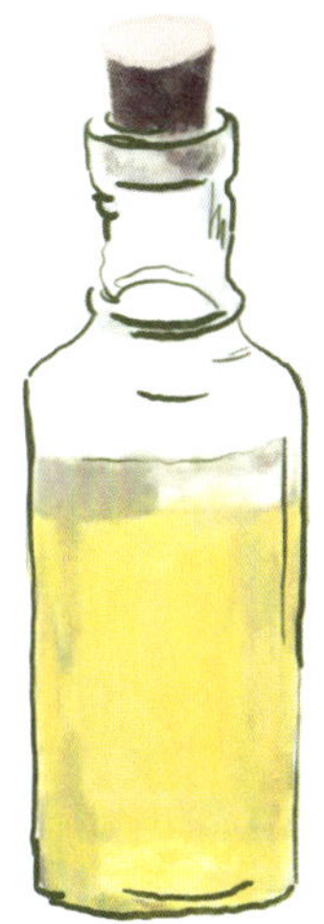

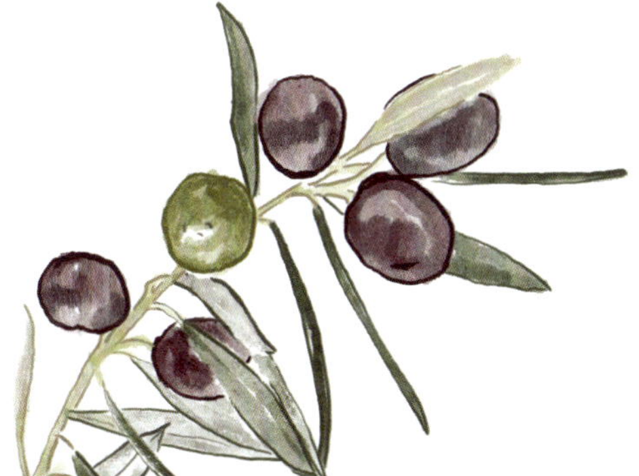

Wussten Sie schon?

Als elementar bedeutend gilt eine stabile Balance aus sogenannten Omega-3- und Omega-6-Fettsäuren. Im optimalen Gleichgewicht stärken sie die Zell-, Gefäß- und Nervenfunktion, fördern die gesunde Darmflora und die Stresstoleranz. Die meisten Menschen haben einen eklatanten Mangel an Omega-3-Fett[10], sogar trotz des regelmäßigen Verzehrs von Fisch. Diese oft verblüffende Schieflage lässt sich durch einen Ölwechsel in der Küche leicht beheben:

- Planen Sie in Zukunft die *tägliche Zufuhr* von Omega-3-Fett. Quellen sind Leinöl, Walnuss- und Hanföl, außerdem fetter Fisch aus nachhaltigem Fang.[11] Clever und empfehlenswert ist der Einsatz von frisch gepressten Algenölen, z. B. Bioleinöl mit Zusatz von DHA (Docosahexaensäure) und EPA (Eicosapentaensäure), optimal mit Zusätzen von Weizenkeimöl als Antioxidans und z. B. Vitamin D.
- Wichtig: Omega-3-Fette sind Zicken und höchst empfindlich gegen den Einfluss von Licht, Hitze und Sauerstoff. Achten Sie auf Produktionshinweise wie »omega-safe« oder »unter Ausschluss von Licht, Hitze und Sauerstoff gepresst«. Hochwertige, nur kurz haltbare Produkte bezieht man idealerweise vom Hersteller, frisch gepresst. Gesundheitlich wertvolle Qualität schmeckt man: Ein hochwertiges Lein- oder Algenöl schmeckt nussig-mild, niemals bitter.
- Rapsöl enthält – wenn auch nur wenige (9–10 Prozent) – Omega-3-Fette, die absolut hitzesensibel sind. Es sollte aus Sicht der modernen Fettforschung für die *kalte* Küche reserviert sein, egal was Etiketten versprechen.[12]
- Als geschmacklich und gesundheitlich wertvolles Universalöl in der Küche empfiehlt sich nach aktuellem Stand natives Olivenöl extra vergine.
- Seien Sie ab heute achtsamer beim Braten! Zum stärkeren Erhitzen sind Butterschmalz, Ghee, Kokosfett, Sesam- und Erdnussöl und nach neuen Studien auch Olivenöl mit dem Zusatz »extra vergine« geeignet.[13]

Los geht's!

- Widmen Sie ein paar Minuten Ihrer Lebenszeit einer kleinen Detektivspritztour in der Küche. Entlarven Sie schlechte Fette, um guten Fetten, den Kumpels Ihrer Zellmembranen, langfristig einen Platz in der ersten Regalreihe oder im Kühlschrank einzuräumen.
- Prüfen Sie Etiketten, auch auf Fertigprodukten, und suchen Sie nach den Schlagworten »pflanzliches Fett«, »gehärtete oder teilweise gehärtete Fette« oder »partiell hydrogenisierte Fette«. Dahinter verbergen sich Transfette.
- Checken Sie Ihre *Pflanzenöle*. Auch hier lohnt sich ein genauer Blick. Empfehlenswert sind *unraffinierte* Produkte. Denn der Produktionsprozess entscheidet, was aus wertvollen Samen und Ölfrüchten gemacht wird und was an gesunden Fettsäuren und Vitaminen im Öl am Ende tatsächlich mitschwimmt.
- Sortieren Sie schlechte Fette mit liebevoller Konsequenz aus. Ich bin absolut keine Freundin der Wegwerfpraxis, aber in diesem Fall rate ich vom Verzehr eher ab.
- Setzen Sie sich eine Frist, bis wann Sie sich mit gutem Fett eindecken.

Notieren Sie Ihre Frist bitte hier: ______________________

AFFIRMATION DES TAGES

„Ich setze auf die Heilkraft gesunder Fette und es geht mir damit von Tag zu Tag besser."

MEINE **BILANZ**

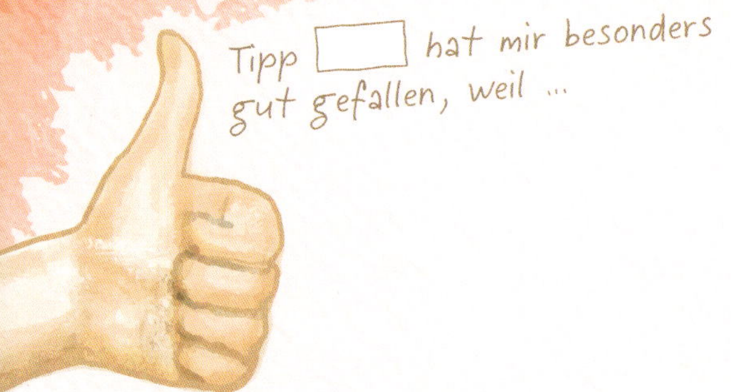

Tipp ☐ hat mir besonders gut gefallen, weil …

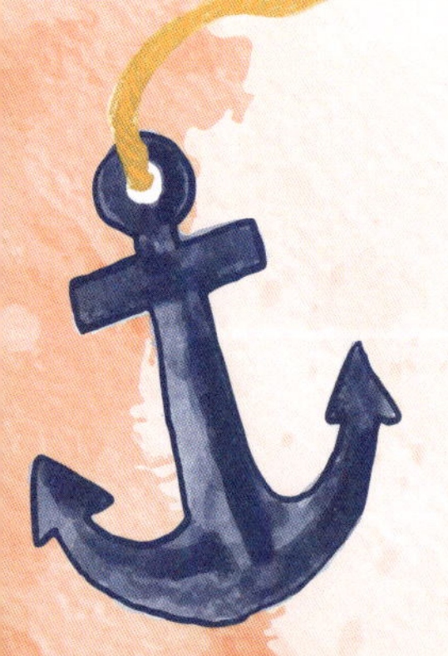

Folgende Tipps möchte ich fest in meinem Alltag verankern!

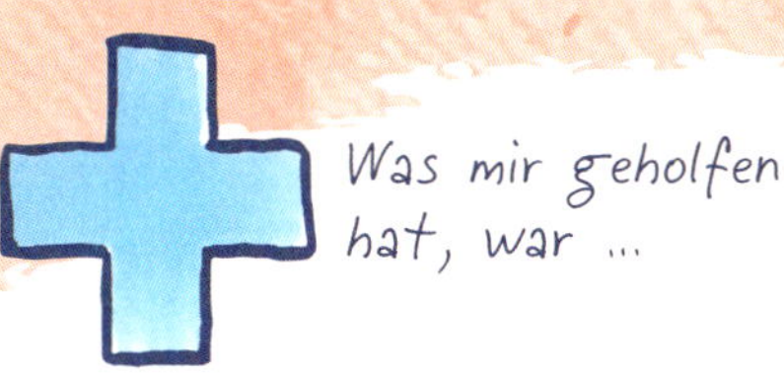

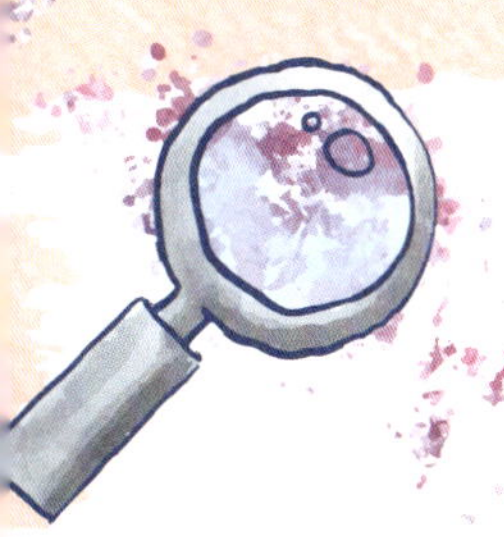

Nach diesem Kapitel fühle ich mich …

MEINE AFFIRMATION

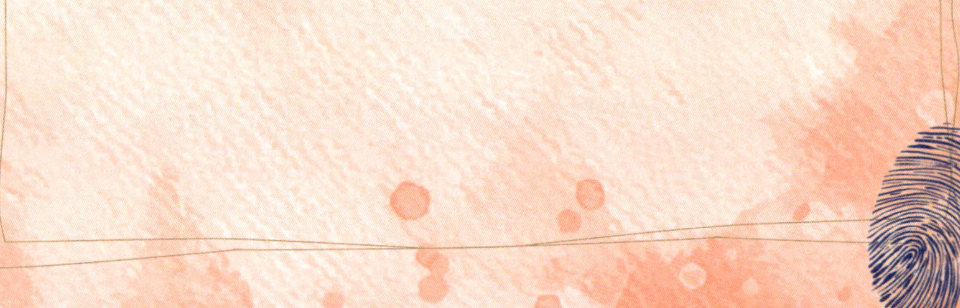

DER **SCHLANK-TELLER** – GESUNDE ERNÄHRUNG GANZ EINFACH

Das SCHLANK-Teller-Prinzip hat sich in der Praxis sehr bewährt. Es hilft Ihnen bei der gesunden Auswahl von Lebensmitteln und sorgt für die optimalen Mengen, die Ihr Gesundziel bestmöglich unterstützen.

Setzen Sie auf Qualität, das heißt ehrliche Lebensmittel: unverarbeitet, natürlich und frisch, ohne Zusatzstoffe.

Der SCHLANK-Teller versorgt Sie durch einen hohen Anteil an Pflanzenkost mit wichtigen Nährstoffen.

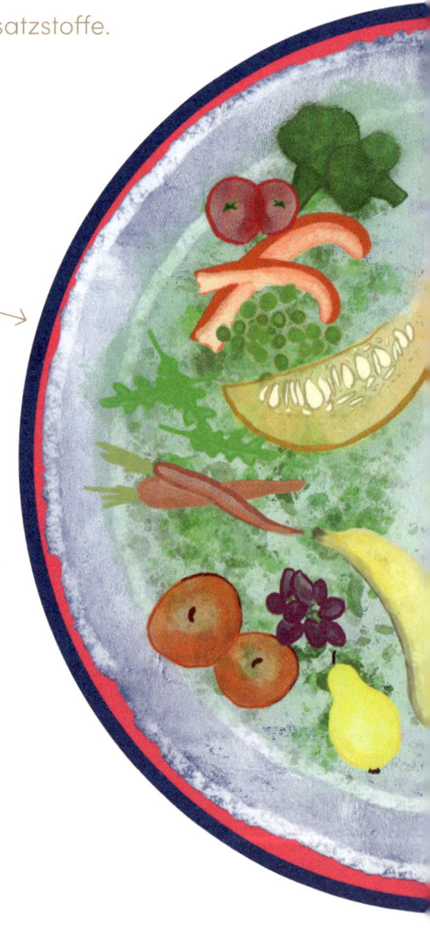

Magenfüller

Wasser- und ballaststoffreiches sowie nährstoffdichtes Gemüse, grünes Blattgemüse wie Spinat, Mangold oder Kohlgemüse, Karotten, Fenchel, Zucchini und Salate, z. B. Feldsalat, Radicchio, Chicorée. Wichtig: Grünzeug ist der Hauptdarsteller Ihres Tellers.

Der SCHLANK-Teller erleichtert das unkomplizierte Zusammenstellen von Mahlzeiten, auch bei Einladungen, in Restaurant oder Kantine.

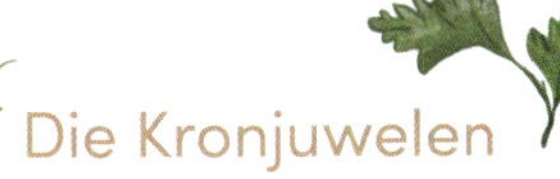

Die Kronjuwelen

Frische Kräuter und Gewürze, z. B. Petersilie oder Basilikum. Gönnen Sie sich nach individuellen Vorlieben gern eine größere Portion auf Ihrem Teller.

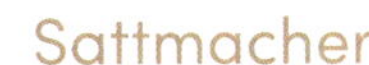

Sattmacher

Eiweiß nach Ihren Vorlieben: Pilze, Hülsenfrüchte, Bioeier, Fisch, Geflügel oder Fleisch aus nachhaltigen Quellen. (Die Größe Ihres Handtellers entspricht als grobe Orientierung der empfohlenen Menge.)

Bei-Lagen sind Beilagen und eben nicht die Hauptdarsteller auf dem Teller

Kohlenhydrate aus Kartoffeln, Getreide (Brot, Nudeln, Reis) und Pseudogetreide (Amaranth, Quinoa). Kohlenhydrate sollte sich der Körper durch Bewegung verdienen! Wenn Sie abnehmen wollen: Verzichten Sie auf Kohlenhydrate oder limitieren Sie sie auf 1–2 Hände voll pro Teller.

Sattmacher und Vitamine-Aufnahmehelfer

Gesundes Fett aus Nüssen, Mandeln, Samen, Kernen oder Ölen wie Olivenöl (bis etwa eine Daumengröße, d. h. 1–2 EL Fett nach Verträglichkeit).

Das SCHLANK-Teller-Prinzip spart Zeit und Grübelei darüber, wie viel man wovon essen sollte.

DIE **VERDAUUNG**

Ihr stärkstes Gesundheitszentrum

Warum Ihr Darm die wichtigste Kommandozentrale Ihrer Gesundheit ist und wie Sie mit simplen Ritualen Ihr komplettes Verdauungssystem behüten.

Die Bedeutung Ihres Verdauungssystems für Ihr Energielevel und Ihre Gesundheit bis ins hohe Alter ist immens. Viele Menschen unterschätzen noch immer diesen unumstößlichen Fakt. Solange der »Auspuff« funktioniert, wie es mein Patient Paul so amüsant formulierte, kümmern wir uns nicht um die Verdauung. Ein ausgewachsenes Problem.

Ob Sie sich ausgeglichen und zupackend durchs Leben bewegen oder sich ängstlich fühlen und fast jeden Infekt aufschnappen, all das hat mit Ihrer Verdauung zu tun. Wie kommt's?

In Ihrem Darm wohnen wertvolle Bakterien, die »böse« Bakterien in Schach halten, uns vor Krankheitserregern schützen und unser Immunsystem unterstützen. Im Darm entstehen außerdem Botenstoffe, die sogenannten Neurotransmitter, wie Dopamin und Serotonin, Ihr Glückshormon. Diese Neurotransmitter sind gemeinsam mit einer guten Vitamin- und Nährstoffversorgung dafür verantwortlich, dass es im Oberstübchen rundläuft: Ihr Denkvermögen und Gedächtnis, Ihre Konzentrations- und Merkfähigkeit und Ihre Stresstoleranz werden also vom Darm dirigiert.

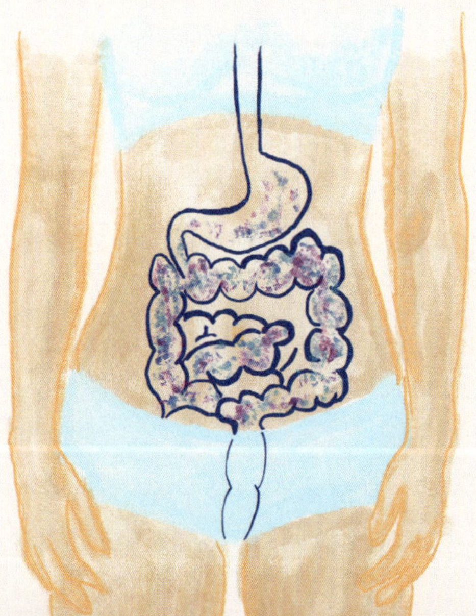

Indem Sie die »guten« Bakterien Ihres Verdauungssystems unterstützen, können Sie enorm viel an Gesundheit gewinnen und mieser Laune vorbeugen. Mit einem starken Mikrobiom, wie die gebündelte Gemeinschaft dieser Bakterien genannt wird, haben Sie wirksame Immunbataillone für Ihre erfolgreiche Infektabwehr. Außerdem können Sie den tendenziell leider stark zunehmenden Autoimmunkrankheiten (z.B. Rheuma, Hashimoto-Krankheit, Multiple Sklerose, Diabetes Typ 1, Rosazea, Weißfleckenkrankheit) vorbeugen oder – zumindest ist das meine Erfahrung – solche Schreckgespenster sogar ausbremsen.

Genauso selbstverständlich, wie Sie morgens und abends Ihre Zähne putzen, sollten Sie ab jetzt bewusst Ihren Darm pflegen und hegen.

WAS SIE FÜR DIE NÄCHSTEN TAGE BRAUCHEN

- ☐ Einen entspannten, aber ehrlichen Blick auf Ihre Verdauung.
- ☐ Zwei Gläser frisches Wasser (optimal zimmerwarm).
- ☐ Eine große Möhre oder einen großen Apfel.
- ☐ Eine Packung Flohsamenschalen (gemahlen) oder Akazienfasern in Bioqualität (z.B. aus dem Reformhaus, aus Drogerien oder Apotheken oder von seriösen Anbietern im Internet).
- ☐ Einen kleinen Hocker oder Schemel, alternativ einen Stapel dicker Bücher.

AFFIRMATION DER WOCHE

„Meine Verdauung ist mein stärkstes Gesundheitszentrum und Schlüssel zur Vitalität."

AUF DEN **SPUREN** IHRER **VERDAUUNG**

Drum prüfe, wer sich ewig schlapp fühlt

Wie Sie den Gesundheitszustand Ihres Magen-Darm-Trakts ausloten und feststellen, wie es tatsächlich um Ihren »Auspuff« bestellt ist.

Wenn Sie früh erkennen, dass es mit Ihrer Verdauung hapert, können Sie eingreifen und chronisch-entzündlichen Krankheiten, Autoimmunerkrankungen, Demenz, Depression, Fettleber und (Darm-)Krebs effektiv vorbeugen. Nehmen Sie also gleich am Anfang Ihres »Ich-wende-mich-liebevoll-meiner-Verdauung-zu«-Projekts Ihren Magen-Darm-Trakt unter die Lupe! Um zu ergründen, ob eine gestörte Verdauung vorliegt, hilft Ihnen nachfolgender Selbsttest.

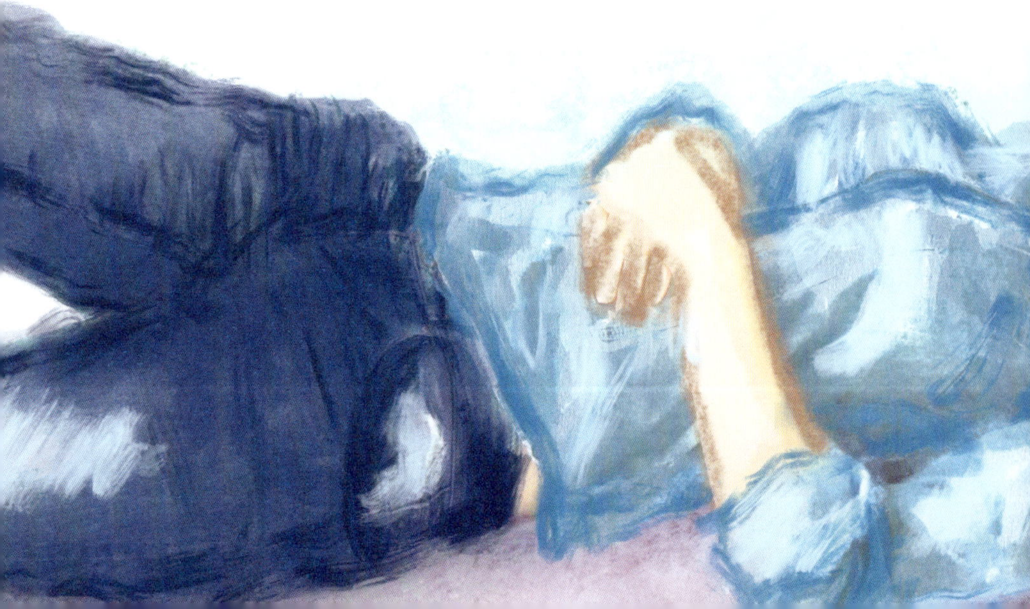

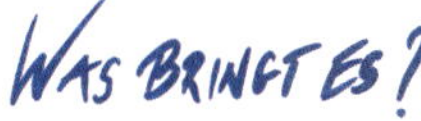

- Der Test rückt die Verdauung in den Fokus und macht sie dadurch »sichtbar«.
- Er hilft oft jahrelang unerkannte, krank machende Stolperfallen im Verdauungstrakt aufzuspüren.
- Er fördert die bewusste Selbstwahrnehmung und sensibilisiert für neue, gesunde Gewohnheiten.

→ **Hilft besonders gut bei Verstopfung, Fettleber, Immunschwäche, Herpes, Krebs, Übergewicht.**

Übrigens
Sehr viele Menschen haben unerkannte Verdauungsstörungen, deshalb lohnt es sich, ins Handeln zu kommen – präventiv und nachhaltig. Hierzu gehört auch die Pflege Ihrer Leber, der Heldin der Entgiftung (siehe Tipp 27).

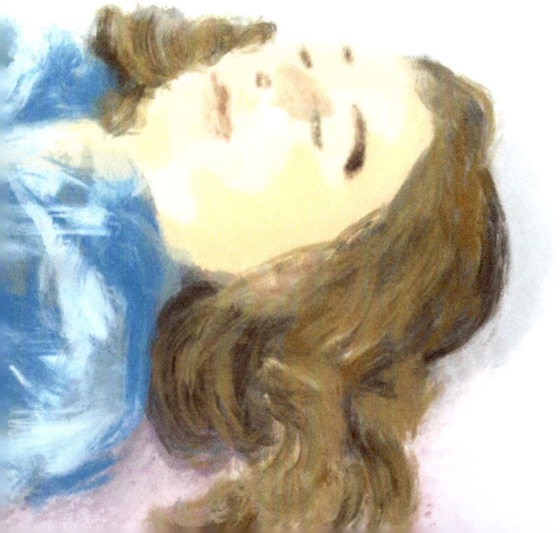

Los geht's!

	Ja	Nein
Beobachten Sie bei sich seit mehr als drei Wochen mindestens eins der folgenden Symptome: Völlegefühl, Blähungen, Durchfall, Verstopfung?	3 ☐	0 ☐
Müssen Sie oft während des Essens oder danach aufstoßen?	1 ☐	0 ☐
Haben Sie in den letzten sechs Monaten ein Antibiotikum genommen?	3 ☐	0 ☐
Rauchen Sie?	1 ☐	0 ☐
Haben Sie in den letzten sechs Monaten mit dem Rauchen aufgehört?	3 ☐	0 ☐
Ist Ihr Stuhlgang oft faulig riechend, »Giftgasalarm«-artig?	3 ☐	0 ☐
Finden sich unverdaute Nahrungsbestandteile im Stuhl?	1 ☐	0 ☐
Leiden Sie unter Energiemangel und Müdigkeit?	3 ☐	0 ☐
Essen Sie wenig Gemüse oder Obst (nur eine Portion am Tag), selten Nüsse und Hülsenfrüchte?	3 ☐	0 ☐
Haben Sie chronischen Stress beruflich und/oder privat?	1 ☐	0 ☐
Bewegen Sie sich weniger als 30 Minuten am Tag?	1 ☐	0 ☐
Gesamt		

Auswertung

0 bis 3	Kein Verdacht auf eine signifikante Verdauungsstörung
4 bis 9	Verdacht auf eine leichte Verdauungsstörung
10 bis 15	Verdacht auf eine mittelgradige Verdauungsstörung und auf eine gestörte Darmflora (Dysbiose)
über 15	Verdacht auf eine hochgradige Verdauungsstörung und ausgeprägte Dysbiose

Fazit

Auch wenn Sie kein Verdauungsprofi sind, nicht verzweifeln. Sie sind in guter Gesellschaft. Aber packen Sie jetzt das Problem bei der Wurzel. Mit den nachfolgenden 5-Minuten-Investments in Ihre Verdauung helfen Sie Ihrer Gesundheit und Ihrer Lebensqualität auf die Sprünge. Und wenn Sie bereits gut verdauen, lohnt es sich, das stärkste Gesundheitssystem Ihres Körpers, Ihren Darm und die Verdauungsarbeit, auch weiterhin pfleglich zu behandeln.

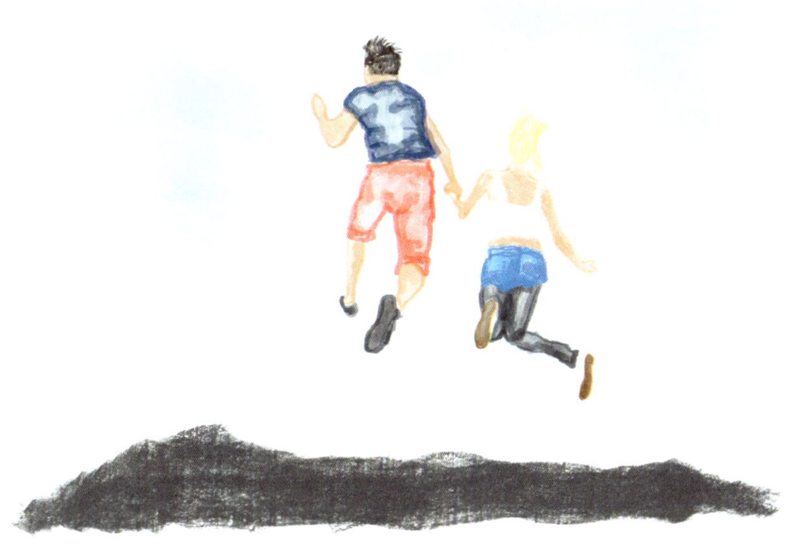

AFFIRMATION DES TAGES

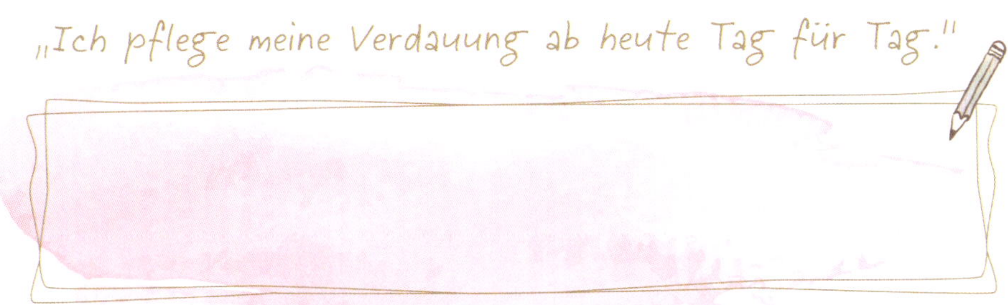

ZWEI GLÄSER WASSER AUF NÜCHTERNEN MAGEN

Die Morgendusche der anderen Art

Warum Sie ab heute mit zwei Gläsern Wasser in den Tag starten und dieses Ritual nie wieder aufgeben sollten.

Ihr Körper besteht zu 70 Prozent aus Wasser, dem Grundbaustein aller Lebewesen. Nicht nur beim Toilettengang verliert er Flüssigkeit, sondern permanent – wenn Sie atmen, sprechen, schwitzen. Besonders viel Wasser »verdunsten« Sie unmerklich nachts über Schleimhäute, Atmung und Haut. In einer Nacht kommt so etwa ein halber Liter ohne Schweißbildung zusammen (sogenannte *Perspiratio insensibilis* = unsichtbarer Wasserverlust). Wird er nicht ersetzt, nagt das an Vitalität und Verdauungskraft.

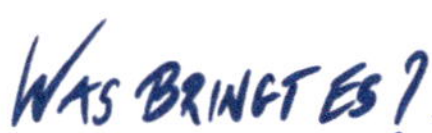

- Gleich am Morgen Wasser zu trinken gleicht das über Nacht entstandene Flüssigkeitsdefizit aus und stärkt die Zellgesundheit.
- Der Magen wird wie durch eine Morgendusche »geweckt« und signalisiert dem Darm: »Hier oben geht es los, mach du unten Platz.«
- Es sorgt für eine gesunde Stuhlbeschaffenheit, verhindert chronische Verstopfung und hält damit Darmflora und Darmschleimhaut intakt.
- Es hilft den Nieren bei der Ausscheidung und damit der Entgiftung beim Abtransport von Stoffwechselendprodukten und Schadstoffen.

→ **Hilft besonders gut bei Nierensteinen, Gicht, Verstopfung.**

Los geht's!

Zutaten Ein großes Glas (ca. 200 Milliliter) zimmerwarmes Wasser, gegebenenfalls mit einem Spritzer Zitronen- oder Limettensaft für den geschmacklichen Pep. Außer Zitronensaft eignen sich auch eingelegte Kiwi-, Orangen-, Apfel- oder Gurkenscheiben, Himbeeren, Minze und Zitronenmelisse als Geschmacksbringer.

- Trinken Sie *direkt* nach dem Aufstehen ein großes Glas zimmerwarmes Wasser.
- Trinken Sie schluckweise, aber zügig.
- Überfordern Sie sich nicht! Ein Glas ist bereits ein exzellenter Anfang. Optimal wäre, wenn Sie langfristig zwei Gläser auf nüchternen Magen schaffen (Trinkmenge ca. 400 bis 500 Milliliter).

Wichtig Als Orientierung für den täglichen Wasserbedarf gelten 30 bis 40 Milliliter pro Kilogramm Körpergewicht. Der Bedarf ist individuell, bei starker körperlicher Aktivität ist er erhöht. Menschen mit chronischer Herz- oder Niereninsuffizienz (z. B. Dialysepatienten) sollten mit ihrem behandelnden Arzt die individuelle Trinkmenge exakt absprechen.

Trinken Sie möglichst reines Quell- oder gefiltertes Wasser, bevorzugt ohne Kohlensäure, trinken Sie regelmäßig und außerhalb der Mahlzeiten (etwa 15 bis 20 Minuten vor dem Essen).

AFFIRMATION DES TAGES

„Ich trinke mich ab heute gesund."

DER **KAUTRAINER**

Mahl-Zeit!

Warum Kauen so immens wichtig ist und Sie ab heute »um Ihr Leben kauen« sollten.

Hand aufs Herz: Wie viele von uns schlucken ihre Mahlzeiten wie ein Pelikan, anstatt intensiv zu kauen und das Essen als ein sinnliches Erlebnis wertzuschätzen? Im Gegensatz zu unseren Ururahnen, die ihre Kost aus Kräutern, Blättern, Beeren, Nüssen und Fleisch kräftig kauen *mussten*, sind wir zu regelrechten Kausofties geworden. 95 Prozent der verarbeiteten Nahrungsmittel (z.B. raffinierte Weißmehlprodukte) sind extrem »weich« – auch solche Lebensmittel, die sich als gesunde Kost etabliert haben, wie Gemüsesuppen, Smoothies oder Porridge. Dabei ist das Kauen für Zähne, Kauapparat und das Verdauungssystem enorm wichtig.

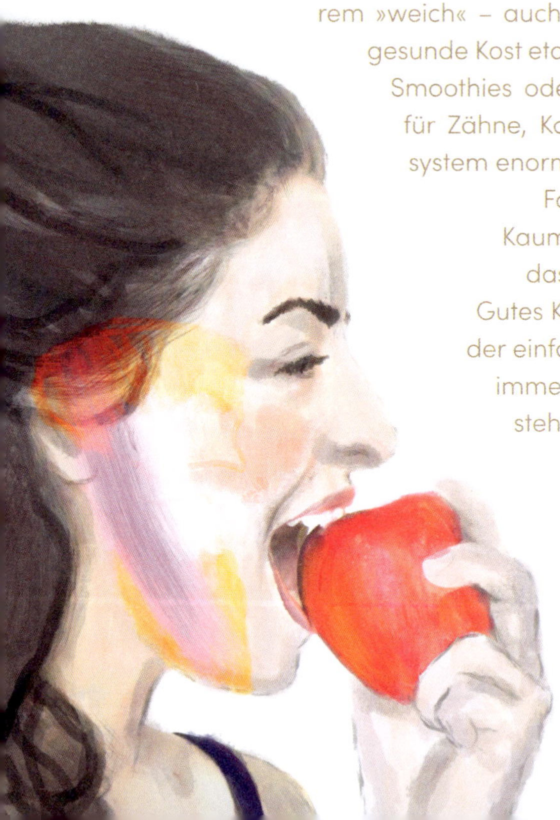

Falls Sie sich zu den eingefleischten Kauminimalisten zählen, lege ich Ihnen das Kautraining besonders ans Herz. Gutes Kauen ist wie richtiges Atmen einer der einfachsten Gesundmacher, die Ihnen immer und überall gratis zur Verfügung stehen. Für alle fleißigen Dauer-Kauer (schönes Wort!) gilt: Machen Sie Kauen zu einem Thema in Ihrem sozialen Umfeld und stecken Sie Menschen mit dem nur scheinbar verrückten Gedanken »Kau um dein Leben!« an.

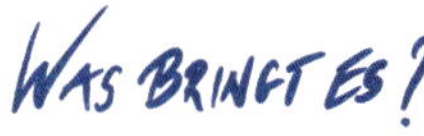

- Kauen hilft bei der Aufschlüsselung der Nährstoffe durch die Enzyme des Speichels (»vorverdauen«).
- Es verhindert, dass nicht ausreichend vorverdaute Nahrungsbrocken im Darm landen und sich »schlechte« Darmbakterien ansiedeln.
- Es stärkt die gesunde Darmschleimhautbarriere und schützt so vor müde machenden Autoimmunkrankheiten, entzündlichen Krankheiten und Nahrungsmittelintoleranzen.
- Kauen stützt das darmassoziierte Immunsystem (über 70 Prozent aller Immunzellen).
- Es fördert die Nährstoffversorgung und steigert so das Energielevel.
- Es verankert Achtsamkeit beim Essen.

→ **Hilft besonders gut bei Divertikulose, Reflux, Verdauungsbeschwerden, Infektneigung, innerer Anspannung.**

Wussten Sie schon?

Forscher gehen davon aus, dass das miserable Kauen, das nicht zuletzt auf die zunehmende Ernährung mit weicher Kost zurückzuführen ist, in den letzten Jahrhunderten zu einer Veränderung der Schädel- und Kieferknochen geführt hat und einer der zu wenig diskutierten Gründe dafür ist, warum immens viele Menschen unter Zahnfehlstellungen, Nasennebenhöhlenverstopfung und lästigem Schnarchen leiden. Die Basis für gesundes Kauen wird schon in der frühesten Kindheit geschaffen. Studien belegen[14]: Je länger Säuglinge gestillt wurden, je länger Kinder kauen, umso besser entwickeln sich Kiefer und Atemwege.

Los geht's!

alternativ ein Apfel

Zutaten Eine große frische, geputzte Karotte.

- Nehmen Sie die Karotte bzw. den Apfel und beißen Sie vorsichtig den ersten Bissen ab.
- Spüren Sie das Lebensmittel im Mund (»Mundgefühl«) und bewegen Sie es einige Male mit der Zunge hin und her.
- Kauen Sie nun, bis das Stück zu einem Brei im Mund zerfällt, bis es »genüsslich im Mund sabbert«. Dann ist es richtig gekaut.
- Lassen Sie sich Zeit und konzentrieren Sie sich *nur* auf das Kauen.

Wichtig Während der Übung sollten Sie nichts trinken. Nehmen Sie erst *danach* wieder Flüssigkeit zu sich. Trinken Sie grundsätzlich lieber vor und nach dem Essen (siehe auch Tipp 14, S. 75 und Tipp 43, S. 214).

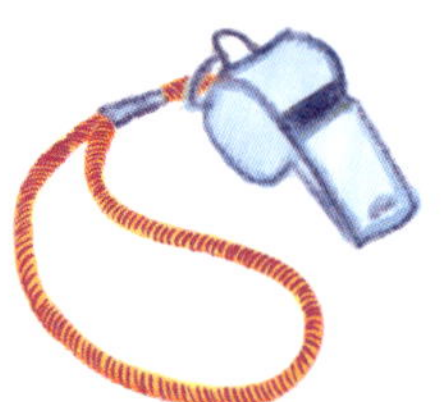

Los geht's!

Experimentieren Sie mit anderen Nahrungsmitteln, bevorzugt mit trockenen und festen, da diese mehr eingespeichelt werden müssen. Motivieren Sie Ihre Familie und Freunde zum Kautraining und genießen Sie so oft wie möglich Mahlzeiten, die Ihre Zähne herausfordern. Denn mit gutem Kauen kommt man gesundheitlich mehr als nur ein Häppchen weiter.

Ich empfehle das Kautraining grundsätzlich *jedem* Menschen, auch schon den Kleinen im Kindergartenalter. Vergessen Sie nie: Kauen steht Ihnen und Ihren Liebsten als kostenloser Gesundheits- und Energiebooster lebenslang zur Verfügung. Aktivieren Sie ihn gleich bei Ihrer nächsten MAHL-zeit!

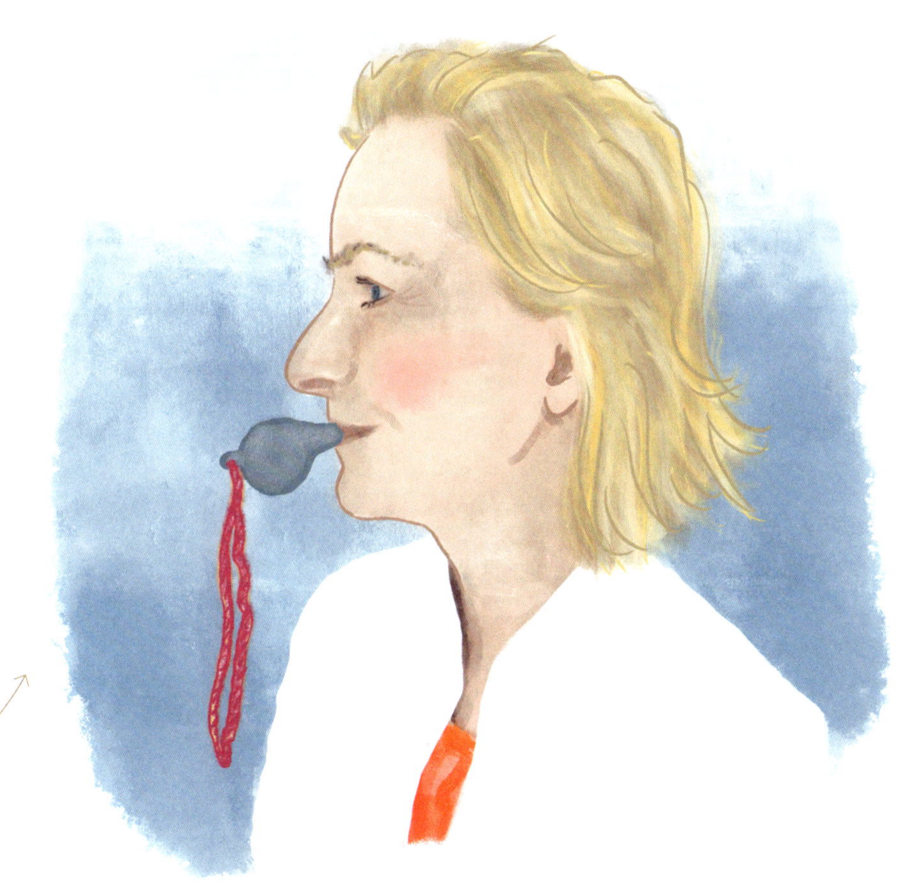

AFFIRMATION DES TAGES

„Ich kaue mich gesund."

BALLASTSTOFFE

Die besten Freunde Ihrer Verdauung

Warum Sie sich täglich als Gesund- und Energiemacher einen besonderen »Floh« nicht ins Ohr, sondern auf den Speiseplan setzen sollten.

Tag für Tag sammelt sich in Ihrem Darm alles, was Sie sich über Nahrung und Getränke bewusst oder gedankenlos »einverleiben«. Dabei kommt auch giftiger »Müll« aus minderwertigen Nahrungsmitteln zusammen. Damit sich Ihr Darm von diesem Abfall trennen kann, muss er gesäubert werden, fürsorglich! Dazu braucht es Ballaststoffe. Täglich! Ballaststoffe sind Naturfasern, die vor allem in den äußeren Randschichten von Pflanzen anzutreffen sind und mit dem Stuhl ausgeschieden werden.

Um den täglichen Verzehr von Ballaststoffen mühelos zu steigern, haben sich z. B. Akazienfasern und Flohsamenschalen bewährt. Flohsamenschalen? Der Name irritiert vielleicht. Mit Flöhen haben die Flohsamen und ihre wichtigen Schalen nur optisch etwas gemeinsam. Die Schale hat grandiose Quelleigenschaften (sie quillt bis um das 50-Fache auf) und gilt als exzellent verträglicher Ballaststoff auch bei Nahrungsmittelunverträglichkeiten. Wichtig: *Gemahlene* Flohsamenschalen sind deutlich wirksamer als ungemahlene, ganze Samen. Akazienfasern sind besonders gut verträglich und stärken die Darmbakterien, die die Darmschleimhaut pflegen.

Was bringt es?

- Ballaststoffe verbessern die Stuhlqualität und unterstützen den Verdauungsprozess.
- Sie »putzen« die Darmschleimhaut »glatt«, lösen Verstopfungen und Stuhlkrusten, die eine schlechte Darmflora und Störungen der Darmschleimhautbarriere begünstigen.
- Sie wirken präbiotisch, sind also das perfekte Futter für die gesund und schlank machenden Darmbakterien und stärken die Immuntruppen für die Infektabwehr.
- Sie sättigen und fördern so gesundes Abnehmen und Schlanksein.
- Sie unterstützen die Fettverdauung und bringen den Cholesterinspiegel in Balance.
- Sie sorgen für einen stabilen Blutzuckerspiegel und beugen Leistungstiefs vor.
- Sie reduzieren als beste Freunde Ihrer Gesundheit das Risiko für metabolische Krankheiten (z. B. Diabetes Typ 2) und Krebs.[15]

→ **Hilft besonders gut bei Herz-Kreislauf-Krankheiten, Übergewicht, Verdauungsbeschwerden, Dysbiose, Autoimmun- und entzündlichen Krankheiten.**

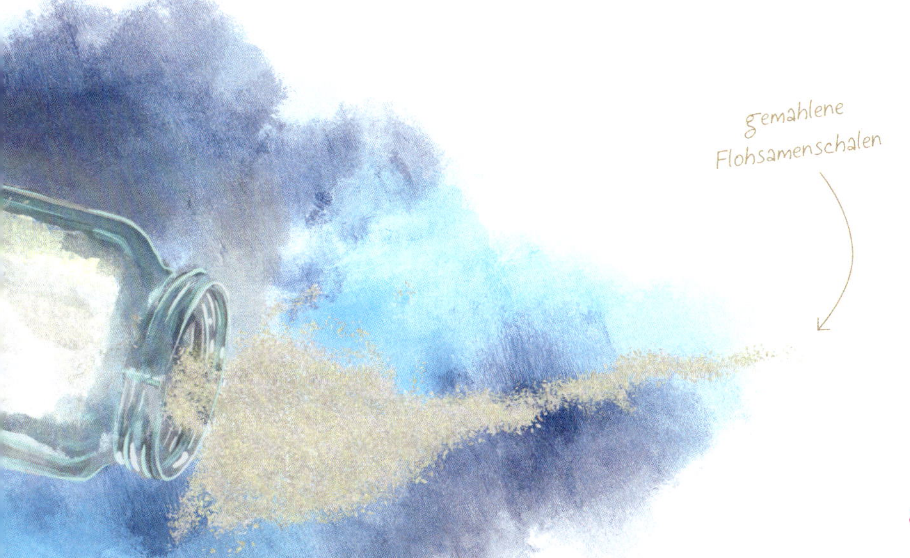

Los geht's!

Zutaten 2 Teelöffel Akazienfasern oder Bioflohsamenschalen, gemahlen, und zwei Gläser Wasser (je ca. 200 bis 250 Milliliter).

- Geben Sie die Flohsamenschalen in ein Glas Wasser und rühren Sie um.
- Lassen Sie die Mischung etwa 5 Minuten quellen.
- Trinken Sie zügig.
- Trinken Sie das zweite Glas Wasser im Anschluss pur direkt hinterher.

Wichtig Bei erhöhter Ballaststoffzufuhr müssen Sie noch mehr als sonst auf eine ausreichende Trinkmenge am Tag achten.

Tipp Flohsamenschalen und Akazienfasern haben wenig Eigengeschmack. Wenn Ihnen der Flohsamendrink aber nicht schmeckt, rühren Sie optional die Ballaststoffe in ein Frühstück (siehe Tipp 11, S. 56), einen grünen Smoothie oder eine andere Mahlzeit ein. Fantasie kennt keine Grenzen. Achten Sie auf Bioqualität.

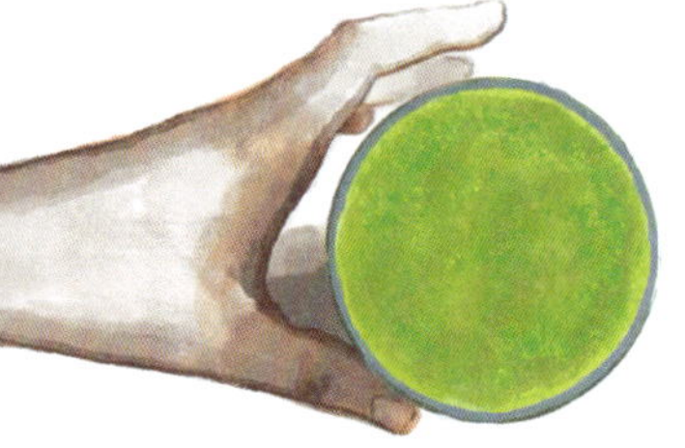

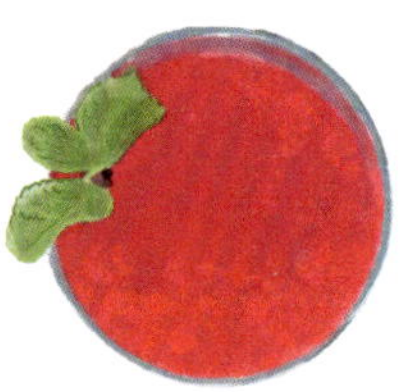

Wussten Sie schon?

Gesunde Ballaststoffquellen sind frisches Obst (vor allem Beeren, Äpfel, Birnen, Passionsfrucht, Trockenobst), Salate und Gemüse (Karotten, Fenchel, Kohl in allen Varianten, Kürbis, Pastinake, Artischocke, Spinat etc.), Zwiebeln, Nüsse (Wal-, Pekan-, Hasel-, Macadamianüsse), Kerne (Pinien-, Sonnenblumen-, Cashewkerne etc.) und Hülsenfrüchte. Als wahre Ballaststoffhelden gelten Samen wie Chia- und Leinsamen und sogar Gewürze, wie etwa Ceylonzimt, Curry, Rosmarin, Oregano und rohes Kakaopulver.

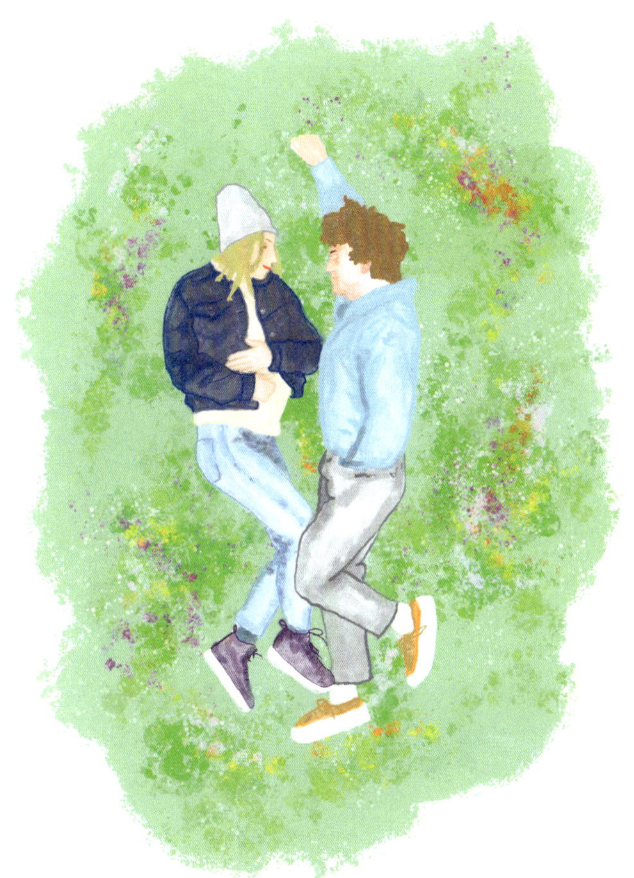

AFFIRMATION DES TAGES

„Ich schätze Ballaststoffe, die Freunde der Verdauung, und stärke meine Darmbakterien damit Tag für Tag."

DIE **BAUCHMASSAGE**

Wellness für Ihre Körpermitte

Wie Sie durch einfache, sanfte Stimulation der Bauchregion nicht nur Ihre Verdauung, sondern auch Ihr Wohlbefinden vollständig aufmöbeln.

Die Bauchmassage ist ein exzellentes Instrument, um Ihre Verdauung anzuregen. Seit Jahren setze ich sie mit Erfolg bei vielen Patienten ein. Im Gegensatz zu Herz und Lunge sind die Bauchorgane nicht durch die »Ritterrüstung« eines knöchernen Brustkorbs abgeschirmt und können deshalb über eine manuelle Stimulation direkt positiv beeinflusst werden.

Was bringt es?

- Eine Bauchmassage fördert die Durchblutung und den Lymphabfluss im Bauchraum.
- Sie sorgt für eine optimale Nährstoff- und Sauerstoffversorgung der Bauchorgane (Magen, Leber, Gallenblase, Dünndarm, Dickdarm, Bauchspeicheldrüse, Milz und Unterleibsorgane).
- Sie stimuliert den gesamten Verdauungsprozess, indem sie die Produktion der Verdauungssekrete und die Darmmuskulatur anregt.
- Sie lindert Reizdarmbeschwerden, Blähungen, Durchfall, Verstopfung und Hämorrhoiden.
- Sie reduziert Stresssymptome, Anspannung und Nervosität.
- Sie lindert Menstruationsbeschwerden.
- Sie ist Selbstfürsorge und wirkt stark entspannend.

→ **Hilft besonders gut bei Angst, Ärger, Depression, Immunschwäche, Mastzellaktivierungssyndrom, Fettleber.**

Los geht's!

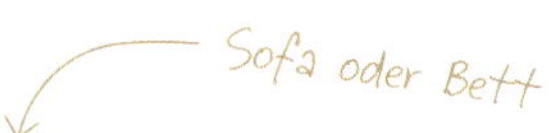

- Wählen Sie einen ruhigen Platz zum Hinlegen.
- Entspannen Sie sich. Atmen Sie bewusst einige Sekunden in den Bauch.
- Wählen Sie eine Druckstärke, die Ihnen angenehm ist, und streichen Sie kreisförmig zunächst mit beiden Händen ca. 10-mal über die Bauchdecke.
- Legen Sie nun die linke Hand in die Bauchmitte knapp unter dem Rippenbogen und streichen Sie ca. 10-mal sanft nach unten bis zum Nabel, wechseln Sie dann zur rechten Hand.
- Legen Sie beide Hände flach auf Ihren Bauch (Daumen jeweils neben dem Nabel) und packen Sie mit den Fingern leicht zu, so halten Sie das »Dünndarmpaket« in Ihren Händen. Atmen Sie tief in den Bauch und halten Sie mit den Händen und sanftem Druck gegen die Atmung.
- Lassen Sie die Daumen auf Nabelhöhe und streichen Sie ca. 10-mal mit stärkerem Druck mit den anderen Fingern nach oben in Richtung Nabel.
- Legen Sie zum Schluss die rechte Hand oberhalb des Bauchnabels ab und streichen Sie dann im Uhrzeigersinn über den gesamten Bauch. Wechseln Sie zur linken Hand und wiederholen Sie die Übung in entgegengesetzter Richtung.

Geben Sie sich für die einzelnen Schritte etwa 1 Minute Zeit.

AFFIRMATION DES TAGES

„Ich sorge für meine Bauchorgane."

ES LEBE **DIE HOCKE**

Vom richtigen Abgang

Warum das Hocken die einzig natürliche Art ist, auf die Toilette zu gehen, und wie das auf faszinierende Weise Ihre Gesundheit beflügelt.

Thronen oder hocken Sie? Über den Gang zur Toilette oder den »Abgang« des Stuhls zu sprechen ist für viele Menschen mit einem Tabu belegt. Umso wichtiger, das Thema hier aufzugreifen, denn: Thronen ist schädlich. Ihr Körper ist nicht dazu geschaffen, auf der Toilette zu sitzen, sondern eher dafür, sich in eine Wiese zu hocken. Studien zeigen: Mit der Zunahme des sitzenden Toilettenverhaltens stieg die Häufigkeit von Verdauungsproblemen und Zivilisationskrankheiten dramatisch. Menschen in Kulturen, die hocken, statt zu thronen, wie z. B. in asiatischen Ländern, leiden bis zu 90 Prozent seltener an Hämorrhoiden und Verstopfung. Und nicht nur das: Hocken ist ein echter Gesundheitsbringer!

WAS BRINGT ES?

- Beim Stuhlgang zu hocken, verbessert die gesunde Darmpassage: Das Hocken beschleunigt die ganze Angelegenheit, es »flutscht« besser.
- Es wirkt vorbeugend gegen und lindernd bei Verstopfung, Hämorrhoiden, Divertikel (lokale Ausstülpungen der Darmschleimhaut) und Reizdarm.
- Es stärkt das gesunde Mikrobiom, d. h. gesund und schlank machende Darmbakterien.
- Es senkt das Herzinfarktrisiko für gefährdete Menschen durch Minderung des starken Pressdrucks beim Stuhlgang.

→ **Hilft vorbeugend gut gegen chronisch-entzündliche Darmkrankheiten, Dickdarm- und Prostatakrebs.**

Los geht's!

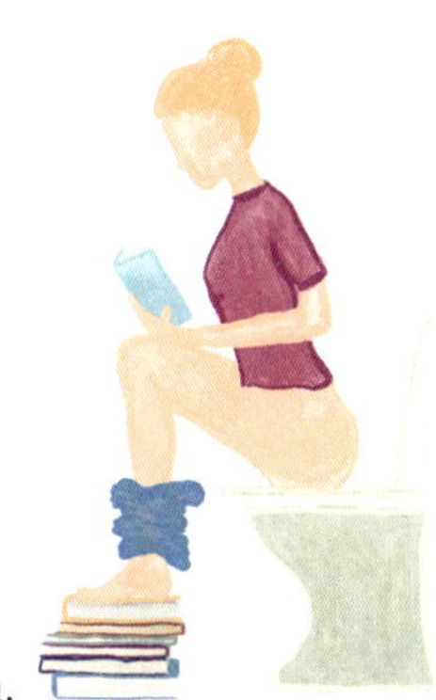

Zutaten Ein kleiner Hocker (Fußschemel), alternativ ein Stapel dicker Bücher.

- Stellen Sie den Hocker beim Stuhlgang unter die Füße.
- Drücken Sie sanft mit den Oberschenkeln gegen die Bauchwand. Dies beschleunigt die Darmpassage des Stuhls. Das ist so ähnlich, wie wenn Sie Zahnpasta durch den Druck zwischen Daumen und Zeigefinger aus der Tube quetschen.

Das Hocktraining empfiehlt sich für jeden Menschen, in jedem Alter. Apropos: Kleinkinder, die sich aufs »Töpfchen« hocken, fördern die natürliche Biomechanik der Darmpassage.

Zum Abgang noch ein Tipp Achten Sie darauf, vor dem Spülen den Toilettendeckel zu schließen. Das verhindert nämlich, dass sich eine riesige Wolke aus mit Stuhlkeimen gespickten Abwassertröpfchen auf Ihren Badutensilien abregnet.

Übrigens
Die klassischen Sitz- und Spültoiletten sind historisch gesehen ein junges Phänomen. Das erste Wasserklosett wurde im Jahr 1596 in England installiert, auch Königin Elizabeth I. fand Gefallen daran. Wirkliche Beachtung schenkte man ihm jedoch nicht. Erst fast 200 Jahre später stellte ein Uhrmacher aus Schottland, Alexander Cumming, ein Urururmodell unserer heutigen Toiletten vor und bahnte dem Klosett den Weg.

AFFIRMATION DES TAGES

„Ich hocke mich gesund."

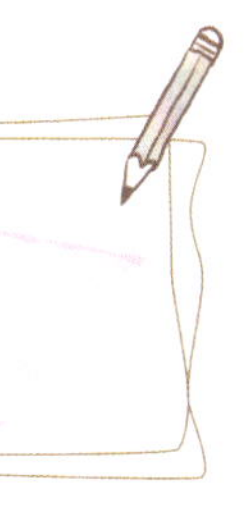

MEINE **BILANZ**

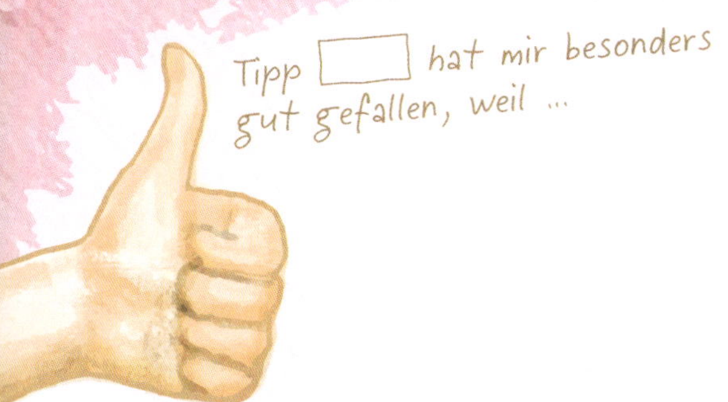

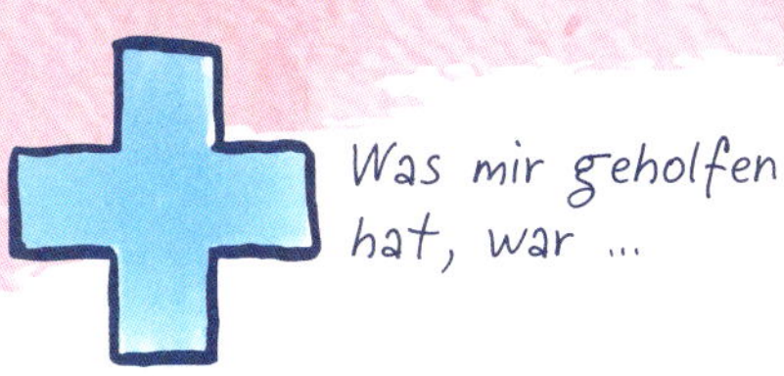

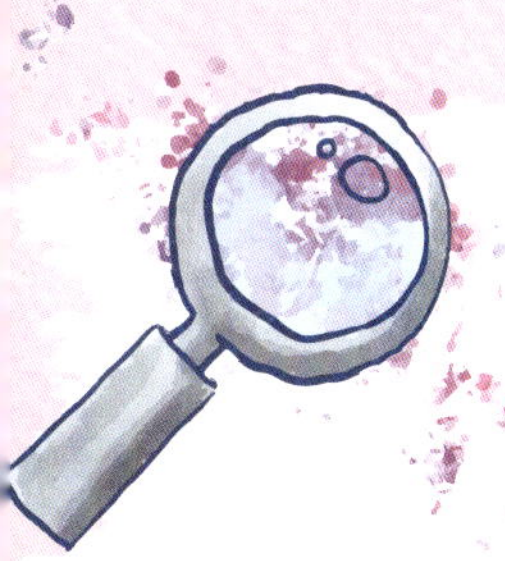

Nach diesem Kapitel fühle ich mich …

MEINE AFFIRMATION

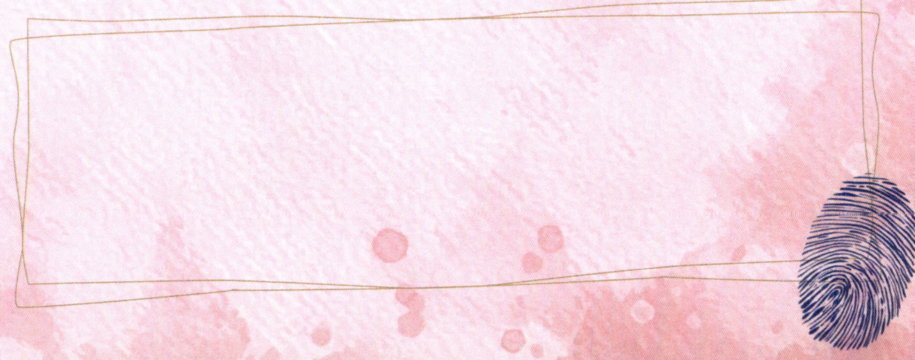

BITTERSTOFFE: DIE PERFEKTEN VERDAUUNGSHELFER UND ENERGIEBRINGER

»Was bitter dem Mund, ist dem Magen gesund.«

Schon im Mittelalter schätzte Hildegard von Bingen (1098–1179) die Kraft der »bitteren Medizin« aus Lebensmitteln. Inzwischen hat man in Züchtungen den Bitterstoffgehalt vieler Gemüsesorten reduziert. So verschwinden Bitterstoffe aus Ihren Tassen und von Ihren Tellern. Wie schade! Denn es entgehen Ihnen Heilsubstanzen, die in der modernen Präventivmedizin eine elementare Rolle spielen. Zeit, die Bitterstoffe neu zu entdecken.

Bitterstoffe[16]

- stimulieren die Verdauung, stärken Leber- und Gallenfunktion, Magen und Bauchspeicheldrüse und fördern die Bildung von Verdauungssäften und Enzymen,
- lindern Blähungen, Bauchschmerzen, Sodbrennen (Reflux) und bringen einen trägen Darm in Schwung,
- wirken präbiotisch, das heißt als »Dünger« für die Darmflora, die sie positiv (auch in Bezug auf die Gewichtsreduktion) beeinflussen,
- unterstützen das darmassoziierte Immunsystem und verbessern die Infektabwehr,
- stoppen wirkungsvoll Heißhungerattacken und mindern das Verlangen nach Süßigkeiten,
- beflügeln die körpereigene Entgiftung über die Stärkung der Leberfunktion,
- regulieren den Cholesterinspiegel.

Bittere Helden

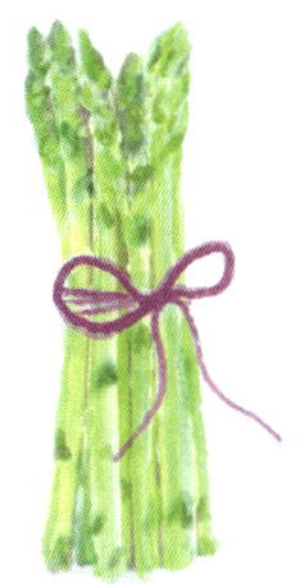

- **Gemüse, Salate und Obst**
  Artischocken, Bittergurke, Chicorée, Endivie, Fenchel, Granatapfel, Grapefruit, Grünkohl, Löwenzahn, Olive, Pampelmuse, Quitte, Rauke, Rhabarber, Rosenkohl, Rotkohl, Rucola, Schwarzkohl, Spargel, Spitzkohl, Stachelbeere, Weißkohl.

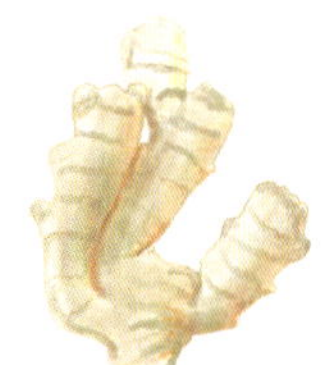

- **Kräuter und Gewürze**
  Beifuß, Brunnenkresse, Ceylonzimt, Engelwurz, Enzian, Estragon, Galgant[17], Gewürznelke, Grüner Tee, Ingwer, Kardamom, Koriander, Kümmel, Kurkuma, Lavendel, Lorbeer, Melisse, Oregano, Petersilie, Pfeffer, Pfefferminze, Piment, Rosmarin, Safran, Salbei, Schafgarbe, Schwarzkümmel, Senfkörner, Tausendgüldenkraut, Teufelskrallenkraut, Thymian, Wermut.

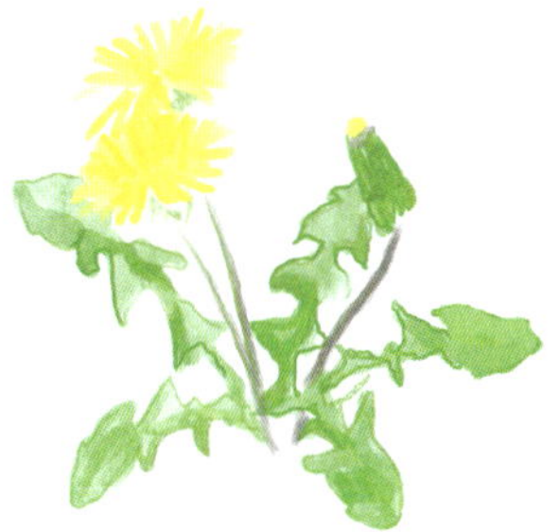

Tipp Tasten Sie sich vor und steigen Sie sanft ein, etwa mit einer »Teeparty«: Löwenzahn-, Pfefferminz-, Ingwer- oder Grüntee sind fix zubereitet. Erhältlich sind Bitterstoffe auch als Spray, Tropfen oder Pulver in der Apotheke und Drogerie sowie übers Internet. Mehrmals am Tag vor den Mahlzeiten oder bei Heißhunger einnehmen. Bei der Auswahl sollten Sie darauf achten, dass keine Zusätze von Alkohol, künstlichen Aromen und Konservierungsstoffen enthalten sind.

Rezeptvorschlag
Doc Fleck's Bitter Supreme
S. 236

BEWEGUNG

Bringen Sie sich endlich auf Trab

Warum schweißtreibender und anstrengender Sport kein Muss ist, um vital durchs Leben zu gehen, und wie Sie selbst als extremer Sportmuffel Spaß an täglicher Bewegung finden.

Es gibt ein »Wundermittel«, das Körper, Geist und Seele ausbalanciert – und es heißt, Sie ahnen es: B-E-W-E-G-U-N-G. Ich schreibe und spreche lieber von Bewegung als von Sport, denn S-P-O-R-T klingt für viele Menschen nach Schweißperlen, Quälerei und freudlosem Gekeuche und weckt oft ein Das-kriege-ich-eh-nicht-hin-Gefühl. Niemand zweifelt an der Tatsache, dass körperliche Aktivität entscheidend für die Gesundheit und das Energielevel ist, und dennoch hört man nicht selten: »Ja, ich weiß schon, aber …« Wir reden uns raus und merken nicht, dass wir unsere Vitalität verspielen. Später wundern wir uns, dass uns die Gesundheit im Alter entgleitet.

Wir rosten, wenn wir rasten. Deswegen will dieses Kapitel den Schalter auch bei Ihnen umlegen, falls noch nicht geschehen. Denn: Bewegung ist

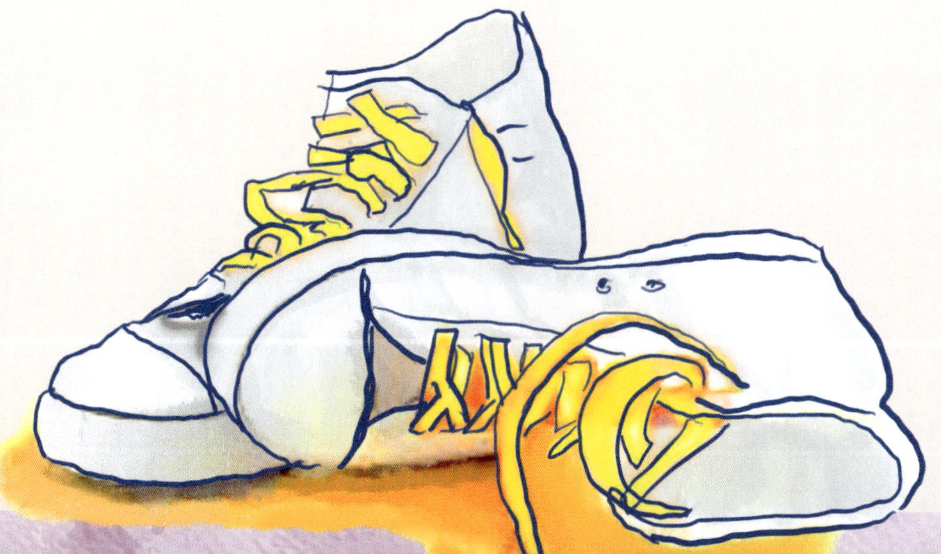

Vorsorge und Heilmittel zugleich. Sie reduziert krank machende Entzündungsreaktionen, verhindert Knochen- und Muskelschwund, stimuliert die körpereigene Entgiftung, stärkt das Darmmilieu und die Immunabwehr, steigert die Schlafqualität, mindert Stresssymptome und fördert die Merkfähigkeit. Schon nach *einer* Bewegungseinheit verbessert sich Ihre Hirnfunktion, nach einer Woche erhöht sich Ihr Energielevel und nach vier Wochen vergrößert sich Ihre Muskelmasse. Und: Mit jeder noch so winzigen Bewegung kurbeln Sie die Ausschüttung von Endorphinen (Glückshormonen) an. Not bad!

WAS SIE FÜR DIE NÄCHSTEN TAGE BRAUCHEN

- ☐ Eine Prise Aufbruchstimmung.
- ☐ Kindliche Neugier.
- ☐ Ein Buch.
- ☐ Bequeme Kleidung und Schuhe.
- ☐ Ggf. eine Yoga- oder Fitnessmatte.
- ☐ Einen Tisch.

Unnötig sind: Durchhalteparolen, Schweißbänder und eine aufwendige, kostenintensive Ausstattung.

AFFIRMATION DER WOCHE

„Ich komme Tag für Tag mehr und mehr in Bewegung."

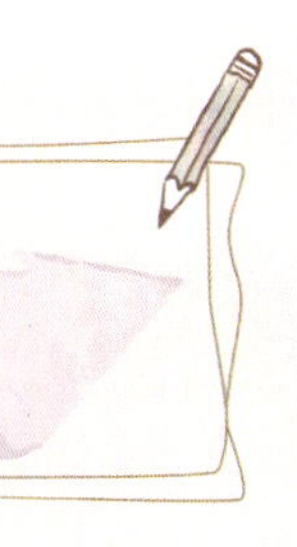

DIE **BEWEGUNGS-ANALYSE** NACH DER **DOC-FLECK-METHODE**[18]

Ihr momentaner Standpunkt

Warum sich viele Menschen erst dann mehr bewegen, wenn sie gesundheitlich an Problemen zu knabbern haben, und was eine ehrliche Analyse des eigenen Verhaltens bewirken kann.

Viele Menschen haben ein negatives Bild von Bewegung: »Ich hatte noch nie Freude an Sport.« Bewegung bedeutet jedoch nicht zwangsläufig Muskelkater oder eintöniges Strampeln auf einem Hometrainer. In Bewegung zu kommen funktioniert auch in kleinen Schritten, die leicht unterschätzt werden. Tun Sie daher ab heute einfach so, als seien Sie ein Mensch, der Spaß *an jeder Art* von Bewegung hat. Es lohnt sich, diesem Rat zu folgen und aktiv zu werden. Studien schlagen Alarm: Schon zwei Wochen ohne ausreichende Bewegung (vornehmlich Sitzen) erhöhen das Risiko für Herz-Kreislauf-Erkrankungen und Diabetes. Hand auf Herz und Sneaker: Wo stehen Sie gerade? Eine Bestandsaufnahme ist der erste Schritt in die richtige Richtung.

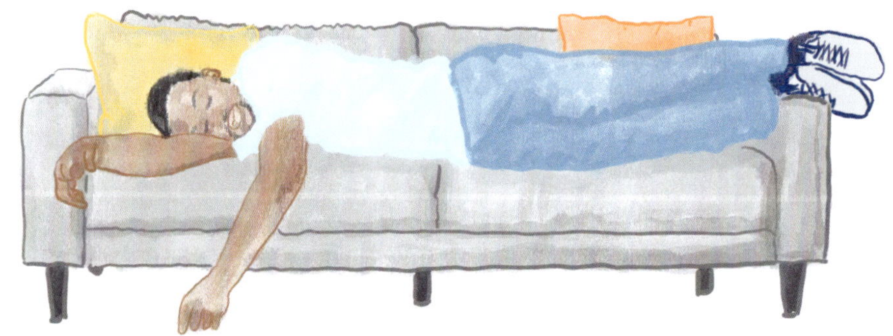

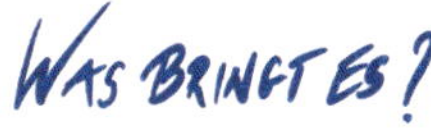

- Eine ehrliche Bewegungsanalyse hilft Ihnen, Ihre Chancen auf Bewegung im Alltag auszuloten und zu verfeinern.
- Sie fördert Selbstwahrnehmung und Selbstwirksamkeit und wirkt motivierend.

→ **Hilft besonders gut bei Herz-Kreislauf-Krankheiten, Übergewicht, Reizdarm, Arthrose, Depression.**

Los geht's!

Nehmen Sie sich 5 Minuten Zeit und notieren Sie Ihre wiederkehrenden Bewegungen. So bekommen Sie einen unverfälschten Überblick über Ihre tatsächliche Bewegungsroutine. Überlegen Sie, wie viele Minuten sie pro Tag in etwa einnimmt.

Wie kommen Sie zur Arbeit *(zu Fuß, mit Fahrrad, Auto, öffentlichen Verkehrsmitteln)*?

....

Das ergibt Minuten aktiver Bewegung pro Woche.

Bleibt während Ihrer Arbeit Zeit für Bewegung *(z. B. gehen)*? Wenn ja, wie viel?

....

Das ergibt Minuten aktiver Bewegung pro Woche.

Welche Inseln der Bewegung ergeben sich in Ihrem Haushalt *(z. B. Einkaufen, [Fenster-]Putzen, Staubsaugen, Kochen, Renovieren)***?**

Das ergibt Minuten aktiver Bewegung pro Woche.

Wie organisieren Sie Ihre Erledigungen und Ihre Freizeit *(z. B. Lebensmittel und andere Produkte einkaufen, Friseur-, Arzt-, Zahnarztbesuch, zum Osteopathen, Physiotherapeuten oder zur Bank, Post, ins Kino, Theater gehen)***?**

Das ergibt Minuten aktiver Bewegung pro Woche.

Wo gibt es außerdem aktive Momente in Ihrem Leben *(z. B. Hobby, Fitnessstudio, Joggen, Yoga, Tanzen, Schwimmen, Vereinsleben, Ehrenamt, Gartenarbeit, an Oldtimern schrauben, Ausmisten und Aufräumen, mit Kindern spielen, Spaziergänge im Wald oder die Treppe nutzen statt den Aufzug …)***?**

Das ergibt Minuten aktiver Bewegung pro Woche.

Zählen Sie nun die Minuten pro Woche zusammen.

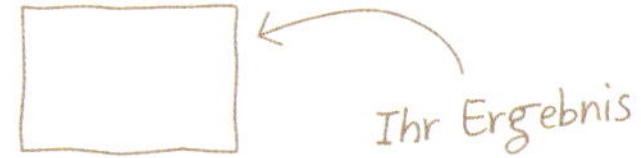

Auswertung Mehr als 200 Minuten Sport (Fitness) und 400 bis 500 Minuten Alltagsaktivität in der Woche sind förderlich für die Gesundheit. Statistisch liegen die meisten Menschen jedoch bei nur wenigen Minuten Bewegung pro Tag. Sie sind also, falls Sie nicht so gut abgeschnitten haben, absolut nicht allein. Kopf hoch! Und Füße vom Boden …

Welche Bewegung hat Ihnen als Kind Spaß gemacht *(z. B. schaukeln, Fußball, Hockey, Tennis, Karate, Schwimmen, Mannschaftssport etc.)***? Überlegen Sie, wie, wo und wann Sie diese Form von Bewegung wieder aktivieren können.**

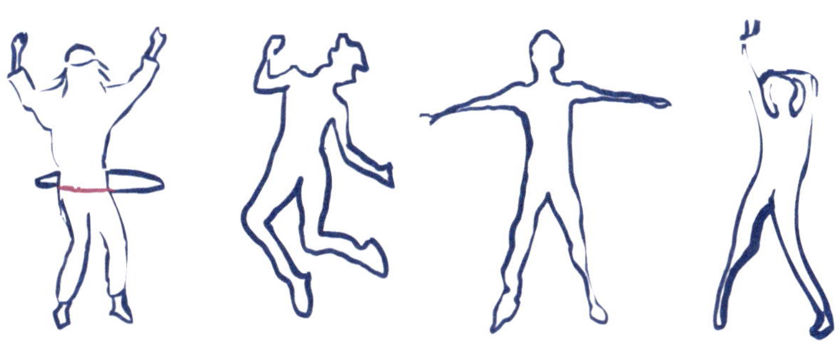

AFFIRMATION DES TAGES

„Ich nutze jede Chance zur Bewegung in meinem Alltag."

DIE KLEINE **BETT-GYMNASTIK**

Der frühe Vogel fängt den Wurm

Wie Sie bereits gleich nach dem Aufwachen in Bewegung kommen – und dazu noch nicht einmal aus dem Bett aufstehen müssen.

Viele Menschen fühlen sich am Morgen oft lustlos, träge und steif. Einige Dehnübungen aus dem Yoga direkt nach dem Aufwachen schenken Ihnen nicht nur neuen Schwung, sondern stimulieren Ihren gesamten Organismus: Die »verschlafenen« Gliedmaßen werden liebevoll geweckt, die Stoffwechselarbeit und der entgiftende Lymphfluss werden angeregt. Und noch ein schöner Nebeneffekt: Ihr Kreislauf kommt auf Touren. Besonders für ältere Menschen ist die Bettgymnastik eine sanfte Methode, um Muskulatur aufzubauen und die Beweglichkeit zu erhalten.

Was bringt es?

- Bett-Gymnastik verscheucht die Müdigkeit und regt Kreislauf, Verdauung und Lymphfluss an.
- Sie kräftigt Schultergürtel, Wirbelsäule, Arme und Beine.
- Sie lindert durch Stress ausgelöste Symptome und Schmerzen.

→ **Hilft besonders gut bei Rückenschmerzen, Osteoporose, Fibromyalgie, Wechseljahrbeschwerden.**

Los geht's!

Nach dem Aufwachen schieben Sie Ihr Bettzeug einfach zur Seite und legen los. Natürlich können Sie sich auch auf einer Matte oder Decke auf dem Boden ausstrecken. Starten Sie heute mit zwei bis drei Übungen, die Ihnen am verlockendsten erscheinen, oder machen Sie gleich alle fünf. Wie es für Sie am besten passt.

Vierfüßlerstand mit Katzenbuckel

Kissen beiseiteschieben und auf alle viere gehen, d. h. auf Hände und Knie. Knie hüftbreit auseinander, Handflächen unter den Schultern halten (Finger nach vorne). Strecken Sie den Rücken genüsslich wie einen Katzenbuckel nach oben und wieder zurück. Ca. 10-mal wiederholen.

»Fahrradfahren« im Bett

Legen Sie sich auf den Rücken, fahren Sie locker mit den Beinen »Fahrrad« im Bett, ca. eine Minute lang. Wenn Sie möchten, können Sie dasselbe auch mit den Händen machen.

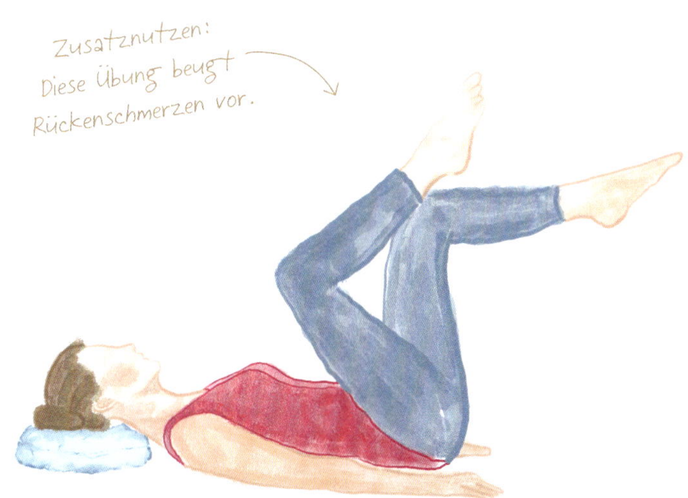

Ganzkörper-Stretch

Legen Sie sich auf den Rücken und strecken Sie die Arme über dem Kopf nach hinten. Spüren Sie die Dehnung von den Fingerspitzen bis in die Zehen. Ziehen Sie die Knie zur Brust, als wollten Sie die Beine umarmen. Genießen Sie den Moment der Ruhe, bevor Sie aufstehen. Formulieren Sie eine Affirmation, die eine Absicht für Ihren Tag ausdrückt.

Das Krokodil (»Makarasana«)

Noch auf dem Rücken liegend stellen Sie die Füße auf und lassen beide Knie nach links fallen. Der untere Rücken sollte dabei auf dem Bett liegen bleiben. Die Arme auf Höhe der Schultern ausstrecken, Handflächen zeigen nach oben, der Blick ist nach rechts gerichtet. Dehnung und Atem genießen und dann langsam wechseln: Beine aufrichten, kurz innehalten und dann Knie nach rechts fallen lassen, Kopf nach links drehen etc.

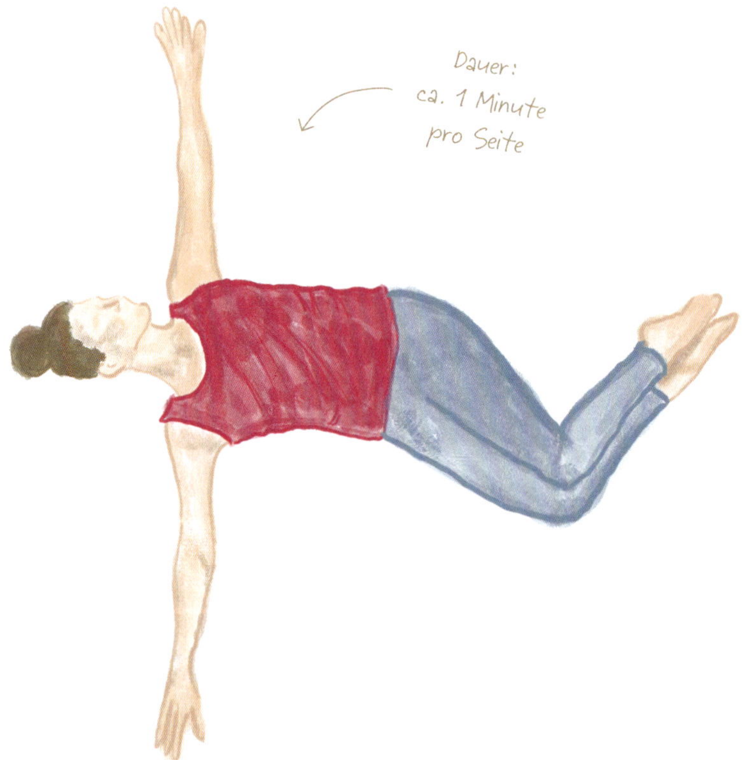

Kindhaltung (»Balasana«)

Knien Sie auf dem Boden und setzen Sie sich auf die Fersen, dabei berühren sich die großen Zehen. Ihre Knie stehen etwa auf Hüftbreite auseinander. Dann den Oberkörper nach vorne beugen, bis der Bauch auf den Oberschenkeln aufliegt und die Stirn den Boden berührt. Arme nach vorn strecken und dehnen. Hände locker auf den Boden legen, Schultern sinken nach unten (Schulterblätter »auseinanderfallen« lassen). Augen schließen, regelmäßig atmen und eine leichte Dehnung spüren.

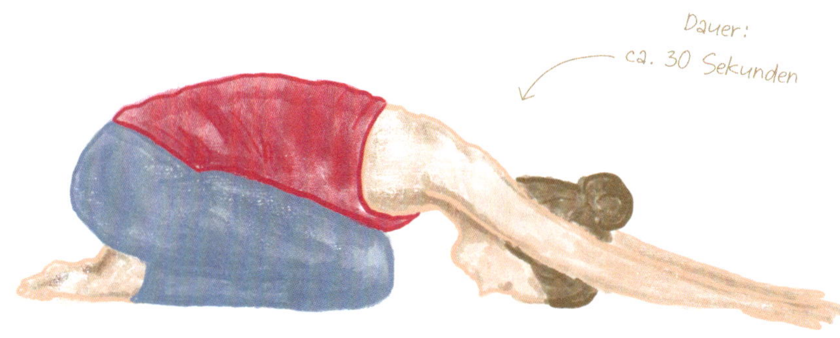

AFFIRMATION DES TAGES

„Carpe diem!
Ich pflücke jeden neuen Tag – und bewege mich."

DAS GANZKÖRPER-WORKOUT[19]

Ihre neue Fitnessformel

Wie Sie mit konkreten Übungen Ihre Gesundheit pushen und warum es nicht kompliziert und überfordernd sein muss, in die Gänge zu kommen.

Das Workout, das ich Ihnen heute ans Herz lege, macht nicht nur Spaß, es verbessert Ihre Vitalität schon in kürzester Zeit. Meine Patientinnen und Patienten, egal ob sie zwanzig oder achtzig Jahre alt sind, praktizieren diese einfachen Übungen – so, wie es individuell für sie machbar ist. Die Erfolge sind beeindruckend.

Die hier für Sie zusammengestellten Übungen sind fein aufeinander abgestimmt und haben das Potenzial, Ihr Fitnesslevel zu revolutionieren. Unterschätzen Sie nicht, was Sie bereits mit wenigen Ganzkörperübungen erreichen können. Überzeugen Sie sich selbst von der Macht der kleinen Veränderungen!

WAS BRINGT ES?

- Das Ganzkörper-Workout stärkt und erhält Muskelfunktion, Kondition und Selbstwert und erhöht das Energielevel.
- Es reduziert Gelenk- und Muskelschmerzen sowie Verspannungen.

→ **Hilft gut bei Herz-Kreislauf-Krankheiten, Kopf- und Rückenschmerzen, Reizdarm, Osteoporose, Arthrose.**

Los geht's!

Lassen auch Sie sich von den Übungen und ihren positiven Effekten anstecken. Picken Sie sich wieder die drei für Sie spannendsten heraus oder absolvieren Sie das komplette Workout (je nach Zeitbudget).

Hampelmann

Ausgangsposition: Oberkörper aufrecht, lockerer Stand, Füße hüftbreit. In eine kleine Grätsche springen, Knie dabei leicht beugen. Gleichzeitig die Arme seitlich nach oben strecken, die Hände berühren sich über dem Kopf. Danach zurück in die Ausgangsposition. Das Körpergewicht bleibt auf den Fußballen. 10- bis 15-mal wiederholen.

Kniebeugen

Hüftbreiter Stand, Arme nach vorn ausstrecken, Handflächen nach unten, Knie langsam beugen, Po nach hinten strecken, so, als ob Sie sich setzen wollten, und wieder in die Ausgangsposition. Die Knie sollten nicht nach vorn über die Füße hinausgehen. Zur Stärkung der Armmuskulatur können Sie Wasserflaschen als Gewichte nutzen. 10- bis 15-mal wiederholen.

Ausfallschritte (»Lunges«), mit oder ohne Buch

Mit geschlossenen Beinen hinstellen. Mit einem Bein in einen großen Ausfallschritt nach vorn gehen, Oberkörper bleibt gerade. Beine beugen, bis der vordere Oberschenkel parallel zum Boden ist. Körpergewicht bleibt auf beide Beine gleichmäßig verteilt. Geübte können die Intensität mit Gewichten steigern, z. B. ein großes Buch mit gestreckten Armen über den Kopf halten. 10- bis 15-mal wiederholen.

Laufen auf der Stelle

Laufen Sie auf der Stelle, ziehen Sie dabei die Knie so weit wie möglich nach oben und nehmen Sie die Arme mit.

Tipp Steigern Sie die Frequenz, um die Belastung zu erhöhen.

Dauer: ca. 1 Minute

Bergsteiger

Stützen Sie sich in Liegestützposition mit gestreckten Armen auf die Hände, strecken Sie die Beine nach hinten und drücken Sie die Zehenspitzen in den Boden. Die Schultern sind über den Händen. Halten Sie den Rücken mit Ihren Rumpfmuskeln gerade. Beugen Sie ein Knie und ziehen Sie es zur Brust, dann wieder Bein strecken und Übung mit anderem Bein wiederholen. Insgesamt 10- bis 15-mal. Diese anspruchsvolle Übung eignet sich auch perfekt als Basis für ein Intervalltraining (siehe Tipp 22).

Liegestütze (am Tisch)

Ob mit Tisch oder ohne, im Homeoffice oder nicht: Liegestütze sind perfekt. Denn beim Liegestütz werden alle großen Muskelgruppen des Körpers gestärkt (Arme, Schultergürtel, Brust, Bauch, Rücken, Gesäß und Beine).

Stellen Sie sich vor einen Tisch und stützen Sie sich mit den Armen ab. Arme langsam beugen, bis Unter- und Oberarm einen Winkel von 90 Grad bilden. Dann wieder vom Tisch wegdrücken, die Arme aber nicht ganz durchdrücken. Wichtig: Rücken gerade halten und Schulterblätter Richtung Wirbelsäule schieben. 10- bis 15-mal wiederholen.

Unterarmstütz (»Planks«)

Unterarme liegen auf dem Boden, Schultern sind über den Ellbogen, Beine sind gestreckt. Stützen Sie sich nun mit den Unterarmen und den Zehenspitzen ab. Der Körper bildet eine gerade Linie über Kopf, Nacken, Wirbelsäule, Becken, Po und Beinen. Kopf nicht hängen lassen, gilt hier besonders! 10 bis 15 Sekunden lang die Übung halten und mindestens einmal wiederholen.

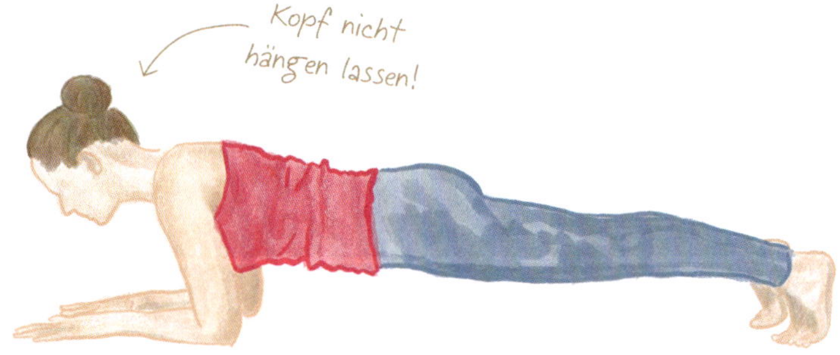

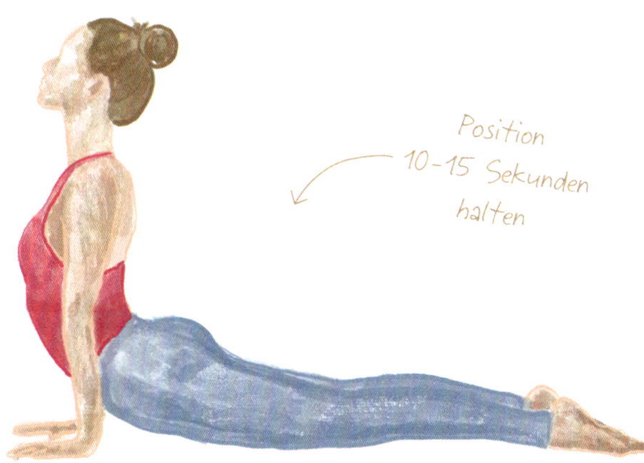

Kobra

Zunächst in Liegestützposition gehen, Hände auf Höhe der Schultern, Zehen fest in den Boden drücken. Kopf anheben und mit einer tiefen Einatmung den Oberkörper Wirbel für Wirbel aufrichten, die Schulterblätter zusammenziehen. Der Kopf bleibt als Verlängerung der Wirbelsäule mit Blick nach vorne-unten gerichtet.

Beenden Sie jedes Workout mit einem kurzen Dehnen und Strecken.

AFFIRMATION DES TAGES

„Ich fühle mich kraftvoll und präsent."

DAS HOCHINTENSIVE **INTERVALLTRAINING**

Legen Sie noch einen Zahn zu!

Warum es sich lohnt, ab und zu bei der Bewegung eine Schippe draufzulegen, und wie ein Intervalltraining die körperliche Fitness verbessert und als Anti-Aging-Mittel wirkt.

Niemand verlangt von Ihnen körperliche Rekordleistungen, im Gegenteil. Allerdings zeigen Forschungen eindrucksvoll: Wer sich ab und zu ein kurzes Training mit hoher Intensität gönnt und gezielt auf den Wechsel zwischen maximaler Belastung und anschließender Entspannung setzt, verbessert nicht nur die Kondition, sondern verlängert auch seine Telomere, das sind »Schutzkappen« an den Enden unserer Chromosomen. Je länger die Telomere, desto langsamer altern wir.[20] Das Krafttraining hat sich in dieser Beziehung als wirkungslos abgemeldet. Daher kommt hier für alle, die funktionstüchtige Beine haben und keine gravierenden körperlichen Limits, die höhere Leistungsspitzen verbieten (z. B. schwere Herzprobleme, Krebs, Infektionskrankheiten), mein Lieblingsbewegungstipp: Hochintensives Intervalltraining (HIIT). HIIT ist der HIT!

Was bringt es?

- Hochintensives Intervalltraining sorgt für eine maximale Stoffwechselaktivierung, kurbelt Kalorien- und Fettverbrennung an. Studien demonstrieren eine deutliche Überlegenheit gegenüber monotonem, ödem Kardiotraining.
- Es pusht die körperliche Belastbarkeit und stabilisiert den Blutdruck.

→ **Hilft gut bei Übergewicht, Diabetes, Fettleber, Immunschwäche.**

Los geht's!

HIIT funktioniert ohne Geräte, aber auch auf dem Fahrrad oder auf Home- oder Crosstrainern. Auch in die Bergsteigerübung (siehe Tipp 21, S. 104) können Sie HIIT einbauen. Sie brauchen nur bequeme Kleidung und Schuhe.

Wichtig Falls Ihnen aus medizinischen Gründen von intensiver Bewegung abgeraten wurde, beraten Sie sich vorab mit Ihrem behandelnden Arzt.

- Dehnen Sie sich. Wärmen Sie sich dann etwa 30 bis 60 Sekunden auf (z. B. mit der Hampelmann- oder der Laufen-auf-der-Stelle-Übung, siehe Tipp 21, S. 103).
- Rennen, fahren oder strampeln Sie nun 30 bis 60 Sekunden mit höchster Intensität. Falls Sie draußen »hiiten«, suchen Sie sich möglichst eine gerade Strecke über etwa 150 Meter aus, z. B. auf einem Waldweg, einer kaum befahrenen Straße oder dem Trottoir. Eventuell markieren Sie Ihren Start- und Endpunkt.
- »Rien ne va plus« bzw. »Nichts-geht-mehr« ist Ihr Signal, die Entspannungsphase zu starten. Am Ziel angekommen, nehmen Sie das Tempo raus, schlendern Ihre »Rennstrecke« zurück und warten, bis Sie wieder komplett erholt sind.
- Wiederholen Sie diesen Zyklus 2- bis 3-mal. Mit der Zeit können Sie die Dauer und Häufigkeit der Intervalle steigern.

AFFIRMATION DES TAGES

„Ich lege ab jetzt einen Zahn bei der Bewegung zu."

DAS **ÜBERALL-TRAINING**

Die Welt als Fitnessstudio

Warum Sie sich überall auf der Welt bewegen und entspannen können und Sie stärker als Ihre Ausreden sind.

Es braucht nicht viel, um in Bewegung zu kommen, lediglich Ihre ENTSCHEIDUNG, aktiv zu werden. Nur zu oft unterschätzen wir die unendlichen Möglichkeiten, die sich uns im täglichen Leben dazu bieten. Studien belegen: Selbst Besuche im Fitnessstudio reichen nicht aus, um die enormen Gesundheitsrisiken, die mit Dauersitzen einhergehen, gänzlich zu verscheuchen. Deshalb sollten Sie die Mauer zwischen Bewegung und Alltag einreißen und Ihre direkte Umgebung als Fitnessstudio entdecken. Man kann diese Art, ins Schwitzen zu kommen, auch als »Undercover-« oder »Guerilla-Training« bezeichnen. Dieses faszinierende Überwindungsprogramm auch für hartgesottene Sportmuffel lege ich Ihnen heute ans Herz.

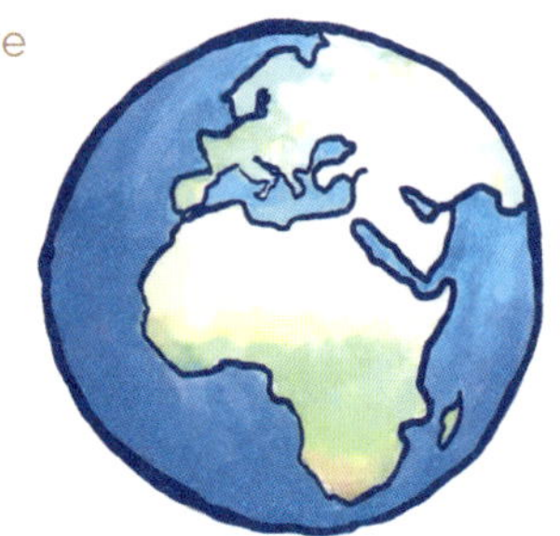

WAS BRINGT ES?

- Durch das Überall-Training kommen Sie ganz nebenbei spielerisch in Bewegung, ohne sich groß überwinden zu müssen.
- Es bewirkt ohne große Anstrengung gesundheitliche Effekte und bringt eine riesige Portion Spaß.

→ **Hilft besonders gut bei Rückenschmerzen, Arthrose, Herz-Kreislauf-Krankheiten, Übergewicht, Verdauungsschwäche, Krebs.**

Los geht's!

Heute mache ich es Ihnen einfach. Ich habe hier einige spannende Aktivitäten aufgelistet, mit denen Sie Ihr Leben mit Bewegung und Spaß würzen können. Kreuzen Sie Ihre »Lieblinge« an und nehmen Sie sich verbindlich vor, mindestens einen der Vorschläge ab heute, spätestens morgen täglich in die Tat umzusetzen.

And Action!

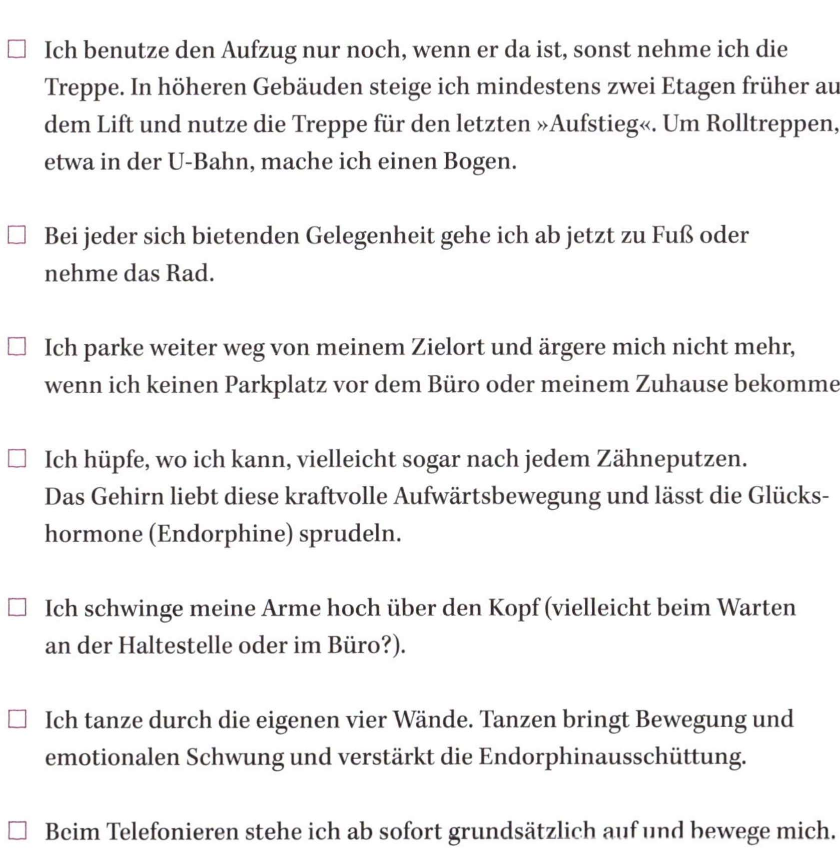

- ☐ **Ich benutze den Aufzug nur noch, wenn er da ist, sonst nehme ich die Treppe. In höheren Gebäuden steige ich mindestens zwei Etagen früher aus dem Lift und nutze die Treppe für den letzten »Aufstieg«. Um Rolltreppen, etwa in der U-Bahn, mache ich einen Bogen.**
- ☐ **Bei jeder sich bietenden Gelegenheit gehe ich ab jetzt zu Fuß oder nehme das Rad.**
- ☐ **Ich parke weiter weg von meinem Zielort und ärgere mich nicht mehr, wenn ich keinen Parkplatz vor dem Büro oder meinem Zuhause bekomme.**
- ☐ **Ich hüpfe, wo ich kann, vielleicht sogar nach jedem Zähneputzen. Das Gehirn liebt diese kraftvolle Aufwärtsbewegung und lässt die Glückshormone (Endorphine) sprudeln.**
- ☐ **Ich schwinge meine Arme hoch über den Kopf (vielleicht beim Warten an der Haltestelle oder im Büro?).**
- ☐ **Ich tanze durch die eigenen vier Wände. Tanzen bringt Bewegung und emotionalen Schwung und verstärkt die Endorphinausschüttung.**
- ☐ **Beim Telefonieren stehe ich ab sofort grundsätzlich auf und bewege mich.**

- ☐ **Wenn ich durch einen Türrahmen gehe, breite ich ab jetzt die Arme aus, um sie und den Schultergürtel zu dehnen.**

- ☐ **Ich zappele und schüttele mich öfter wie ein Hund oder Bär, der aus dem Wasser kommt und sein Fell bzw. seinen Pelz ausschüttelt. (Das wirkt entspannend! Siehe Tipp 36, S. 173.)**

- ☐ **Ich dehne meine Gliedmaßen und strecke und rekele mich wie eine Katze. Einen Katzenbuckel kann ich gleich nach dem Aufwachen noch im Bett machen.**

Tipp Einen kleinen Schönheitsfehler hat das Überall-Training: Es kann sein, dass Sie zu einem Meeting etwas verschwitzt erscheinen. Sie sollten zukünftig immer ein Deo dabeihaben.

Eigene Ideen:

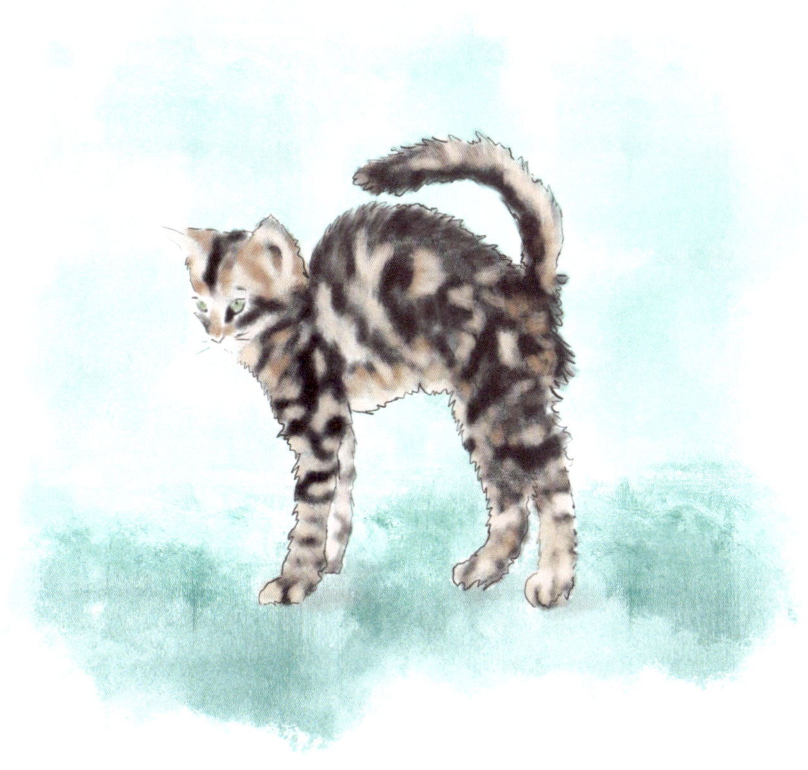

AFFIRMATION DES TAGES

„Ich bewege mich überall.
Die ganze Welt ist ab heute mein Fitnessstudio."

DAS **(HOME-)OFFICE**-TRAINING

Workout im Sitzen

Wie Sie sogar während des Sitzens aktiv sein können: egal ob am Schreibtisch, vor dem Fernseher, in Zug, Bus, Auto oder Flugzeug.

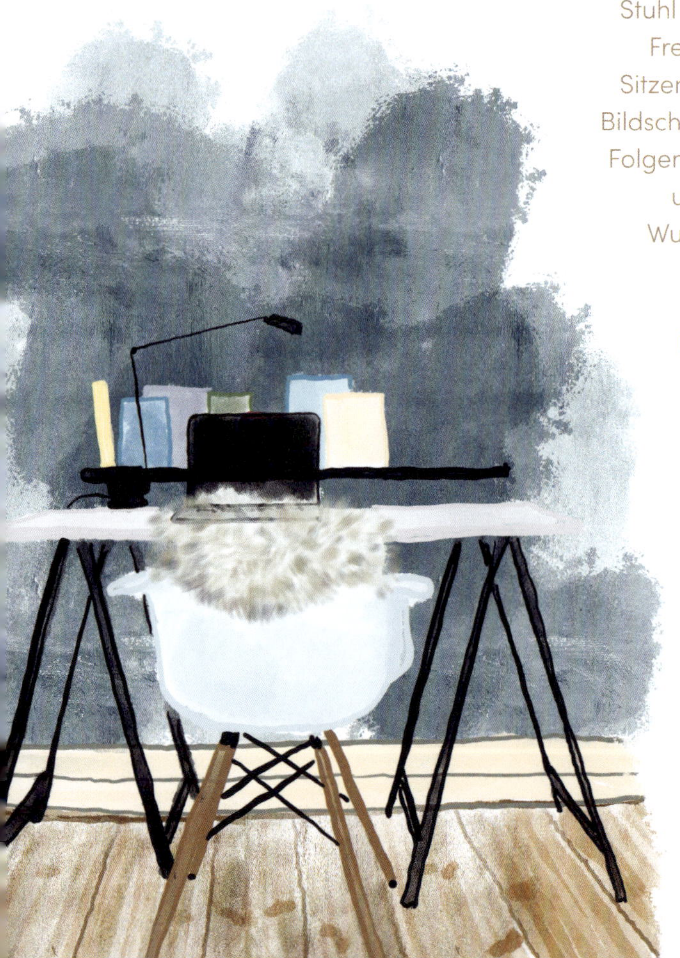

Stuhl und Po sind allerdickste Freunde. Dabei hat langes Sitzen auch ohne Starren auf Bildschirme ähnlich unheilvolle Folgen wie Rauchen, Fastfood und Blutdruckspitzen bei Wutanfällen: Es erhöht das Risiko für Herzinfarkt, Schlaganfall, Diabetes, Übergewicht und Krebs. Wir sitzen uns (halb) tot. Dabei helfen wenige aktive Minuten pro Tag, uns aufzupäppeln. Der Schreibtisch bleibt leider Tatort der meisten Dauersitz-Verbrechen. Starten Sie die Bewegung im Sitzen jetzt – ohne Hilfsmittel.

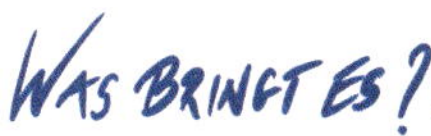

- Tägliches (Home-)Office-Training beugt Verspannungen im Schulter-Nacken-Bereich und Rückenschmerzen vor.
- Es fördert die Leistungsfähigkeit und Konzentration und steigert das Energielevel.
- Es ist kinderleicht und auch für Bewegungsmuffel geeignet.

→ **Hilft besonders gut bei Kopf- und Rückenschmerzen, Hämorrhoiden, Frustration, Konzentrationsmangel, Müdigkeit.**

Los geht's!

Wiederholen Sie die Übungen optimalerweise mehrmals am Tag und halten Sie sie jeweils für etwa 15 Sekunden.

Rücken strecken

Sitzen Sie gerade und lehnen sich fest an die Rückenlehne. Geben Sie sich selbst die Hände, strecken die Arme erst nach vorne aus, dann senkrecht in die Höhe. Strecken Sie sich weit nach hinten und verharren so für etwa 15 Sekunden.

Rücken dehnen

Im Sitzen langsam entspannt nach vorne beugen, bis der Oberkörper etwa auf den Oberschenkeln liegt. Kopf locker hängen lassen und Rücken rund machen. Etwa 15 Sekunden halten und bewusst atmen. Anschließend langsam aufrichten und Hände dabei auf den Oberschenkeln abstützen.

Nacken dehnen

Aufrichten, Schultern senken, Kopf langsam nach rechts neigen, Blick bleibt nach vorne gerichtet, Kinn leicht anheben. Mit der rechten Hand über den Kopf fassen und Nacken vorsichtig durch leichtes Ziehen dehnen. Position ca. 15 Sekunden halten, dann Dehnung lösen und Gegenseite dehnen.

Schultern lockern

Mit etwas Abstand zur Rückenlehne aufrecht hinsetzen. Fingerspitzen auf die Schultern legen (Handfläche nach unten), Ellbogen etwa auf Schulterhöhe vom Körper seitlich wegstrecken. Ellbogen nun langsam kreisen (kleine und große Kreise) mit Variationen: 15-mal nach vorne, 15-mal nach hinten kreisen, mal parallel, mal versetzt rudern.

Hüfte und Beine dehnen

Aufrecht in der Mitte der Sitzfläche sitzen, Beine hüftbreit auseinandergestellt. Dann rechten Fuß auf linkes Bein legen, mit Knöchel kurz vor dem Knie liegend. Legen Sie die rechte Hand auf Ihr rechtes Knie und drücken behutsam nach unten. Leicht Oberkörper nach vorne beugen, das verstärkt die Dehnung. Etwa 15 Sekunden halten, dann entspannen und mit der anderen Seite wiederholen.

Venenwippe

Mit geradem Rücken und geschlossenen Beinen auf die Stuhlvorderhälfte setzen. Ober- und Unterschenkel etwa im 90-Grad-Winkel halten, Zehen zeigen nach vorne. Dann beide Füße gleichzeitig auf die Zehenspitzen stellen und schnell wieder auf der Sohle absetzen. Etwa 15-mal wiederholen. Optimal wirkt diese Übung, wenn Sie sie ca. 3-mal pro Tag wiederholen.

Tipp Kreisen Sie während des Sitzens mit Ihren Füßen. Treten Sie ab und zu mal auf »Gas« und »Bremse«.

Übrigens

Die Beine lässig auf dem Tisch abzulegen ist weder höflich noch ästhetisch, aber gesund ist die Haltung für die Durchblutung der Beine. Achten Sie bei langem Sitzen darauf, dass die Knie nicht extrem angewinkelt sind, da so der Blutrückstrom behindert werden kann. Falls Sie damit nicht Ihre Chefs oder Lieben auf die Palme bringen und es machbar ist: Legen Sie Ihre Beine auch tagsüber öfter mal hoch. Es muss ja nicht die Schreibtischkante sein, ein Stuhl oder Sofa tut es auch. Nehmen Sie sich wenigstens abends Zeit, sich die Beine zu vertreten und sie anschließend entspannt hochzulegen.

»Albatros« – Dehnen der Brustmuskeln

Sitzen Sie gerade, Blick nach vorne. Bauchnabel Richtung Wirbelsäule ziehen, dann Arme weit wie ein großer Vogel zur Seite ausbreiten und etwa auf Schulterhöhe anheben. Handflächen zeigen nach vorne. Brustkorb vorsichtig öffnen, tief einatmen und Arme etwas weiter nach hinten schwingen, bis Sie eine leichte Dehnung verspüren (so nach dem Motto: »die Schulterblätter wollen sich küssen«), dann nach ca. 7 bis 10 Sekunden langsam ausatmen und Dehnung auflösen.

Arme dehnen

Richten Sie sich im Stuhl auf, verschränken Sie die Hände im Flechtgriff (Handflächen zeigen vom Körper weg). Dann Arme in Schulterhöhe nach vorne strecken, »Schulterblätter-Kuss«, d.h. Schulterblätter fest zusammenziehen. 15 Sekunden verharren, dann langsam Anspannung lösen.

Bauchmuskeln stärken

Sogar sitzend können Sie Ihre Bauchmuskeln stählen. Im Sitzen rechtes Bein ausstrecken, linkes Bein etwa im 90-Grad-Winkel anwinkeln. Mit linker Hand etwa 10 Sekunden fest auf den linken Oberschenkel drücken, dann mit rechtem Bein und rechter Hand. Etwa 5 Wiederholungen pro Seite.

AFFIRMATION DES TAGES

„Ich bewege mich ab heute auch im Sitzen."

MEINE **BILANZ**

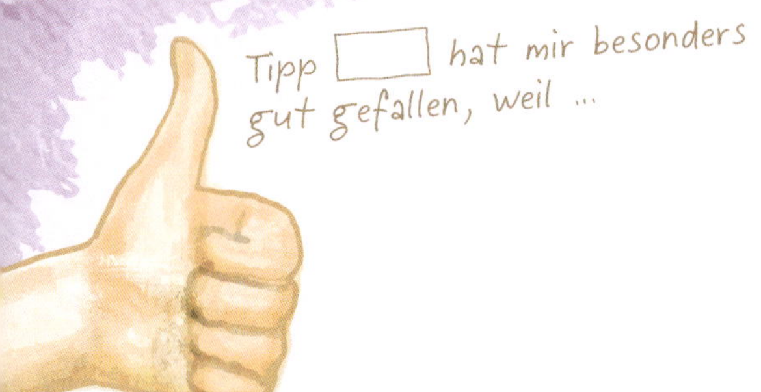

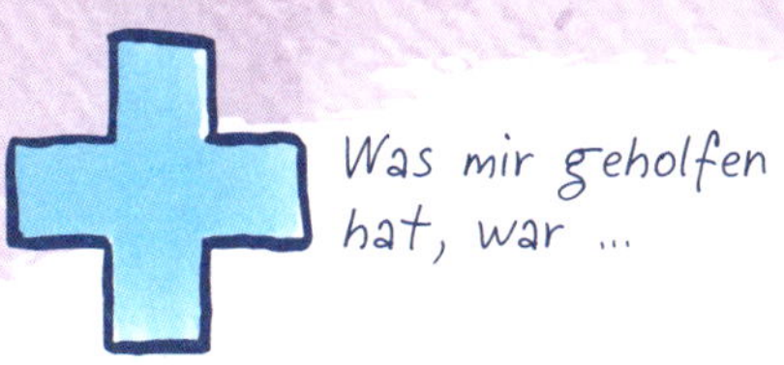

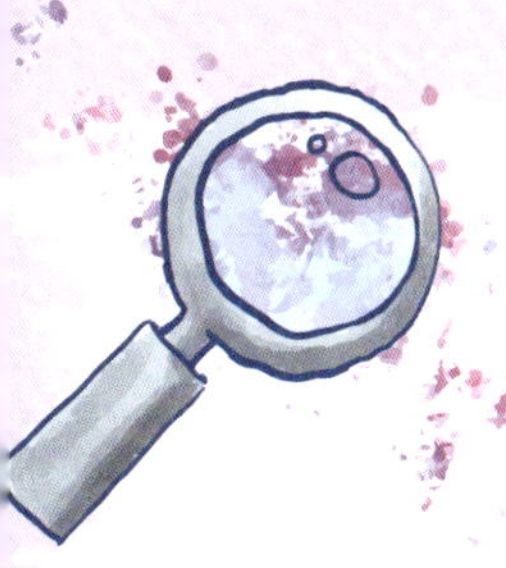

Nach diesem Kapitel fühle ich mich …

MEINE AFFIRMATION

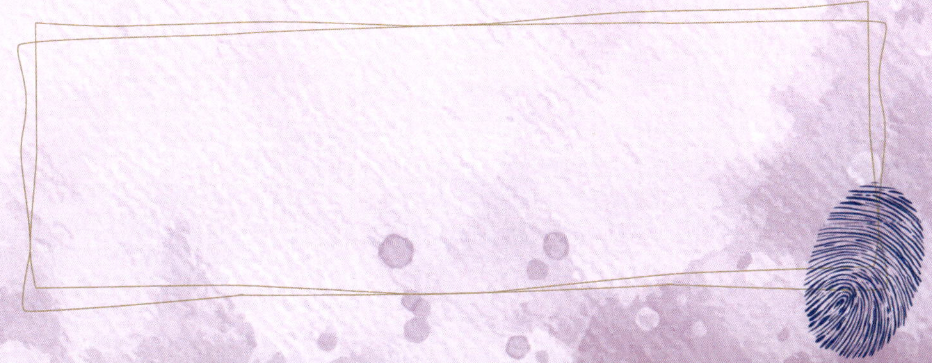

DIE **GEHEIMEN HELDEN** IHRES KÖRPERS

Die Bedeutung mancher Körperteile für Gesundheit und Energielevel ist maßlos unterschätzt. Wir verlassen uns blind auf diese Organe und Muskeln und vergessen, sie zu pflegen und zu trainieren – oder wissen noch nicht einmal, dass es sie gibt.

Der Psoas-Muskel – »Mister P«

Ein Muskel, über den leider zu wenig gesprochen wird, ist der zungenbrecherische Iliopsoas, kurz »Psoas« genannt. In den Tiefen Ihres Rumpfes imponiert er wie die Golden Gate Bridge und überbrückt Lendenwirbelsäule, Hüftknochen und Oberschenkel. Langes Sitzen und fehlendes Dehnen ist Gift für »Mister P«. Er verspannt, verkürzt und verhärtet und kann sogar die Ursache für einen Reizdarm sein. Auch Stress lässt ihn verkrampfen. Zeit, diesen Muskelhelden zu pflegen.

Psoas-Pflege

- Flach auf den Rücken legen, Nacken gerade, rechtes Bein mit beiden Händen fest an die Brust ziehen, Hohlkreuz meiden, linkes Bein am Boden liegen lassen und der Dehnung im Hüftbeuger nachspüren. Nach ein bis zwei Minuten Bein wechseln. Optimalerweise täglich wiederholen, z. B. im Bett vor dem Aufstehen oder dem Einschlafen. **Hinweis:** Schlafen in Rückenlage hilft, die Psoasverkürzung zu kompensieren.
- Klassischer Ausfallschritt: Mit geschlossenen Beinen hinstellen. Mit einem Bein in einen großen Ausfallschritt nach vorn gehen, Oberkörper bleibt gerade. Beine beugen, bis der vordere Oberschenkel parallel zum Boden ist. Körpergewicht bleibt auf beide Beine gleichmäßig verteilt. Nach ein bis zwei Minuten Bein wechseln.

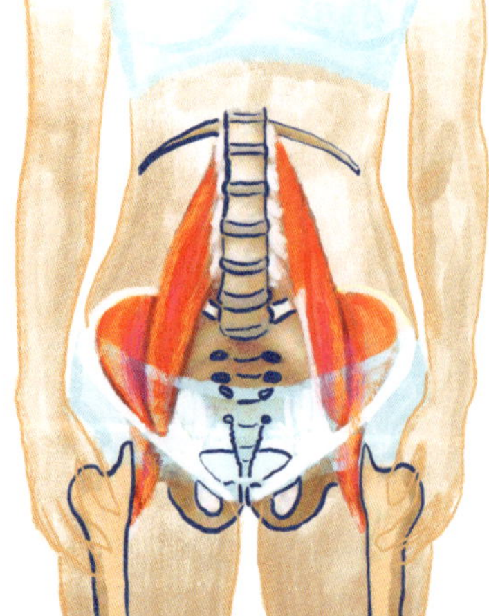

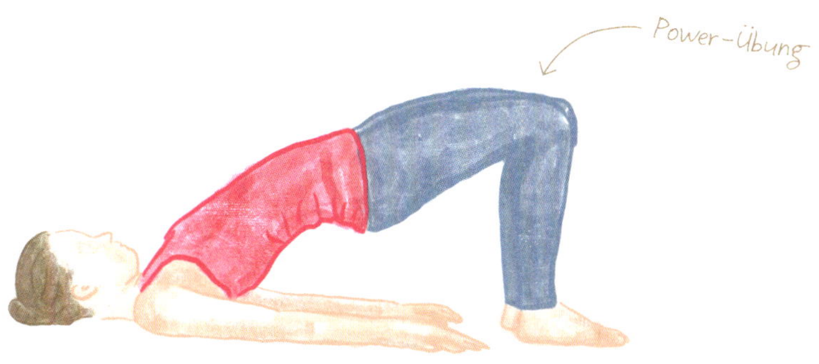

Der Beckenboden

Der »Beckenboden« ist ein Muskelpaket mit komplexen Aufgaben: Er hält die Organe in Bauch und Becken fest, schützt Sie vor Harn- und Stuhlinkontinenz und puffert Druck im Bauchraum ab, etwa wenn Sie lachen, niesen, heben oder beim Stuhlgang pressen. Für Frauen ist ein Beckenbodentraining nach der Geburt bekanntes Terrain. Jedoch ist es für Männer nicht weniger wichtig. Es beugt Inkontinenz (gehäuft nach Prostataoperation) oder Potenzproblemen vor. Ab dem 30. Lebensjahr sollte jeder an diesen Superstar denken und ihn gezielt trainieren. Das Argument »keine Zeit« zählt hier nicht!

Beckenbodenpflege[21]

- Stellen Sie sich den Beckenboden erst einmal als großes, muskulöses Fundament vor und versuchen Sie, ihn zu erspüren. Übung: Ziehen Sie Ihren Damm »nach innen« ein, das spannt den Beckenboden.
- **»Warteschlangen-Übung«.** Folgende diskrete Übung passt immer und überall, z. B. wenn Sie irgendwo warten müssen. Spannen Sie Ihre Beckenmuskeln an, d. h. tun Sie so, als ob Sie Urin oder Stuhl halten. Spannen und entspannen Sie, bis Sie an der Reihe sind. Niemand kann ahnen, dass Sie gerade im Muskeltraining stecken.
- **Power-Übung.** Mit leicht angezogenen Knien auf den Rücken legen. Beim Ausatmen Po anheben, Bauch für 2 bis 3 Sekunden einziehen, dann absenken. Etwa 10- bis 15-mal wiederholen. **Wichtig:** die Atmung einbeziehen. Legen Sie dazu die Hände auf den Bauch und denken Sie beim Atmen an Ihren Beckenboden. Beim Einatmen senkt sich Ihr Zwerchfell, die Organe werden nach unten gedrückt, der Beckenboden entspannt und senkt sich nach unten. Beim Ausatmen schnellt das Zwerchfell nach oben, der Beckenboden spannt sich an und die Organe werden nach oben gedrückt.

Extra-Tipps für einen gesunden Beckenboden

- **Richtig niesen oder husten.** Noch besser als das hygienischere Niesen in die Ellenbeuge ist es, in Oberarm oder Schulter zu niesen, das schont den Beckenboden.
- **Richtig heben.** Beim Heben von Lasten mit geradem Oberkörper in die Hocke gehen, Kraft kommt aus der Beinmuskulatur.
- **Kiefer lockern.** Kiefergelenke sind die höchstgelegenen Gelenke im Körper und korrespondieren eng mit Schulter-, Hüft-, Knie- und Fußgelenken sowie der Wirbelsäule. Es besteht also eine oft verkannte Verbindung zwischen Kiefer und Beckenboden, weshalb das Massieren von Kiefergelenken und Wangen auch Ihre Beckenbodenmuskulatur entspannt.

Die Nase

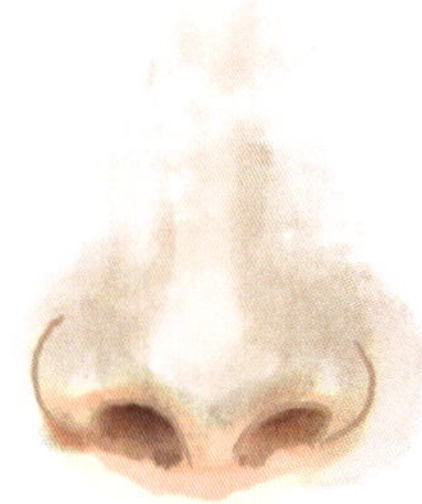

Die Nase wärmt, befeuchtet, filtert und reinigt die Atemluft. Eine freie Nase hilft Ihnen, genügend Sauerstoff zu tanken. Wenige ahnen, dass die Nase darüber hinaus Botenstoffe freisetzt, den Blutdruck und die Herzfrequenz reguliert, für eine bessere Verdauung sorgt, Erinnerungen speichert und sogar bei Erektionsstörungen eine Rolle spielt.[22] Die zarte Nasenschleimhaut ist gleichsam ein Spiegel der gesamten Gesundheit, denn Entzündungen in der Nase zeigen an: Der Körper ist aus der Balance geraten. Viele leiden bei Unverträglichkeit von Milcheiweiß unter verstopfter Nase oder Nebenhöhlenentzündungen. Wenn Sie öfter »die Nase voll« haben, sollten Sie Milchprodukte für zwei Wochen meiden. Beobachten Sie, wie es Ihnen »ohne« geht. Nicht selten liegt dort der Hund begraben.

Tipp: Pflegen Sie Ihre Nasenschleimhaut durch eine entzündungshemmende Ernährung (siehe S. 176). Halten Sie sie mit Meersalzspray oder Nasenspülungen feucht, so werden auch Viren und Bakterien (z. B. in öffentlichen Räumen oder auf Fernreisen mit Bahn oder Flugzeug) abgewehrt. Bei »borkiger« Schleimhaut empfehle ich Sesamöl (z. B. als Spray). Bei starker Staubbildung im Beruf, bei der Gartenarbeit (Laubbläser) oder beim Heimwerken ist es ratsam, eine Schutzmaske zu tragen.

Das Ohr

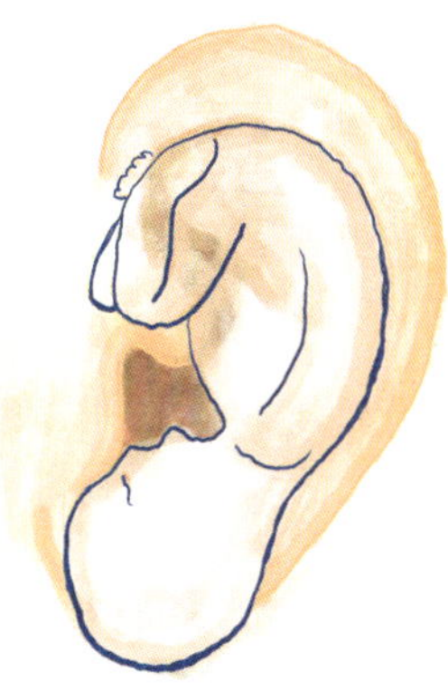

Der Dirigent Ihres hochkomplexen Gleichgewichtssinns sitzt in Ihrem Ohr; Augen, Sehnerv, Tiefensensibilität und Tastsinn arbeiten dabei eng zusammen. Das Gleichgewicht sollten Sie lebenslang trainieren.
Tipp: Leichte Balanceübung. Halten Sie den Ein-Bein-Stand für 15 bis 30 Sekunden und länger. Üben Sie das einige Male, dann schwingen Sie gleichzeitig das andere Bein nach hinten und vorne. Beine abwechseln und öfters wiederholen.

Ohrakupressur

In der Traditionellen Chinesischen Medizin, die ich erfolgreich in meiner Methode einsetze, dreht sich alles um Meridiane, Energiebahnen. Wie in der Illustration oben angedeutet, steckt ein unsichtbares Abbild Ihres Körpers in Ihrer Ohrmuschel. Die Ohrakupressur aktiviert unmittelbar alle Organsysteme und somit den *gesamten* Körper. Für jedes Organ ist ein bestimmter Energiepunkt im Ohr zuständig, über dessen Stimulation Blockaden (wie beim Autostau) aufgelöst und das Qi, die Energie, wieder in Fluss gebracht werden. So werden Vitalität und Psyche gestärkt. Bemerkenswert ist der schnelle Effekt der Ohrakupressur und -akupunktur.
Tipp: Kneten Sie für ca. eine Minute intensiv beide Ohren durch, die äußere und innere Ohrmuschel sowie die Ohrläppchen. Ihre Ohren werden kurz glühen und rot leuchten.

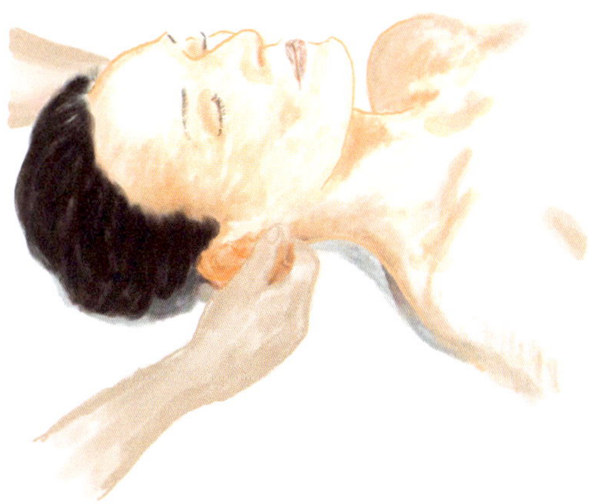

FASTEN UND ENTGIFTEN: ABER RICHTIG

Der Turbo zu Selbstheilung und Energie

Was Gesundheit und Energielevel mit Ihrer körpereigenen Entgiftung zu tun haben und wie Sie Körper und Geist ohne großen Aufwand aktivieren.

Wie gesund und energiegeladen Sie durch Ihr Leben zirkeln, hängt auch vom reibungslosen Ablauf Ihrer Organfunktionen ab und wie wirkungsvoll Sie entgiften. Mutter Natur hat die Entgiftung des Körpers akribisch geplant. Das effiziente Zusammenspiel von Leber, Gallenblase, Darm, Nieren, Haut, Lymphe und Atemwegen sorgt dafür, dass die Abfallprodukte des Stoffwechsels und toxische Substanzen bestmöglich entsorgt werden. Dennoch lohnt es sich, den Körper aktiv zu entlasten und kurz die Stopptaste zu drücken, um ihn behutsam in einen Prozess der heilsamen Reinigung und Regeneration zu bringen. Statt fragwürdige »Detoxkuren« durchzuführen, die clever beworben werden und schlimmstenfalls schaden, sollten wir durch solide, sanfte Maßnahmen die täglich arbeitende körpereigene »Müllabfuhr«, die sogenannte Autophagie (von altgriechisch: *autós* = selbst, *phagein* = fressen), unterstützen. Dabei fressen die Körperzellen nämlich ihren eigenen Zellschrott auf und recyceln ihn. Genialer geht es nicht!

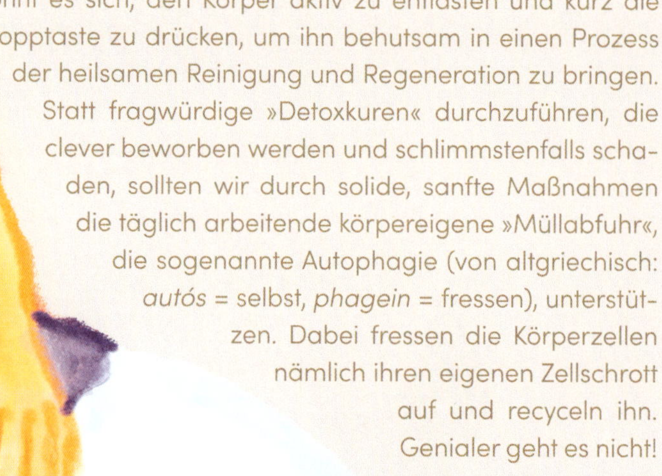

Kein Wunder, dass sich das Fasten als festes Element in der innovativen Individualmedizin etabliert hat. Im Turbotempo hetzt Ihre Müllabfuhr durch Ihren Körper, wenn Sie noch nüchtern (Ihre ein bis zwei Gläser Wasser, die ich Ihnen im Tipp 14, S. 74 ans Herz gelegt habe, dürfen Sie natürlich trinken) etwa 30 Minuten aktiv werden, zum Beispiel walken oder joggen (dabei etwa alle 5 Minuten eine Minute schnell gehen).

Fasten liegt zu Recht im Trend. Die jüngsten Forschungen belegen: Freiwillige Essenspausen sind nicht nur wohltuend für Ihre Verdauung, die Sie so in die wohlverdiente Hängematte schicken, sie lindern auch Gelenk- und Muskelschmerzen, unterstützen das Immunsystem und die Regeneration von Leber, Darm, Haut, Niere und Herz und normalisieren den Blutdruck: Zeit, dieses heilsame Ritual für sich und Ihre Gesundheit zu entdecken.

WAS SIE FÜR DIE NÄCHSTEN TAGE BRAUCHEN

- ☐ Ein kleines und ein großes Handtuch, eine Wärmflasche.
- ☐ Etwas Mut und ein paar Zutaten für Ihre Mahlzeiten (siehe Tipp 26, S. 129).
- ☐ Ein bisschen Zeit für Ihre »Jagd« nach Tee oder Gewürzen.
- ☐ Gegebenenfalls eine Körperbürste.

AFFIRMATION DER WOCHE

„Ich fördere meine körpereigene Entgiftung."

DIE HEILKRAFT DES **INTERVALLFASTENS**

Eine kurze Verschnaufpause

Warum das uralte Prinzip des »Minifastens« so machtvoll für Ihre Gesundheit ist und wie Sie es als Wohltat für Körper, Geist und Seele einsetzen.

Dass Fasten heilt, ist eine alte Weisheit. Schon Hippokrates von Kos (460–370 v. Chr.), der berühmte Arzt des Altertums, schwor auf das Fasten: »Wer stark, gesund und jung bleiben will, sei mäßig und heile sich eher durch Fasten als durch Medikamente.« Wie zeitlos wahr dieser Satz ist! Fasten ist auch ein festes Ritual vieler Weltreligionen. Während unsere Vorfahren als Jäger und Sammler zu Nahrungspausen gezwungen waren – nicht an jeder Ecke warteten die Verlockungen einer Imbissbude oder eines Supermarkts –, stehen uns Lebensmittel rund um die Uhr zur Verfügung. Zum Glück müssen wir nicht hungern. Aber: Dass »Futter« überall und ständig verfügbar ist, hat fatale Auswirkungen auf unsere Gesundheit. Höchste Zeit, das Ruder herumzureißen – durch F-A-S-T-E-N. Wenn Sie sich langsam daran gewöhnen, können Sie den segensreichen Nutzen des Fastens in »Teilzeit« schon bald genießen. Intervallfasten ist eines der stärksten »Medikamente«, die der Medizin zur Verfügung stehen. Nutzen Sie es! Ab J-E-T-Z-T!

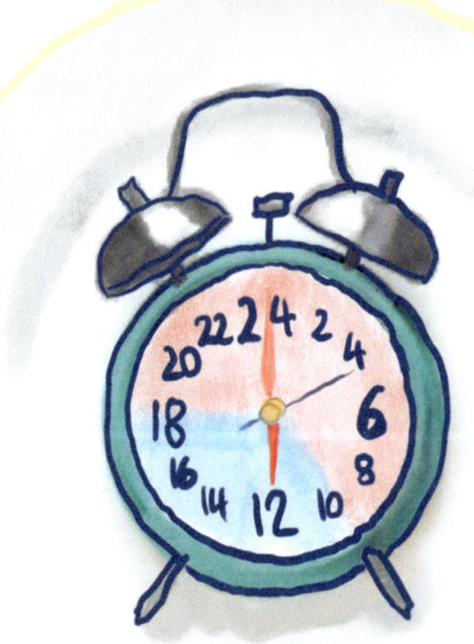

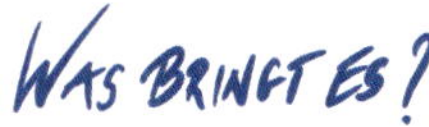

- Intervallfasten ist alltagstauglich, einfach und frei steuerbar.
- Es kann individuell immer neu im dichten Berufs- und Privatleben modifiziert werden.
- Es liefert durch seine vorbeugende und heilende Wirkung langfristig gesunde Fasteneffekte.

→ **Hilft gut z. B. bei Fettleber, Autoimmun- und entzündlichen Krankheiten, Mastzellaktivierungssyndrom, Hautkrankheiten.**

Los geht's!

Nehmen Sie möglichst nur in einem Zeitfenster von 8 bis 10 Stunden Nahrung zu sich und verzichten Sie idealerweise 14 bis 16 Stunden auf Essen[23]. Über Nacht können Sie Ihre Fastenzeit »verschlafen«. Sie müssen sich aber nicht sklavisch jeden Tag an dieses Zeitfenster halten.

Achtung Wenn Sie an Diabetes leiden und blutzuckersenkende Medikamente einnehmen, holen Sie unbedingt Ihren Arzt mit ins Boot. Er kann auch bei Migräne, Refluxleiden und Gallensteinen die individuelle Verträglichkeit von Fasten bzw. Intervallfasten am besten beurteilen.

Überfordern Sie sich nicht.

Tasten Sie sich vor.

- Alles ist Gewohnheitssache.
- Peilen Sie zunächst etwa 12 bis 13 Stunden Pause an.
- Trinken Sie direkt nach dem Aufstehen ein, besser noch zwei Gläser Wasser (siehe Tipp 14, S. 74). Danach passen schwarzer Kaffee oder ungesüßter Tee. Am besten, Sie bleiben bei Wasser.

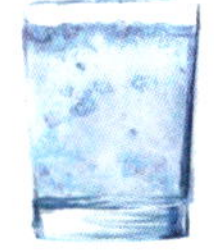
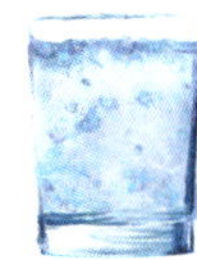

- Zögern Sie Ihr Frühstück hinaus (»Spätstück«, siehe Tipp 11, S. 56) oder genießen Sie statt eines Frühstücks ein frühes Mittagessen.
- Halten Sie sich an maximal drei Mahlzeiten pro Tag.
- Nach dem Abendessen ist Schluss bis zum nächsten »Spätstück«.

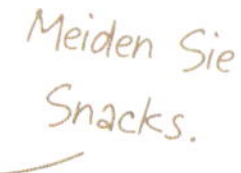

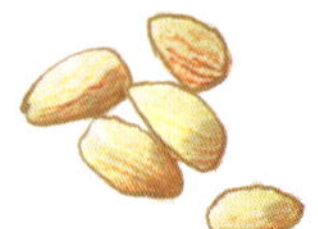

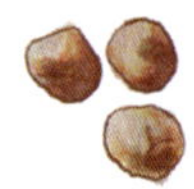

Sie können als Alternative zwei statt drei Mahlzeiten innerhalb Ihres Zeitfensters genießen. Essen Sie sich dabei immer richtig satt. Als Notfallsnacks eignen sich: Nüsse, Kerne, Mandeln oder ein Stück Rohkost. Der Verzehr von Rohkost fordert viel Verdauungsarbeit und empfiehlt sich daher nicht am Abend. Das ist aus Erfahrung besser für die Schlafqualität.

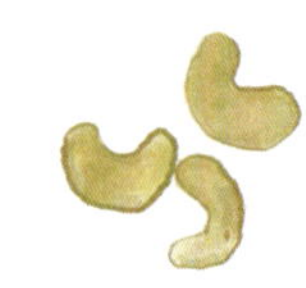

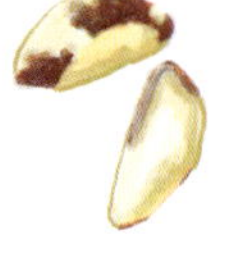

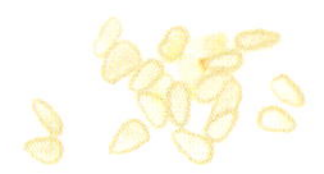

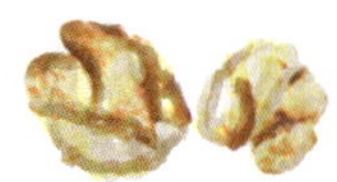

Wussten Sie schon?

Nach kurzer Zeit pendelt sich Ihr Stoffwechsel inklusive Ihres Verlangens nach Essen ein. Heißhunger oder Hungergefühle, die Sie anfangs potenziell »quälen« könnten, verschwinden rasch. Zum Unterdrücken von Hungergefühlen haben sich auch der Einsatz von Bitterstoffen (siehe S. 90 f.) und das Trinken von heißem, ungesüßtem Tee bewährt.
Der reinigende Effekt des Fastens wird nach jüngsten Studien durch Spermidin verstärkt. Spermidin ist eine körpereigene Substanz, die lebensverlängernd wirkt. Da ihre natürliche Produktion im Alter abnimmt, gilt die ausreichende Zufuhr von Spermidin über Ernährung und gezielte Nahrungsergänzung als innovative Empfehlung.

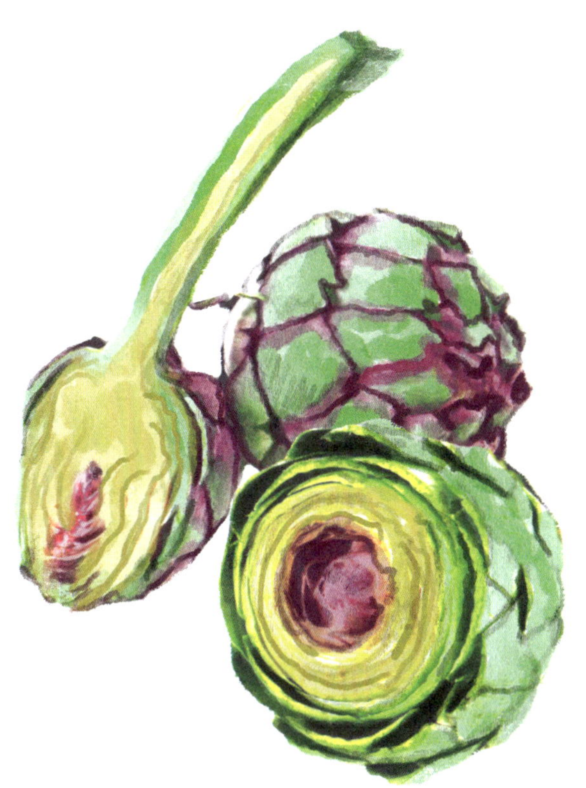

AFFIRMATION DES TAGES

„Ich faste mich gesund und esse in festen Zeitfenstern."

FASTENTAG NACH DER **DOC-FLECK-METHODE**[24]

Ein kurzer Tag mit langanhaltender Wirkung

Wie schon ein Fastentag Ihre Gesundheit nachhaltig aufpolieren kann und warum es sich lohnt, neugierig und offen für dieses Experiment zu sein.

Der einfache Fastentag hat sich in meiner Heilmethode bewährt, um das segensreiche Fasten im Alltag zu verankern, ohne sich mit langen Fastenkuren herumschlagen zu müssen. Er ist der beste Kumpel des Intervallfastens und verstärkt dessen positive Heilkräfte.

Alle, die noch nie die Erfahrung des Fastens (egal welcher Art) gemacht haben, kann der erste größere Nahrungsverzicht herausfordern. Ein Fastentag, den Sie in beliebigen Abständen, z. B. ein- bis viermal im Monat oder zwei Tage hintereinander, planen, bietet Ihnen die schöne Aussicht: Danach können Sie wieder »normal« genießen. Diese Perspektive hilft, das vielleicht verspürte Gefühl des Verzichts abzuschütteln. Ob Sie und wann Sie sich einen Fastentag gönnen, entscheiden S-I-E. Ganz frei! Denn: Frei sein ist gesund. Viele wählen den Montag oder Freitag oder den Tag vor oder nach einem größeren Essen als »Pausentag«. Bleiben Sie flexibel und locker, aber Ihrem Ziel, Ihre Gesundheit zu stärken, *immer* treu.

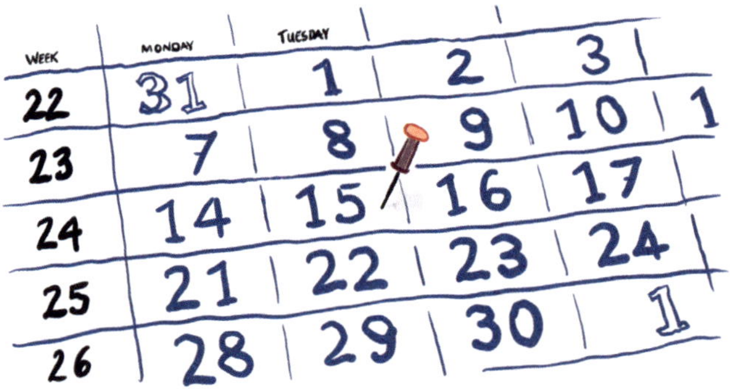

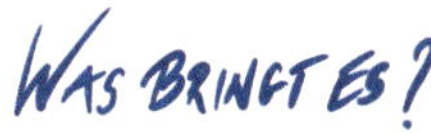

- Ein Fastentag bündelt die Vorteile des Langzeitfastens, wirkt präventiv und hat das Potenzial, unser Leben zu verlängern.
- Er entlastet den gesamten Verdauungstrakt und stärkt so die Immunbataillone im Darm.
- Er lohnt sich sogar, wenn Sie ihn »nur« einmal pro Monat langfristig praktizieren.
- Er kann individuell und spontan im Alltag umgesetzt werden (z. B. einmal pro Woche oder zweimal im Monat).

→ **Hilft gut z. B. bei Reizdarm, Fettleber, Autoimmunkrankheiten, Nahrungsmittelintoleranzen, Arthrose, Fibromyalgie.**

Los geht's!

Heilfasten nach der Doc-Fleck-Methode bedeutet kein »Nullfasten«. Am Fastentag können Sie eine Gesamtkalorienmenge von ca. 600 verzehren. Die wichtigen Fragen WAS, WIE und WANN esse ich? helfen auch an diesem Tag zu gesunder Struktur und dem größtmöglichen Erfolg.

WAS essen?

Blattgemüse, alle Kohlsorten, Zwiebeln, Salate, Karotten, zuckerarmes Obst (z. B. Beeren), etwas Eiweiß aus Eiern, Pilzen, Fisch, Geflügel sowie Nüssen, Mandeln oder Kernen. Wenig Fett.

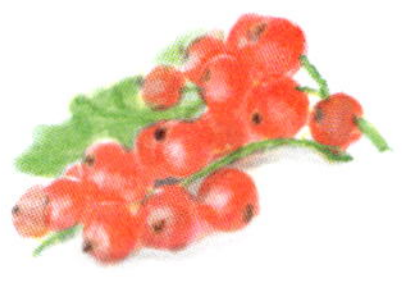

Wichtig

Meiden Sie an Fastentagen strikt Alkohol.

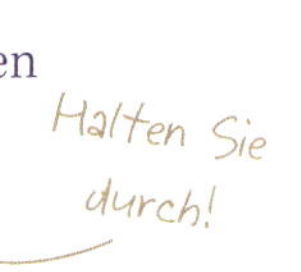

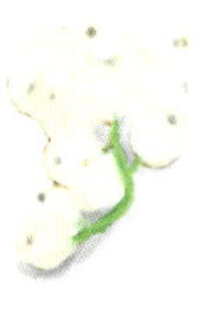

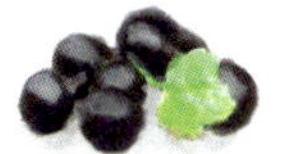

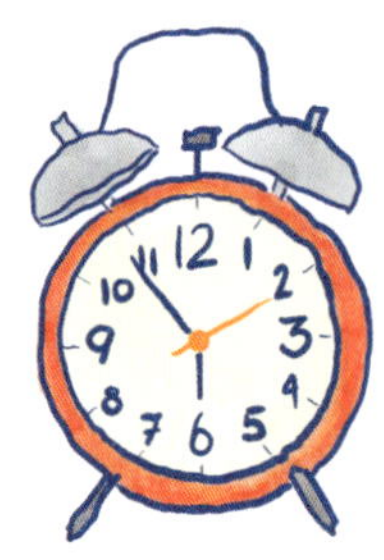

WANN essen?

Wählen Sie den Zeitpunkt, der zu *Ihnen* passt. Verteilen Sie Ihr Essen auf zwei bis drei Mahlzeiten. Optimal ist eine lange Essenspause über Nacht (siehe Tipp 25, S. 125). Beispiel: »Spätstück« um 11 Uhr, Abendessen um 18.30 Uhr.

WIE essen?

Gut kauen sollten Sie auch am Fastentag … und für den Rest Ihres Lebens (siehe hierzu auch die Kapitel »Achtsamkeit beim Essen«, S. 46 f. sowie »Der Kautrainer«, S. 76 f.).

Spätstück-Inspirationen

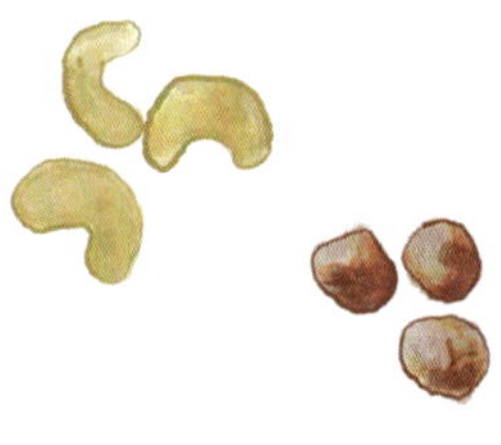

- 1 kleines Stück Obst, z. B. Apfel, mit gekochtem Ei oder einer kleinen Handvoll Nüsse, Mandeln oder Kerne.
- 2 Esslöffel (EL) Haferflocken (z. B. glutenfrei) mit Wasser anrühren, 2 EL Beeren und etwas Zimt.
- 1 kleiner Joghurt, ca. 150 Gramm (z. B. Natur- oder Kokos-, Mandel-, Cashewjoghurt), oder Chiasamen (2 EL mit Wasser oder Milchersatz anrühren), mit jeweils 1 EL Beeren und gehackten Mandeln oder Nüssen dekorieren und nach Belieben mit Gewürzen wie Ceylonzimt oder Vanille verfeinern.

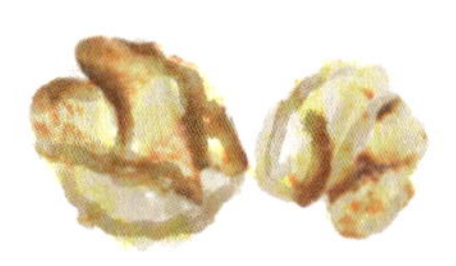

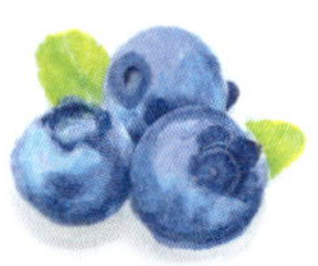

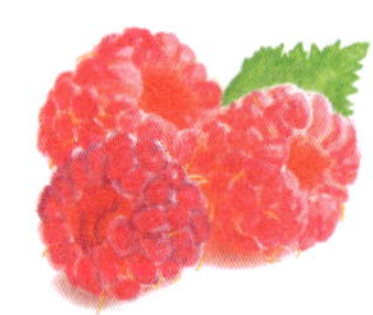

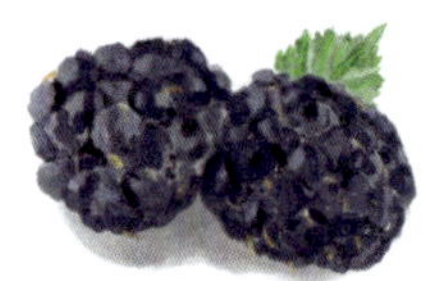

Abendessen-Inspirationen

- Ein großer Teller Gemüsesuppe. Mein Favorit: schnelle Lauchsuppe. Lauch (unteres Drittel) klein schneiden, mit Gemüsebrühe erhitzen, fix pürieren, mit Pfeffer und Salz abschmecken.
- Als Alternative zum Lauch eignet sich der Gemüseheld Brokkoli. Oder Sie gönnen sich eine Möhren-Ingwer-, Kartoffel- oder Kürbissuppe. Nahezu jede Suppe lässt sich mit Zwiebeln und Knoblauch geschmacklich aufpeppen. Ihrer Fantasie sind keine Grenzen gesetzt.

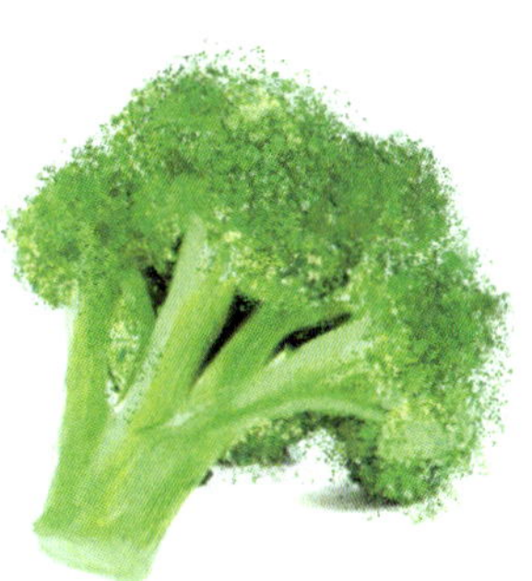

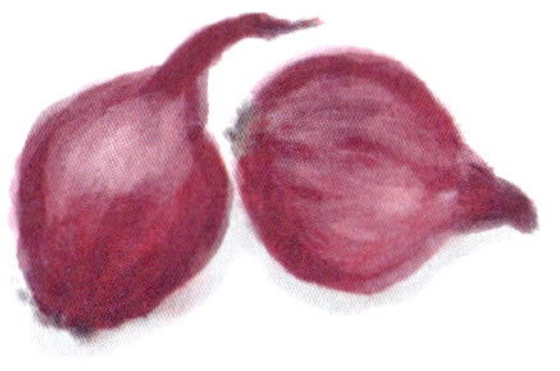

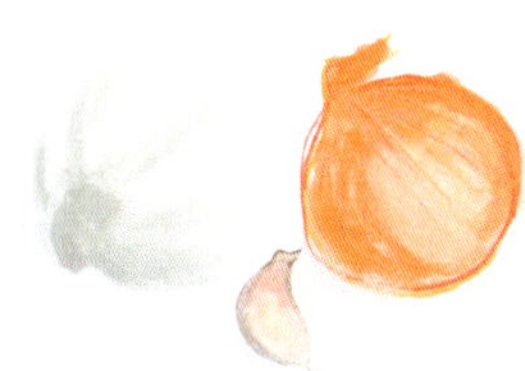

AFFIRMATION DES TAGES

„Ich bin frei, satt und gelöst."

DIE **GEHEIME KRAFT** DES LEBERWICKELS

Ihre Begegnung mit der Heldin Ihrer Entgiftung

Warum die Leber eine Schlüsselfigur Ihrer Gesundheit ist und wie Sie diese »Grande Dame« am besten hegen.

Ihre Leber lenkt nicht nur die Entgiftung, sondern auch die Verdauung. Vor allem nachts ab 1 Uhr entfaltet sie ihre überwältigende Kraft. Diese Arbeit verbraucht viel Energie und Mikronährstoffe. Störungen der Leberfunktion schwelen oft vor sich hin. Die Leber »zwickt« nicht, sie brüllt nicht nach Aufmerksamkeit wie ein kariöser Zahn. Diskrete Warnsignale, dass Ihre Leber leidet, sind etwa Schlafstörungen zwischen 1 und 3 Uhr nachts, rechtsbetontes Kopfweh und dauernde *Müdigkeit*. Zeit, sie auch mal zu hätscheln. Mit dem feuchten Leberwickel schicken Sie sie in einen Wellness-Kurzurlaub.[25]

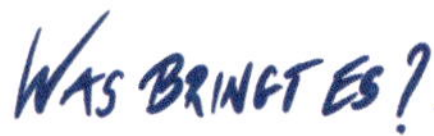

- Ein Leberwickel sorgt für ein hohes Energielevel, körperliche und geistige Leistungsstärke.
- Er ist als einfaches, angenehmes Ritual im Alltag leicht integrierbar.
- Er fördert Selbstwahrnehmung, Selbstwert und Achtsamkeit.
- Er hat entspannende Sofortwirkung und lindert Stresssymptome.
- Er gilt als naturheilkundliches Stützrad für einen Fastentag (siehe Tipp 26).

→ **Hilft gut bei Schlafstörungen, Antriebslosigkeit, Depression, Hautkrankheiten. (Nicht anwenden bei Fettleber und Magen- oder Zwölffingerdarmgeschwüren!)**

Los geht's!

- Füllen Sie die Wärmflasche mit lauwarmem, *nicht* mehr kochendem Wasser.
- Tränken Sie das kleine Handtuch mit warmem Wasser und wringen Sie es aus.
- Legen Sie es vorsichtig auf die Leberregion.
- Positionieren Sie darauf die gefüllte Wärmflasche.
- Umwickeln Sie die Wärmflasche mit dem großen, trockenen Handtuch und fixieren Sie den Wickel am Oberkörper.
- Genießen Sie den Wickel ca. 30 Minuten lang.

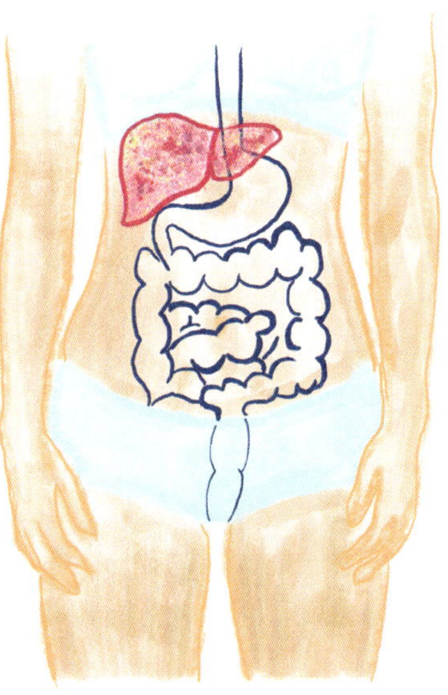

Tipp Ein guter Zeitpunkt für den Wickel ist zwischen 12 und 15 Uhr. Nach dem Essen ist die Leber gefordert und der Körper im Mittagstief auf Ruhe gepolt.

Abends wirkt er einschlaffördernd.

AFFIRMATION DES TAGES

„Ich stärke meine Leber, die Heldin meiner Entgiftung und Verdauung."

DIGITAL **DETOX**

Die Kunst, sich selbst auszuhalten

Wie Sie durch digitales »Entgiften« ins Hier und Jetzt kommen, produktiver und entspannter leben und gesunden Abstand von einer Ihrer vielleicht intensivsten Abhängigkeiten bekommen.

Nur mal kurz die E-Mails checken, in Social Media eintauchen und mit einem neuen Post die Welt verändern? Die digitale Revolution hat die Welt auf den Kopf gestellt. Viele von uns fühlen sich kaum noch fähig, einfach nur dazusitzen, die Gedanken schweifen zu lassen oder mal abzutauchen. Das digitale Leben hat leider weitere unsympathische Nebenwirkungen: Wir sind getrieben, unfrei, ertrinken in der Datenflut und spüren uns selbst immer weniger.

Nach Schätzungen gibt es mehr Mobilgeräte als Menschen auf der Erde und es scheint schwer, den digitalen Kosmos auch nur zeitbegrenzt zu ignorieren. Der Gedanke, dass eine Mikrodosis Unerreichbarkeit glücklich und gesünder macht, wird durch das Verlangen, auf das Display zu schielen, verdrängt, lange bevor er überhaupt Fuß fassen kann. Fällt es auch Ihnen schwer, digitale Wellen zu brechen? Interessantes Paradox: Diejenigen, die jetzt weiterblättern wollen, haben genau diese Seiten am nötigsten! Es sind nicht nur falsche Ernährung, Bewegungsmangel, fehlende Entspannung und mieser Schlaf, die krank machen, nicht weniger sind es der unablässige »Lärm« und die Hektik der digitalen Welt.

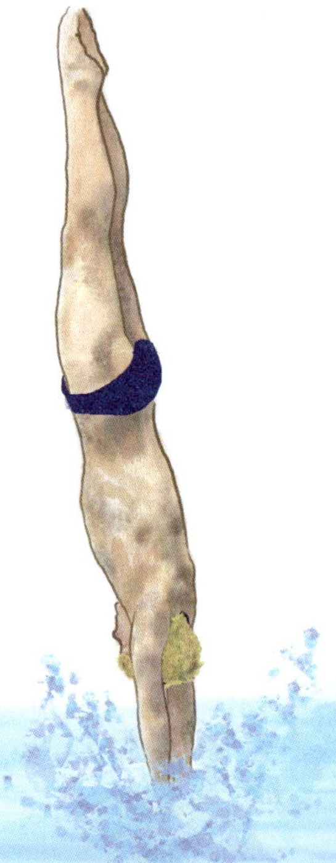

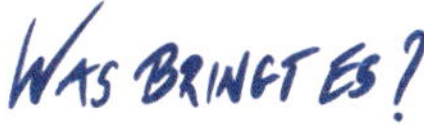

- Digitales Entgiften ist ein ideales Ritual der Selbstfürsorge und Achtsamkeit.
- Es bringt Sie in Kontakt mit sich selbst, Ihrem sozialen Umfeld und der Natur.
- Es schenkt Ihnen Entschleunigung und mindert stressbedingte Symptome.
- Es fördert die Regeneration Ihres Körpers und beugt Krankheiten vor.
- Es hilft, sich auf Wesentliches zu konzentrieren.

→ **Hilft gut bei Einschlafstörungen, Angst, Depression, Frust.**

Los geht's!

Digital Detox heißt nicht, Technologie zu verneinen. Im Gegenteil. Es erinnert Sie nur daran, dass Sie ein Geschöpf der Natur sind, das ab und zu eine technische Pause braucht, um zu regenerieren und in die Selbstreflexion zu kommen. Starten Sie eine neue Beziehung zu Ihren Geräten und hinterfragen Sie »digitale Routinen«. Mit diesem Stufenplan geraten Sie nicht mehr in Gefahr, sich wie ein »Geistersurfer« im Internet zu verlieren.

Stufe 1 Machen Sie diese Übung unmittelbar nach dem Lesen dieses Tipps!

- Schalten Sie Ihre elektronischen Geräte (Smartphone, Tablet) auf Flugmodus, noch besser einfach aus. Deponieren Sie die Geräte außer Sichtweite.
- Widerstehen Sie nicht nur jetzt dem Drang, Ihre Geräte wie der Hund den Knochen sofort auszubuddeln, sondern auch in Zukunft, wenn Leerlauf droht: beim Warten, im Restaurant, an der Haltestelle etc.
- Mahlzeiten sollten Digital-Detox-Zeiten sein. Vergessen wir nicht: Wir alle sind Vorbilder für kleine Menschen.
- Nicht jede Textnachricht ruft nach einer SOFORT-Antwort. Reagieren Sie in einem ruhigen, für Sie passenden Moment.
- Lassen Sie die Geräte bewusst zu Hause, z. B. beim Einkaufen und Spazierengehen.

Stufe 2 Planen Sie *heute noch* Zeit im Kalender für folgende Aktionen ein.

Ausmisten:

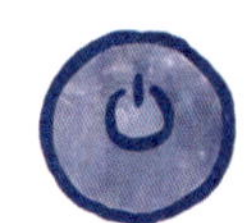

- Deaktivieren Sie Push-Nachrichten auf Ihrem Telefon.
- Melden Sie sich peu à peu von überflüssigen E-Mail-Newslettern ab.
- Löschen Sie alle Apps, die Sie länger nicht genutzt haben. Alternativ: Schieben Sie diese Apps in einen Extraordner (»Alte Apps«).

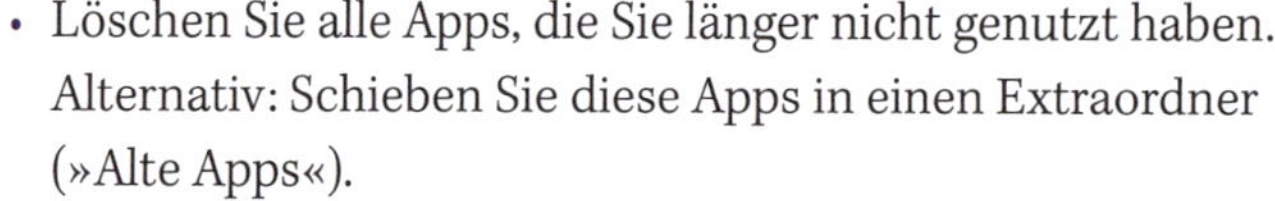

Fokussieren:

- Definieren Sie Zeiten für Social Media und private E-Mails etc., anstatt alles zwischendurch zu erledigen. Beispiel: 7.15 bis 7.30 Uhr: Social Media.
- Meiden Sie Multitasking. (Gesprächs-)Partner verdienen Aufmerksamkeit.
- Planen Sie feste Zeiten ohne Gerät(e) ein, z. B. am Sonntagnachmittag.

DIGITAL DETOX

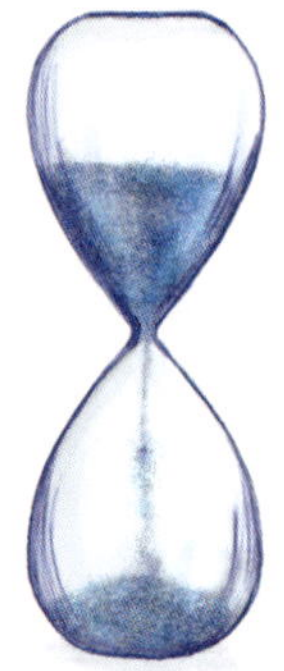

Für die Zündstufe 2 nehme ich mir

am ______________________ (Datum)

um ______________________ Uhr eine Stunde Zeit.

Einen digital-freien Vormittag / Nachmittag / Abend plane ich fix für

den ______________________ (Wochentag / Datum).

Übrigens

Es ist erst wenige Jahre her, da begann auch mein Tag wenig entspannt: Das Klingeln des Smartphone-Weckers zerrte mich aus dem Schlaf, die Vibration der eintrudelnden E-Mails und SMS lenkte mich nur zu oft ab. Bis zu dem unvergesslichen Moment, als eine falsche, nestelnde Handbewegung genügte und ich das Smartphone von einer Ablage – plumps! – in meiner Teekanne versenkte. Mir gefror das Blut in den Adern, als ich merkte, dass mein Smartphone »tot« war. Die Tage im Digital Detox halfen mir aber, mehr im Jetzt zu sein. Ich lernte die Unerreichbarkeit schätzen. Heute muss ich mein Telefon nicht in Teekannen werfen (à la »Tee-Tox«), um den »Stecker zu ziehen«, und bin gerne und oft »ohne« unterwegs.

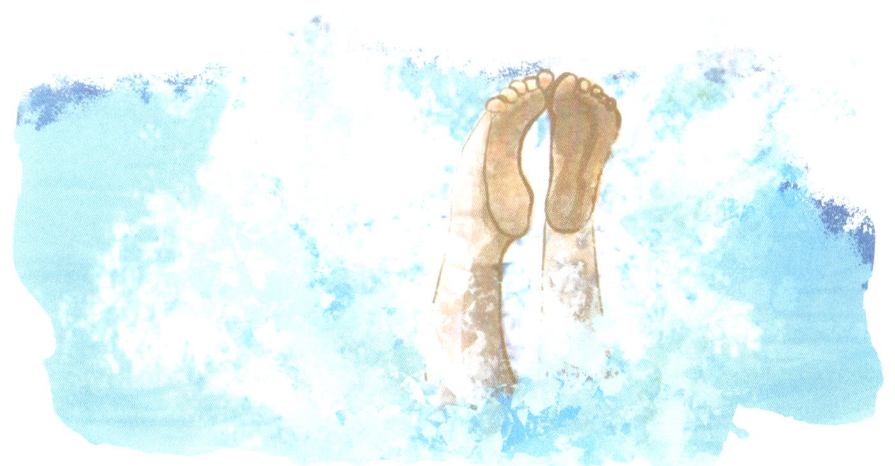

AFFIRMATION DES TAGES

„Freiheit ist gesund. Ich bin frei und ganz bei mir."

TEE-TOX UND ANDERE **ENTGIFTUNGSHELDEN**

Lässig entgiften zwischendurch

Wie Sie mit bereits winzigen Maßnahmen die Entgiftung Ihres Körpers anfeuern und so neue Kraft und Energie tanken.

So oft sehen wir den Wald vor lauter Bäumen nicht. Wir verzetteln uns und übersehen Chancen, die sich durch Mikroveränderungen im Alltag bieten. Das ist beim Thema Entgiften nicht anders. Einige meiner bewährten Entgiftungshelfer habe ich Ihnen auf den vorangegangenen Seiten ja schon vorgestellt, etwa das Wassertrinken am frühen Morgen, das Intervallfasten oder die Bewegung im Alltag. Nun präsentiere ich Ihnen noch ein paar weitere, die ich in meiner Arbeit schätzen gelernt habe und die auch Sie leicht im Alltag integrieren können. Vorhang auf!

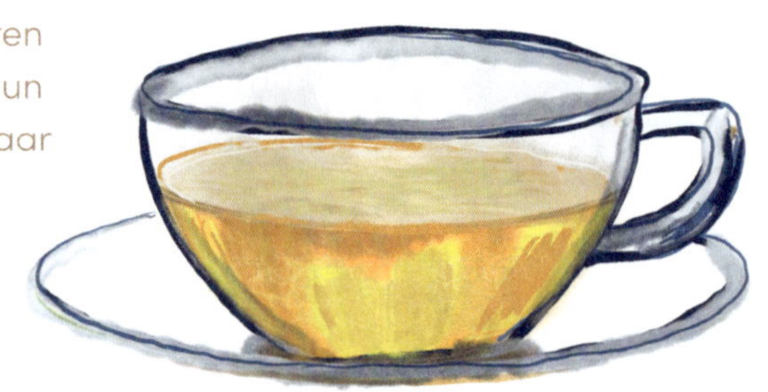

Was bringt es?

- Entgiftungsrituale im Alltag reduzieren die toxische Last des Körpers, d. h. die Ansammlung an Stoffwechselendprodukten und Schadstoffen.
- Sie unterstützen spielerisch Leber, Nieren, Haut und Lymphe bei der Entgiftungsarbeit.

→ **Hilft gut bei Reizdarm, Autoimmun- und entzündlichen Krankheiten, Hautkrankheiten, Lipödem, Lymphödem.**

Los geht's!

Es muss ja nicht alles auf einmal sein! Lesen Sie sich die folgenden Absätze über wahre Entgiftungshelden in Ruhe durch. Überlegen Sie dann, welchen Rat Sie ab heute in die Tat umsetzen möchten.

Tee-Tox

Ihre Entgiftung wird durch Tee und reines Quell- oder gefiltertes Wasser ideal gepusht. Vergessen Sie nicht, mit ein bis zwei Gläsern Wasser in den Tag zu starten, um abgebaute Gifte zu entsorgen (siehe Tipp 14, S. 74). Setzen Sie gerne ab heute außerdem auf ein »Tee-Tox«-Ritual mit Brennnessel zum Anstacheln Ihrer Nierenfunktion und Löwenzahn- und Mariendisteltee zum »Streicheln« Ihrer Leber.

Tipp Trinken Sie so viel, dass die Farbe des Urins wenigstens einmal am Tag sehr hell ist. Das ist ein Zeichen dafür, dass die Entgiftung funktioniert und die Harnwege gut durchgespült werden.

Mein Favorit Brennnessel-Löwenzahn-Tee gemixt.

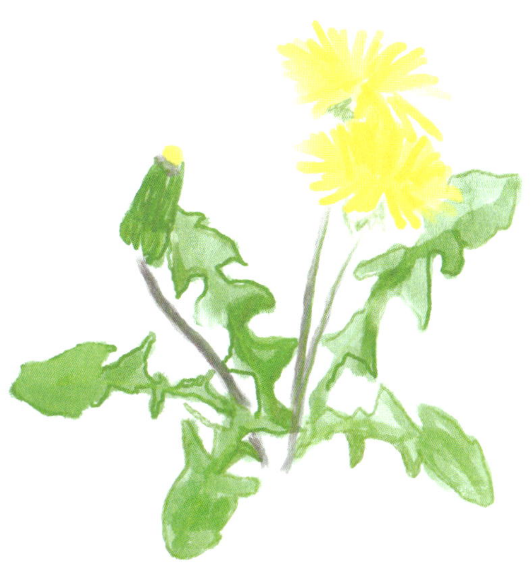

Dry January – »Trocken den Tag rocken«

In Großbritannien ist der »Dry January«, der »Trockene Januar«, eine Institution. Weltweit meiden immer mehr Menschen für eine Zeit lang Alkohol. Ein Verzicht über vier Wochen ist Entgiftung par excellence und motzt Ihre Gesundheit auf: Leber- und Blutzuckerwerte verbessern sich, Vitalität und Schlafqualität steigen, Kilos und das Krebsrisiko schrumpfen.

Tipp Überdenken Sie Ihren Genussmittelkonsum. Halten Sie Maß, auch beim Nikotin.

Haferflocken

Hafer liefert wertvolle Eiweiße, die die Leber bei der »Gefangennahme« von Giftstoffen und dem erfolgreichen Abtransport braucht. Gleichzeitig helfen die eiweißreichen Inhaltsstoffe des Hafers bei allen lebenswichtigen Stoffwechselfunktionen Ihrer fleißigen Leber.

Hafer ist von Natur aus glutenfrei, wird aber in der Herstellung oft mit Gluten belastet. Falls Sie unter einer Autoimmunkrankheit leiden oder vermuten, dass Sie Gluten nicht gut vertragen (in meinem Buch *ENERGY!* empfehle ich allen Experimentierfreudigen einen Auslassversuch über 14 Tage, um dem Phänomen auf die Schliche zu kommen), wählen Sie Haferprodukte, die als »glutenfrei« auf dem Etikett gekennzeichnet sind.

Tipp Mit Gewürzen wie Zimt, Vanille oder Kurkuma und mit Beeren oder Rosinen verfeinert, ist ein frisch zubereiteter Haferbrei, »Porridge«, kein fades »Breichen«, sondern ein genussvoller Entgiftungshelfer und Energiebringer.

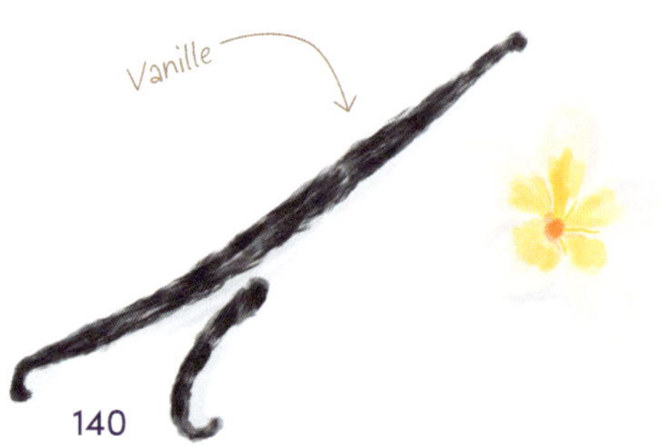

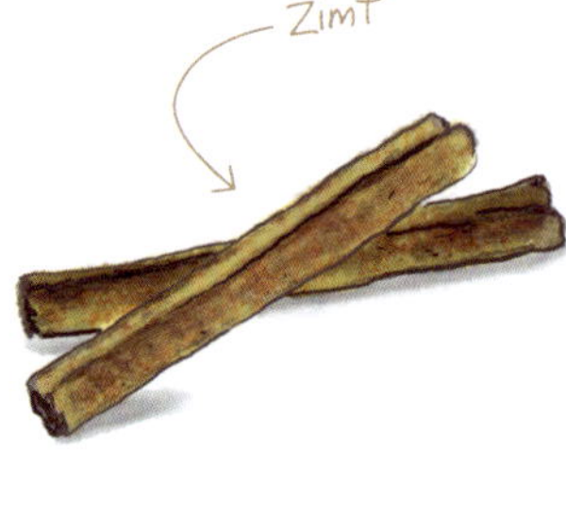

Kurkuma

Das orangegelbe Gewürz enthält den wertvollen Pflanzenfarbstoff Curcumin, der als Antioxidans antientzündlich und positiv auf die Darmflora und Verdauungsarbeit wirkt. Auch unterstützt das Gewürz die Leber bei Fettverdauung und Entgiftung (durch Anregung des Gallenflusses). Curcumin ist die Basis von Curryspeisen. Gönnen Sie sich Kurkuma auch zwischendurch.

Dosierung 1 bis 3 Gramm zur Mahlzeit, in Wasser oder als Nahrungsergänzung.

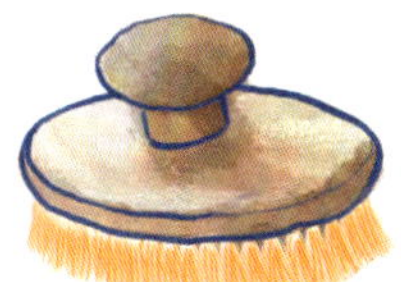

Trampeln und bürsten

Springen, stampfen, trampeln Sie oder hüpfen Sie auf einem Trampolin. So regen Sie subito Ihre Durchblutung an und bringen den für die Entgiftung wichtigen Lymphfluss in Schwung. Eine oft vergessene Stimulanz für den Lymphfluss ist die Bürstenmassage. Der tägliche »Tanz« mit der Trockenbürste über den Körper wirkt nicht nur entgiftend: Ihre Haut strahlt, das Immunsystem strotzt, lästige Cellulite schwindet und Ihr Energielevel und die Chancen auf einen »Bäume-ausreißen«-Moment steigen.

AFFIRMATION DES TAGES

„Ich kurbele meine Entgiftung aktiv an."

GEDANKEN**FASTEN**

Negativität loslassen

Wie Sie aus einem ständig ratternden Gedankenkarussell aussteigen und warum das so ungemein wertvoll für Ihren Gesunderhalt ist.

Es gibt Tage, die schon gleich nach dem Aufstehen unter keinem guten Stern zu stehen scheinen. Die Frisur sitzt nicht, der Kaffee ist aus, die Spülmaschine streikt, Kinder quengeln. Wie ein Hagelsturm prasselt Negativität auf uns ein. Irgendwann fangen wir selbst an, negativ zu bewerten, wir teilen aus, jammern und blasen Wehwehchen zu einer apokalyptischen Katastrophe auf. Das schadet uns selbst und anderen. Nörgeln lässt Stresshormone sprudeln und sogar der Hippocampus schrumpft, jenes Hirnareal, das für unser Gedächtnis und Lernvermögen verantwortlich ist.[26] Machen Sie sich bewusst: Das laute Bellen des Nachbarhundes oder die Musik des Nachbarn mag lästig sein und stören, aber es liegt in Ihrer Hand, ob Sie dies mit negativen Gedanken und Bewertungen aufladen oder nicht.

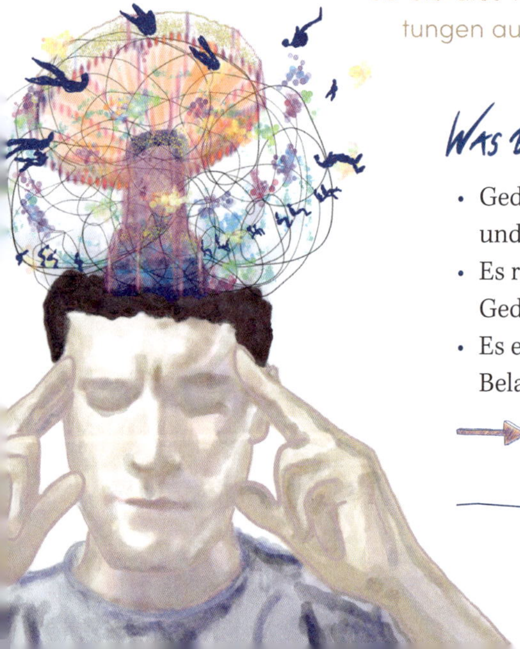

WAS BRINGT ES?

- Gedankenfasten hilft, weniger zu bewerten und sich nicht zu vergleichen.
- Es reduziert das Stresslevel und stimuliert Gedächtnis und Konzentration.
- Es erhöht die körperliche und geistige Belastungstoleranz.

→ **Hilft gut bei Schlafstörungen, Kinderwunsch, Potenzstörungen.**

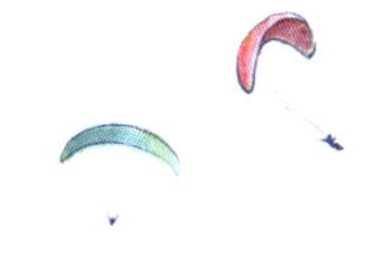

Los geht's!

»Des Glückes und der Gesundheit Tod ist der negative Gedanke.« Zerren Sie sich ab heute selbst aus dem Klebstoff negativer Gedanken. Ihr Schlüssel zur inneren Freiheit und Gesundheit liegt in dieser Selbsterkenntnis: Es ist Ihre Entscheidung, wie Sie auf Dinge reagieren und wie viel Negativität Sie in Ihrem Leben zulassen.

Schreiben Sie auf, welche(n) negative(n) Gedanken Sie heute gedacht oder ausgesprochen haben. (Einen gab es sicherlich, oder?)

- Jedes Mal, wenn Sie ab heute ein negativer Gedanke oder ein »Ich-vergleiche-mich-Moment« überkommt, sagen Sie zu sich (halb-)laut: »S-T-O-P-P! Das ist nur ein Gedanke.« So lernen Sie, achtsam mit Negativität umzugehen.
- Wenn Negativität oder ein Problem aufblitzt, setzen Sie sich gedanklich in einen Gleitschirm und fliegen über Ihren Alltag. Diese Vorstellung hilft: »Von hier oben ist die Welt klein, Probleme sind winzig.«

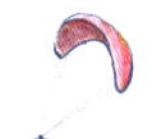

AFFIRMATION DES TAGES

„Ich löse die Negativität
aus meinen Gedanken und meinem Herzen."

MEINE **BILANZ**

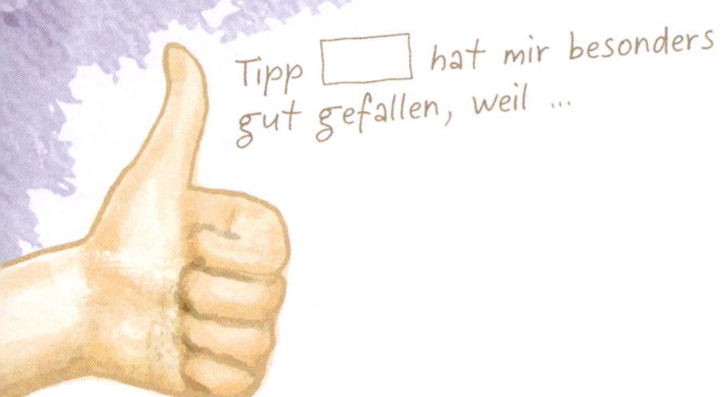

Tipp ☐ hat mir besonders gut gefallen, weil …

Folgende Tipps möchte ich fest in meinem Alltag verankern:

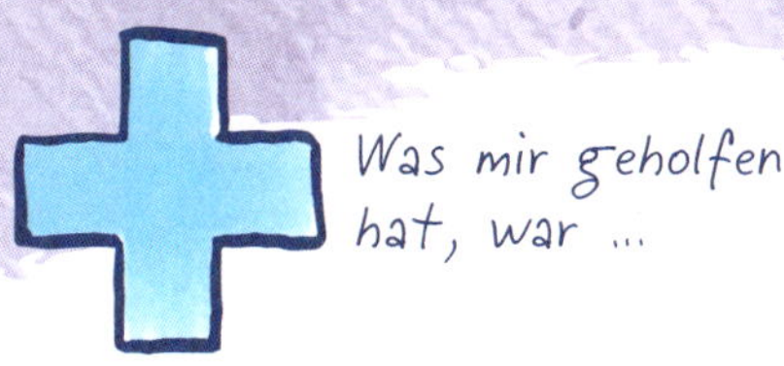

Was mir geholfen hat, war …

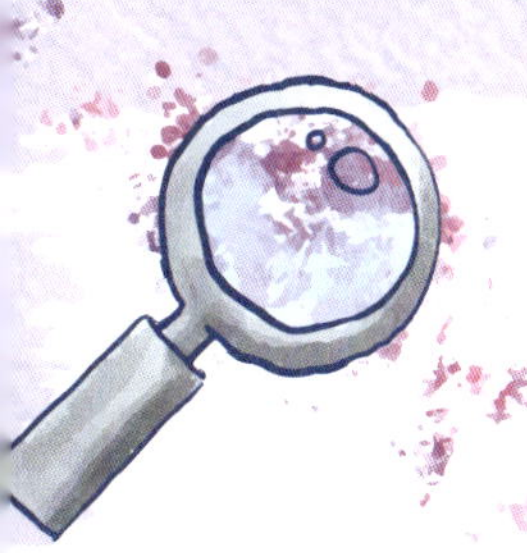

Nach diesem Kapitel fühle ich mich …

MEINE AFFIRMATION

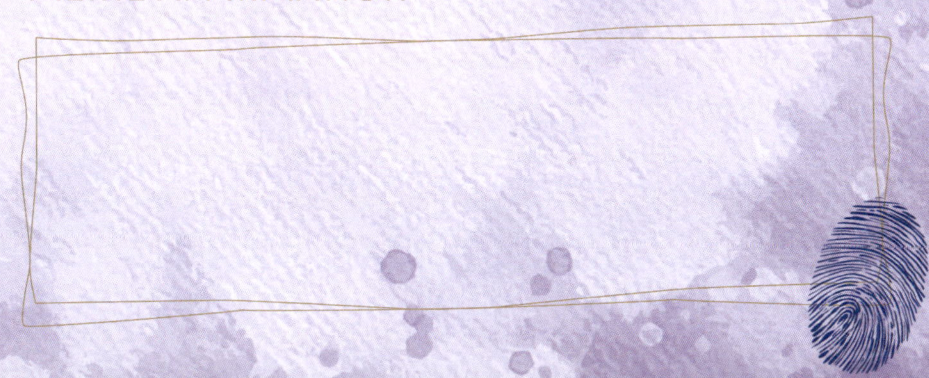

GESUND BEGINNT IM **MUND**

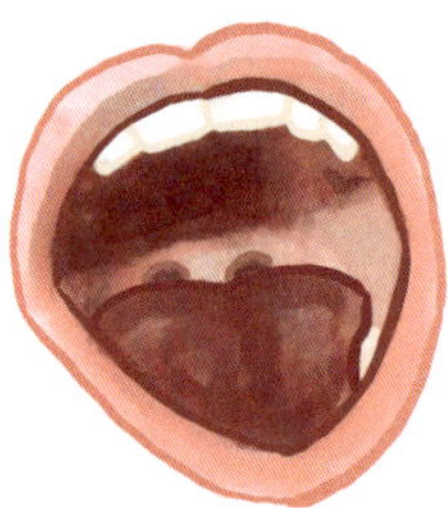

Ihre Mundhöhle

In Ihrem Mund entscheidet sich, wie gut oder schlecht es um Ihre Gesundheit und Ihre Energie steht – und wie Ihre Darmflora aussieht. Denn Fehlbesiedlungen des Darms starten mit einer kranken Mundflora.[27]

Zeit, die Mundhöhle besser zu pflegen. Folgende Maßnahmen haben sich bewährt:

- **Chemische Mundspüllösungen** meiden (außer kurzzeitig im Kampf gegen Keime, z.B. mit Wasserstoffperoxid). Sonst opfern Sie nützliche Bakterien. **Tipp:** Bei Halskratzen oder Entzündungen im Mundraum mit Salbeitee oder Myrrhetinktur gurgeln. Letztere schmeckt schrecklich, hilft aber enorm.

- **Ölziehen.** Morgens die Mundhöhle mit Sesam-, Kokos-, Sonnenblumen- oder Olivenöl spülen, dabei etwa 1–2 TL Öl über mehrere Minuten durch die Zahnzwischenräume ziehen. Hier sind preisgünstige Öle kein Tabu (aber bitte nicht aus Plastikflaschen!). Ölziehen saugt Schadstoffe aus dem Mundraum, optimiert die Mundflora, lindert Entzündungen und reduziert Plaquebildung.[28] Das benutzte Öl nie schlucken, im Hausmüll entsorgen, nicht im Waschbecken. Das Öl setzt sich sonst an Wasserrohren fest und saugt wie ein Schwamm einen unangenehmen Mix aus Haaren, Keimen und Essensresten im Siphon an.

- **Mundspülung mit Probiotika.** Eine probiotische »Dusche« hat sich auch unabhängig von einer regulären Einnahme von Probiotika bewährt.[29] Dazu Probiotikum-Pulver in Wasser auflösen und den Mund etwa eine Minute lang damit spülen. Dann herunterschlucken.

Ihre Zähne

Menschen, die regelmäßig Zahnseide verwenden, ihre Zahnbürste häufig (alle 4 bis 8 Wochen und grundsätzlich nach akuten Infekten) wechseln, zur zahnärztlichen Kontrolle und zur Zahnreinigung gehen und obendrein frei von Zahnweh sind, wähnen sich in Sicherheit. Leider reicht das aus bitterer Erfahrung nicht aus, um vor unvorhergesehenen Granateneinschlägen durch latente Entzündungen im Zahn- oder Kieferbereich geschützt zu sein. Müdigkeit, ein verkanntes Warnsignal für schwelende entzündliche Krankheiten, geht oft auf unentdeckte Störherde in alten wurzelbehandelten Zähnen oder im Kieferknochen zurück. Auch jahrelange Belastungen des Körpers durch Schwermetalle im Mund (z. B. Amalgam) fordern potenziell ihren Preis.[30] Bleiben Störfelder unentdeckt, leiden darunter Gesundheit und Energie. Entzündungen nähren das Risiko für Herzinfarkt, Schlaganfall, Diabetes, autoimmune, neurodegenerative Krankheiten und andere schlummernde »Gespenster«.

Planen Sie daher für die folgenden Tipps langfristig Zeit ein:

- **Schwermetalle im Mund.** Kümmern Sie sich um schrittweises, geschütztes »Ausmisten« von z. B. Amalgam oder Gold und suchen Sie mit Ihrem Arzt nach einer guten Alternative.

- **Messen von Laborwerten.** Lassen Sie Zähne oder Kieferentzündungen als Müde- und Krankmacher entlarven, z. B. über die Kontrolle der Werte von Thioether, Mercaptane, RANTES[31] und eine regelmäßige digitale Bildgebung (moderne 3-D-Röntgenaufnahme).

- **Fachkundige Unterstützung.** Suchen Sie sich im Zweifel einen Facharzt für biologische Zahnheilkunde, der insbesondere die Verträglichkeit einzelner Materialien berücksichtigt.

STRESS REDUZIEREN

Ziehen Sie den Stecker!

Warum es wichtig ist, Anspannung, die Sie in sich selbst aufbauen, als Energieräuber und Krankmacher zu entlarven, und wie Sie den gängigen Stressfallen entkommen.

Jede denkbare Situation Ihres Lebens, die Sie als unangenehm oder bedrohlich empfinden, kann einen großen oder kleinen Wirbelsturm an Stressreaktionen auslösen: Probleme oder Überlastung im Job, Gedränge im Supermarkt, quengelnde Kinder, finanzielle Not, Doppelbelastung von Familie und Beruf, ein platter Reifen, ein geklautes Fahrrad, zu hohe Ansprüche an sich selbst, der verpasste Bus, Vandalismus, ein lahmendes Internet, Konflikte. Und. Und. Und.

Jede(r) von uns kennt Situationen, die Stress auslösen und in denen man aus einem Gefühl der Überforderung heraus oder einem Anflug von Wut mehr oder weniger gereizt und nervös reagiert. Dabei fällt die Wahrnehmung ein und derselben Situation von Mensch zu Mensch extrem unterschiedlich aus: Während sich der eine begeistert an einer Felswand entlanghangelt, kann eine kaputte Glühbirne bei einem anderen einen kleinen Nervenzusammenbruch auslösen. Sie ahnen schon: Wie belastend Sie eine Situation empfinden, hängt stark davon ab, ob Sie sie als stressig *bewerten*.

Problematisch wird Stress dann für Ihre Gesundheit, wenn er aus dem Ruder läuft und Phasen der Anspannung nicht von Entspannung und Entschleunigung abgelöst werden. Statistiken schlagen Alarm: Je höher das empfundene Stresslevel, desto mieser ist der Gesundheitszustand allgemein. Das gilt übrigens auch für Kinder. Nehmen Sie Ihre Vorbildrolle ernst. Zeigen Sie in stressigen Zeiten, dass es möglich ist, schwierige Situationen zu meistern, ohne in Panik zu verfallen.

Die gute Nachricht: So vielfältig und individuell Stressmacher sind, so bunt und individuell sind auch die bewährten Mittel, übermäßigen Stress kleinzuschnitzen und aus Ihrem Leben zu verbannen. Entspannung beugt stressassoziierten Symptomen und Erkrankungen vor (z. B. Verspannungen, Rücken- und Kopfschmerzen, Bluthochdruck, Herz-Kreislauf-Krankheiten, Diabetes, Reizmagen, Reizdarm, Schlafstörungen, Burnout etc.), sorgt für eine Regeneration der Nebenniere und mindert die Ausschüttung von aktivierenden Stresshormonen und Botenstoffen (Adrenalin, Cortisol). Und genau darum geht es jetzt: Sie lernen, effektiv zu ENT-spannen.

WAS SIE FÜR DIE NÄCHSTEN TAGE BRAUCHEN

- ☐ Ein ruhiges Plätzchen zu Hause, in der Natur oder im Büro.
- ☐ Ein Taschentuch.
- ☐ Ihre Lieblingsplaylist.
- ☐ Zwei verschiedenfarbige Socken.

AFFIRMATION DER WOCHE

„Ich lasse mich nicht aus der Ruhe bringen."

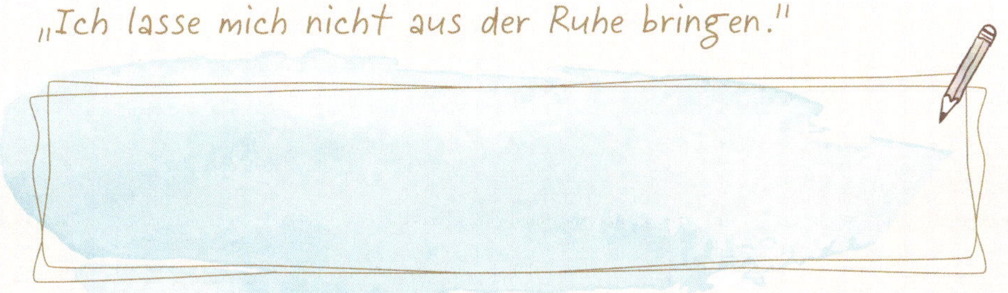

DIE **MAGIE** DES ATMENS

Ein wichtiger Schlüssel für Gesundheit und Energie

Warum der Atem über Ihre Vitalität entscheidet und Sie über das bewusste Atmen Ihre innere Balance finden und Ihr gesamtes Leben positiv umkrempeln.

Atem ist Leben. Der Mensch kann ohne Nahrung ungefähr bis zu 40 Tage überleben und maximal 7 Tage ohne Wasser. Jedoch nur wenige Minuten, ohne zu atmen. Wieso sollten wir atmen »lernen«? Wir, Sie und ich, atmen schließlich schon unser ganzes Leben lang. Aber Atmen ist mehr als ein passives »Ein-und-Aus«. Ein Erwachsener kommt auf etwa 23 000 Atemzüge pro Tag. Etwa 672 Millionen Atemzüge schnaufen sich so in einem durchschnittlich 80-jährigen Leben zusammen. Der Atem schenkt Ihren Körperzellen Sauerstoff, beeinflusst alle Organfunktionen und Ihren Energiestoffwechsel. Und trotz seiner immensen Bedeutung nehmen wir ihn kaum wahr. Viele Menschen atmen zu flach, zu hektisch, zu halbherzig. Zeit, auch das zu ändern! Denn: Atmen ist wie Paddeln: Tausende von kurzen, hastigen Bewegungen bringen Sie auch ans Ziel, aber weniger effektiv und zügig als ein paar längere und tiefe Paddelschläge.

Egal wie viele Atemzüge Sie in dieser Sekunde hinter sich gebracht haben, egal wie viele noch vor Ihnen liegen: Entscheidend ist die Art und Weise, wie Sie *ab jetzt* atmen. Die gute Nachricht: Bewusstes Atmen lässt sich schnell trainieren.

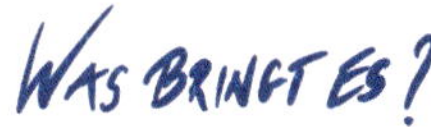

Was bringt es?

- Bewusstes Atmen drosselt die Ausschüttung von Stresshormonen.
- Es stärkt Gedächtnis, Konzentration und kreatives Denken.
- Es pusht das Immunsystem, steigert das Energielevel und die Vitalität.
- Es minimiert Verspannungen z. B. der Schulter- oder Nackenmuskulatur.
- Es wirkt gegen Einschlafstörungen und fördert die Regeneration.
- Es stimuliert die Verdauung und lindert Sodbrennen.
- Es lindert Asthma, Angststörungen, ADHS, Kopfschmerzen und entzündliche Krankheiten wie Schuppenflechte.

→ **Hilft besonders gut bei Schmerzen, Bluthochdruck, Reizdarm, Wut, Angst, innerer Anspannung.**

Los geht's!

In wenigen Atemzügen können Sie jetzt eine einfache Atemtechnik kennenlernen, die Ihr vegetatives Nervensystem harmonisiert. Doppelt so lang auszuatmen wie einzuatmen optimiert die Sauerstoffversorgung Ihres Körpers und wirkt unmittelbar positiv. Sie können im Alltag immer wieder kleine »Inseln« einer tieferen, bewussten Atmung einbauen. (Siehe auch Tipp 40, S. 195.)

- Putzen Sie sich vor der ersten Atemübung die Nase.
- Legen Sie die Hand auf den Bauch, entspannen Sie Ihren Kiefer und atmen Sie durch die Nase **4 Sekunden** tief in den Bauch ein.
- Halten Sie den Atem mindestens **4 Sekunden** (bis 7 Sekunden) lang.
- **Atmen Sie lange tief aus**, etwa **8 Sekunden**.
- Halten Sie den Atem **4 Sekunden** mit leeren Lungen an.

Tipp

Praktizieren Sie diese ENERGY!-Übung idealerweise nach dem Aufwachen und abends vor dem Einschlafen. Sie können sie an jedem Ort der Welt, in jedem Moment als Energiekick einbauen. Wenn Sie merken, dass Ihre Gedanken bei der Übung umherzirkeln, besinnen Sie sich auf eine Ihrer Affirmationen, zum Beispiel: »Ich bin ent-spannt.« Atmen Sie bewusster ein und länger aus, egal ob im Liegen oder im Sitzen. Aus Erfahrung hilft die Vorstellung, Sie würden bis in die Fußsohlen einatmen.

Wussten Sie schon?

Forschungen zeigen, dass die Nasenatmung gesünder ist als die Mundatmung und die Atmung durch unterschiedliche Nasenlöcher unterschiedlich auf Ihr Energielevel und Wohlbefinden wirkt.

Das Atmen durch das rechte Nasenloch versetzt Ihren Organismus in »Aktionsbereitschaft«, denn: Es wirkt wie ein Tritt auf das Gaspedal, indem das sympathische Nervensystem und damit Ihr Herz-Kreislauf-System stimuliert wird. Auch werden Teile der linken Hirnhälfte stärker durchblutet, die für logische Entscheidungen und emotionale Bewertung verantwortlich sind.[32]

Wenn Sie durch Ihr linkes Nasenloch atmen, das mit dem parasympathischen Nervensystem verbandelt ist, wirkt das wie ein Tritt auf die Bremse und programmiert Sie auf Entspannung und Regeneration. Außerdem wird die rechte Hirnhälfte mehr durchblutet, die kreatives Denken, Gefühle und geistige Abstraktion beeinflusst.[33] Mit diesem Wissen können Sie sich mit jedem Atemzug bewusst in einen Zustand von Leistungsbereitschaft oder tiefer Entspannung beamen.

Abwechselnde Nasenlochatmungstechniken gibt es nicht wenige.[34] Ich empfehle Ihnen den simpelsten Einstieg. Legen Sie einfach Daumen oder Zeigefinger über das Nasenloch, das blockiert werden soll. Sie werden verblüfft sein, schon diese kleinen Atemübungen wirken großartig!

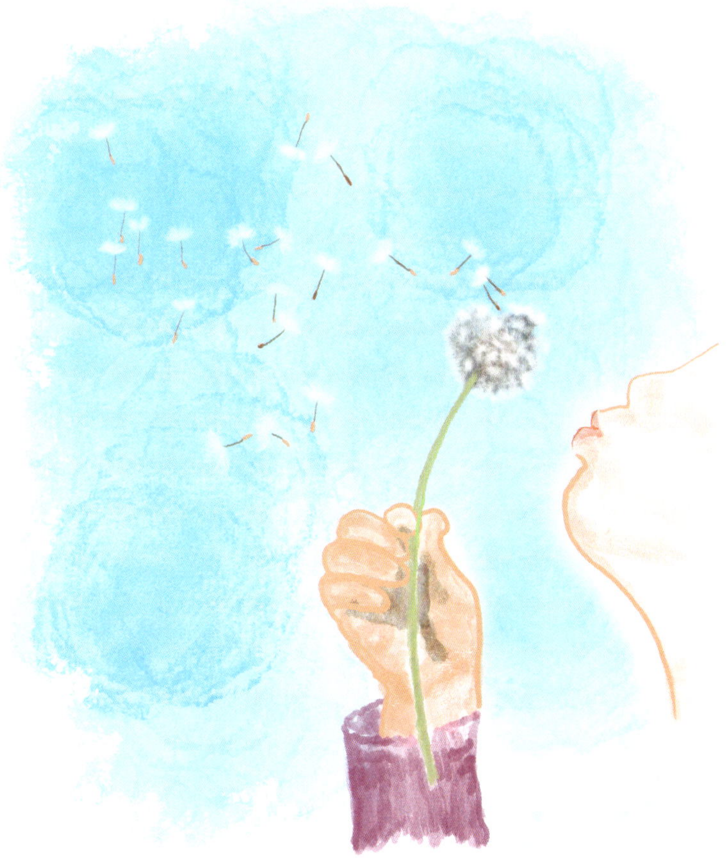

AFFIRMATION DES TAGES

„Ich atme mich gesund."

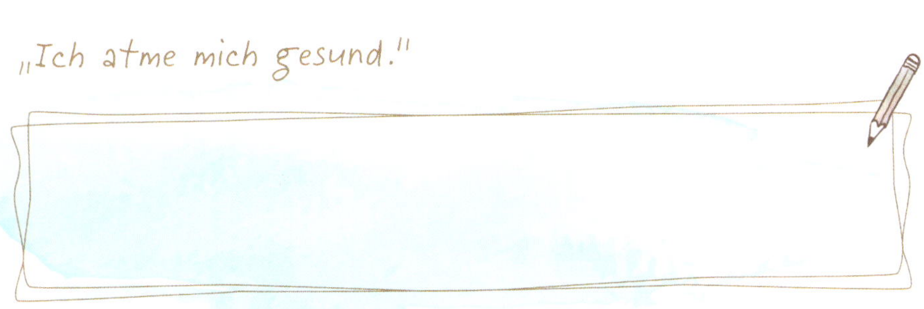

IM **JETZT** SEIN

Über die Kunst, den Moment zu schätzen

Warum Im-Augenblick-Sein ein Gesundmacher ist und wie Sie sich durch einen Gedankenstopp nicht nur körperlich und seelisch aufbauen, sondern auch mühelos Ihr wahres Selbst entdecken.

Wie oft stolpern wir durch den Tag, laufen auf Autopilot, funktionieren nur. Wie oft verharren wir in negativem Denken, kleben in der Vergangenheit fest oder warten auf eine bessere Zukunft. Dabei verpassen wir das JETZT.

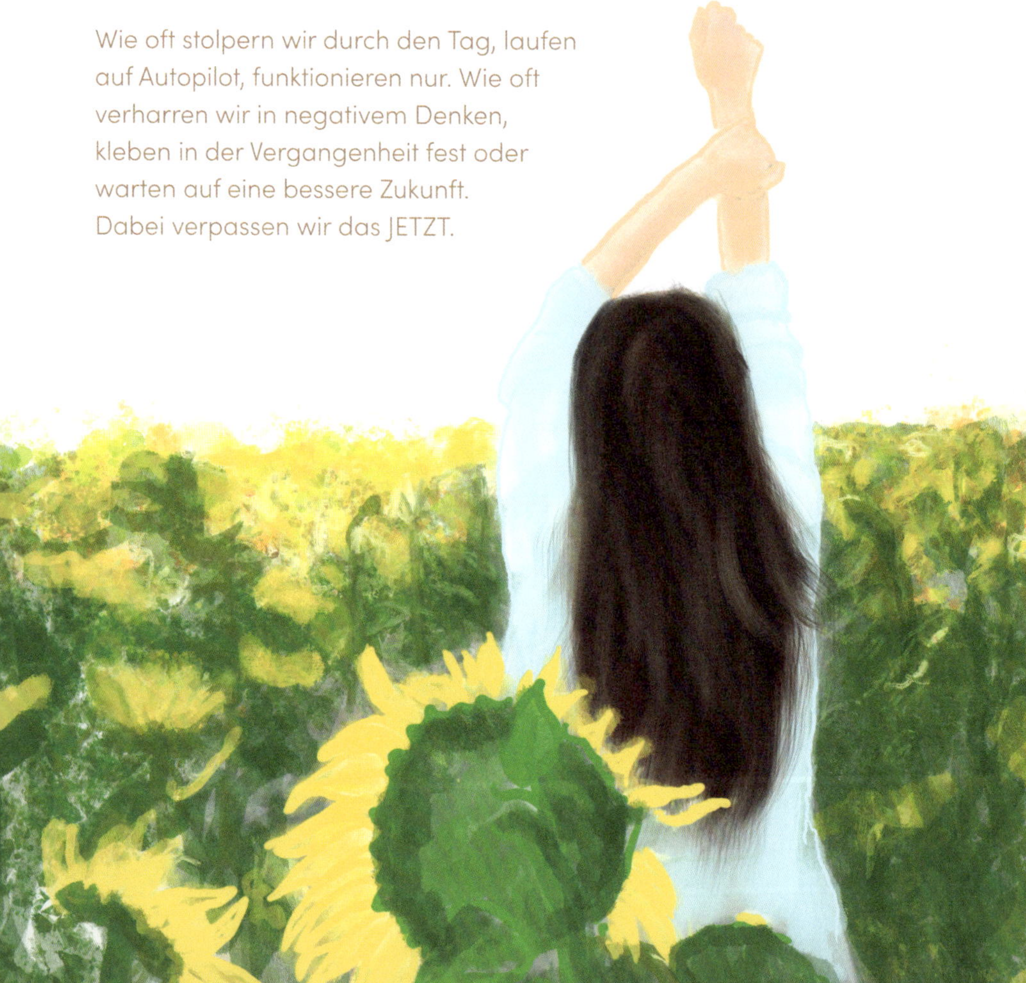

Wenn Sie sich auf das J-E-T-Z-T einlassen, wird dem energiesaugenden und lähmenden Gedankenkarussell der Saft abgedreht.

»Im Jetzt« zu sein bedeutet: Sie sind voll bei einer Sache, erleben und beobachten den Moment mit *allen* Sinnen, aber Sie bewerten und verurteilen *nichts*.

Sie spüren zum Beispiel, wie der Wind durch Ihre Haare streicht, wie ein Bleistift in Ihren Fingern liegt, wie Ihre Hand etwas ertastet, wie die über Jahre unbeachtete Badematte Ihren Füßen guttut. Sie hören Möwenschreie, Menschenstimmen um sich herum, Sie nehmen die Dämmerung oder den Geschmack Ihrer Mahlzeit und das Mundgefühl dazu einfach nur wahr. Momente kommen und gehen. Jedes *achtsame* Aufsaugen der Gegenwart ist ein Energiebringer de luxe, da es Sie wieder staunen lässt über die Geschenke, die das Leben mit sich bringt.

Was bringt es?

- Im Jetzt zu sein drosselt die Stresshormonproduktion, und die für Ihre Stressresistenz verantwortlichen Hirnareale wachsen wie ein Muskel beim Hanteltraining.
- Es stärkt Ihre körperliche Widerstandskraft (auch bei schweren Krankheiten).
- Es fördert Vitalität und Regeneration und wirkt präventiv gegen Krankheiten.
- Es reduziert negatives Denken und selbstschädigendes Verhalten (z. B. bei Sucht, Essstörungen).
- Es lindert chronische Beschwerden wie Schmerzen und Verspannungen sowie Angst, Depression, Traumata und stressbedingte Erkrankungen.

→ **Hilft gut z. B. bei Immunschwäche, Autoimmun- und entzündlichen Krankheiten, Mastzellaktivierungssyndrom.**

Los geht's!

Nahezu überall lässt sich das Im-JETZT-Sein trainieren. Es betrifft die verschiedensten Ebenen, Ihren Körper, Ihren Geist, Ihre Gefühle und Handlungen. Vor allem den eigenen Körper ohne Wertung zu beobachten hat sich bewährt. Deswegen verordne ich Ihnen heute den sogenannten Body-Scan, bei dem Sie Ihren Kopf »abgeben« (eignet sich besonders gut für Menschen, die nicht abschalten können).

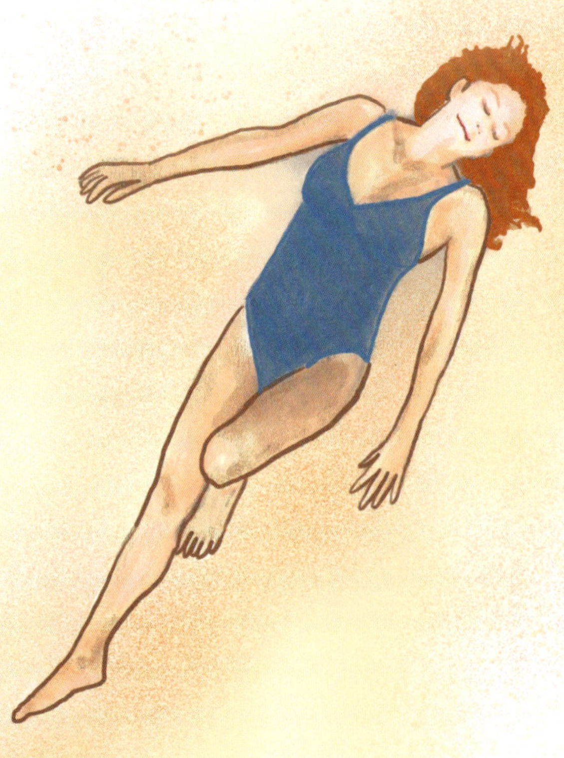

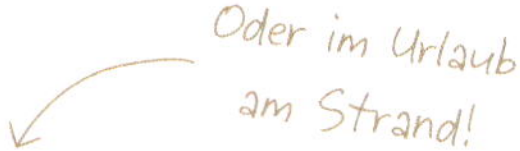

- Legen Sie sich auf den Rücken (Sofa, Bett oder Boden mit Unterlage) oder setzen Sie sich bequem aufrecht auf einen Stuhl.
- Die Arme liegen seitlich neben Ihrem Körper und die Beine sind ausgestreckt, etwa hüftbreit auseinander. Schließen Sie nun die Augen.
- Rollen Sie Ihren Kopf behutsam mit einer winzigen und langsamen Bewegung zur Seite und dann in die Ausgangslage zurück. Wechseln Sie zur anderen Seite. Verweilen Sie ab und zu in einer Position und spüren Sie Ihren Atem. Überlassen Sie Ihren Kopf diesem sanften Spiel für etwa eine Minute.
- Reisen Sie nun in Gedanken durch Ihren *gesamten Körper*. Lenken Sie Ihre Aufmerksamkeit vom Kopf über den Nacken und die Arme bis zu den Händen. Beobachten Sie und spüren Sie, wie sich die Körperteile anfühlen. Kalt? Warm? Angespannt? Schwer? Leicht? Tut etwas weh?
- Richten Sie nun peu à peu Ihre Selbstbeobachtung auf den Rest Ihres Körpers (Brustkorb, Bauch, Po, Beine und Füße).
- Bewerten Sie nichts. Bleiben Sie im JETZT.

AFFIRMATION DES TAGES

„Ich bin im Hier und Jetzt."

DANKBARKEIT IST DIE **BESTE MEDIZIN**

Die Transportrakete zu mehr Vitalität

Warum Dankbarkeit ansteckend ist und wie sie Sie nicht nur entspannt, sondern auch gesünder und glücklicher macht.

Dankbarkeit ist das Gefühl des Staunens, eine Feier des Lebens und die perfekte Transportrakete für Ihre Gesundheit. Wenn Sie dankbar sind, erleben Sie heilsame Emotionen wie Begeisterung, Leidenschaft, Freude, Interesse oder Stolz. Ob es nun die Worte eines Freundes, das Winken der Kollegin auf dem Flur, ein Überraschungsgeschenk, die Aussicht auf einen attraktiven Job, ein kuscheliger Pullover in Ihrer Lieblingsfarbe, eine fein schmeckende Schokolade ist – ganz egal! Wenn Sie Dankbarkeit empfinden, entspannen Sie sofort, fühlen sich Mitmenschen und Umwelt eng verbunden und handeln positiv. Sie konzentrieren sich auf kreative Lösungen und Chancen und packen an, anstatt in negativen Denkspiralen zu verkrusten und täglich über die Hindernisse des Lebens zu stolpern. Es lohnt sich, der Dankbarkeit einen festen Platz einzuräumen, genauso wie dem Zähneputzen.

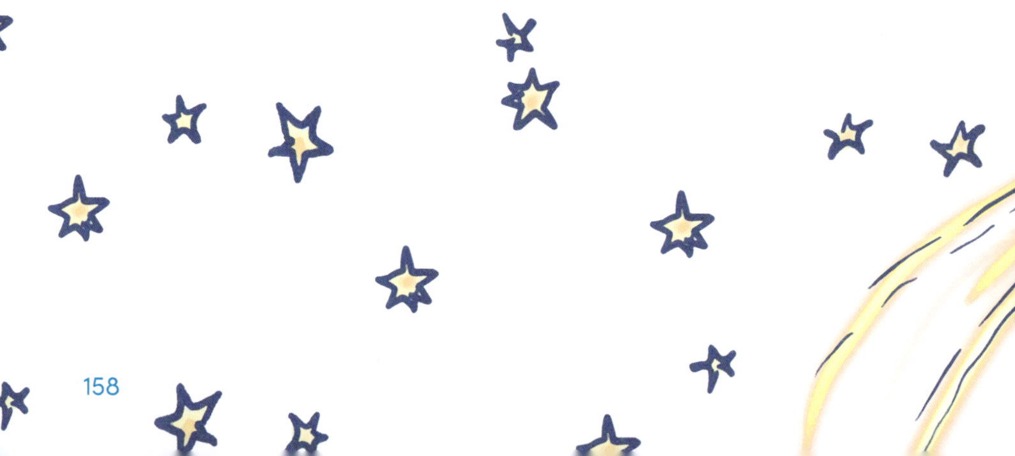

Was bringt es?

- Dankbarkeit lenkt Ihren Blick hin zu dem, was alles gut in Ihrem Leben ist.
- Sie gleicht übertriebenen und krank machenden Perfektionismus aus.
- Sie senkt chronischen Stress und fördert Ihre seelische Balance.
- Sie vertreibt negative Gedanken und Gefühle wie Neid, Missgunst, Eifersucht, Gier.
- Sie setzt in Ihrem Gehirn das Glückshormon Dopamin frei, wirkt ansteckend und macht »süchtig«, wodurch sie fast schon automatisch im Alltag zur Routine wird.
- Sie beugt Krankheiten (z. B. Herz-Kreislauf-Erkrankungen) vor und beschleunigt Heilungsprozesse.
- Sie wirkt präventiv und lindernd bei Angst- und Panikstörungen sowie Depression.
- Sie stärkt Optimismus, Lebensfreude, Selbstdisziplin und Selbstwert.
- Sie steigert Ihre Motivation, Ihr Leben zu gestalten und aktiv in die Hand zu nehmen.

→ **Hilft gut z. B. bei Herz-Kreislauf-Problemen, Schmerzen, Autoimmun- und entzündlichen Krankheiten, Depression.**

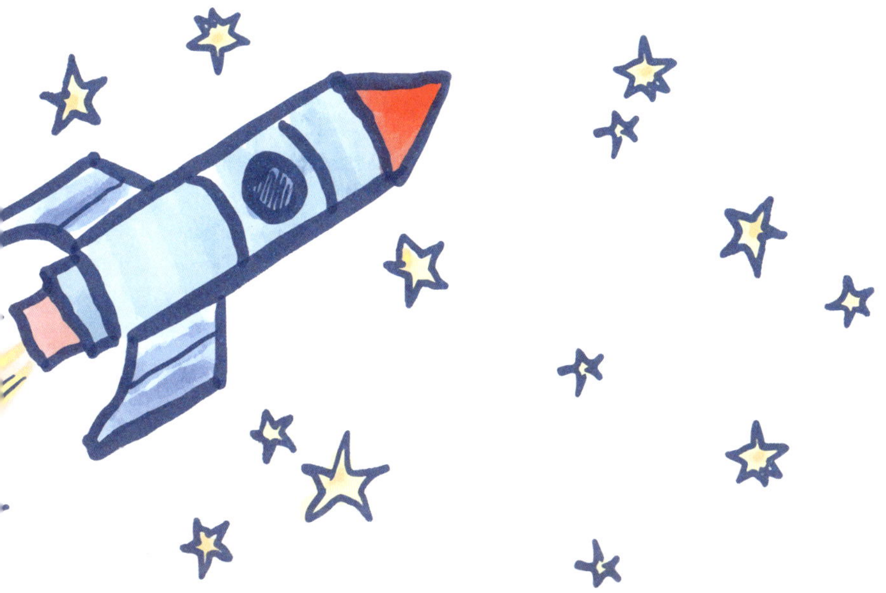

Los geht's!

Bevor Sie gleich zwei Dinge notieren, für die Sie dankbar sind – das kann auch die Tatsache sein, dass Sie heute keine Schmerzen hatten, nicht vom Blitz erschlagen wurden oder ein Dach über dem Kopf haben –, eine wichtige, klitzekleine Anmerkung: Es macht einen riesigen Unterschied aus, ob Sie plump an bestimmte Lebensereignisse den Hashtag **#dankbarkeit** hängen oder ob Sie genau mit der Lupe betrachten, was Ihnen vom Leben geschenkt wurde und *warum* Sie dankbar dafür sind. Echte Dankbarkeit entsteht als ein Gefühl der Würdigung dessen, was wir als wertvoll empfinden, egal ob es einen materiellen Wert besitzt.[35] Deswegen fixieren Sie immer den Grund, warum Sie dankbar sind, und putzen Sie Ihren »neuen Zahn der Dankbarkeit« jeden Tag – auch an den dunkleren Tagen Ihres Lebens.

Heute bin ich dankbar für ..., weil ...

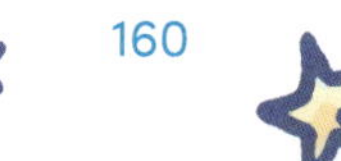
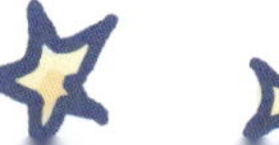

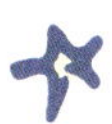

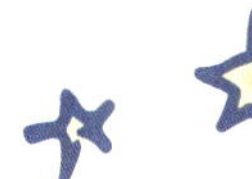

Ich kann mich glücklich schätzen, dass …, weil …

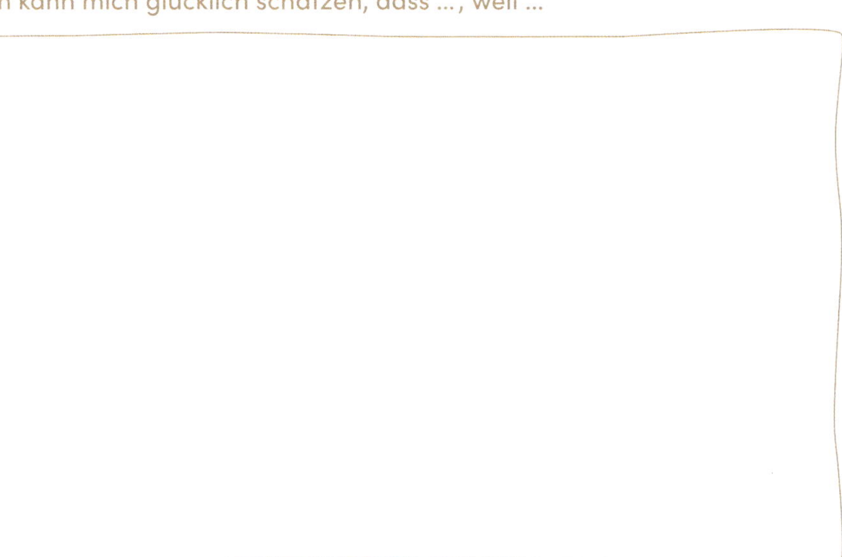

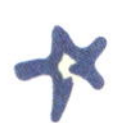
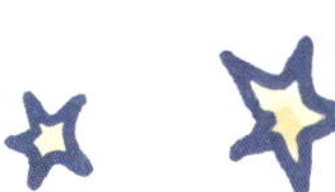

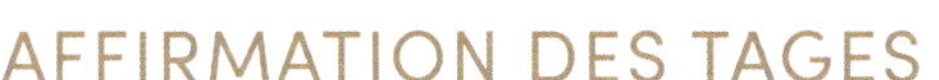

AFFIRMATION DES TAGES

„Ich bin dankbar für das, was ist."

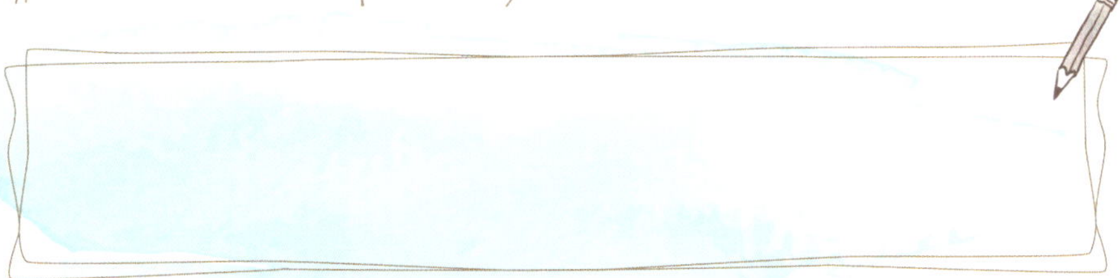

THE POWER OF **MUSIC**

Musik gehört in jede Hausapotheke

Wie die Kraft der Klänge und Melodien heilsam auf Ihren Körper und Geist wirkt, übereifrigen Stresshormonen den Saft abdreht und Ihre Glücksgefühle sprudeln lässt.

Wie stark Musik wirken kann, hat jeder schon erlebt. Musik ist ein Tausendsassa, der das innere Stressmonster prompt besänftigt und Ihre Gesundheit neu ausrichten kann. Schon für den griechischen Philosophen Platon diente Musik dazu, »die ungeordneten Bahnen unserer Seele in Ordnung und in Einklang mit sich selbst zu bringen«.

Forschungen demonstrieren: Musik ist der perfekte Stresskiller. Wenn eine Operation näher rückt, das Herz klopft, die Hände nass werden, der Blutdruck nach oben schnellt und dann zum Beispiel eine Mozart-Sonate ertönt, passt sich der Atem langsam dem Takt der Musik an und das Herz pumpt weniger heftig. Deswegen zählt Musik inzwischen zur Standardtherapie in der Medizin und macht sogar Medikamenten (Schmerz- und Beruhigungsmitteln) Konkurrenz.

Musik hören oder selbst Musik machen (auch Singen zählt dazu!) – beides sind gleichwertige Puzzleteile eines ganzheitlichen Heilprozesses. Musik wirkt. Wunderbar. Unmittelbar.

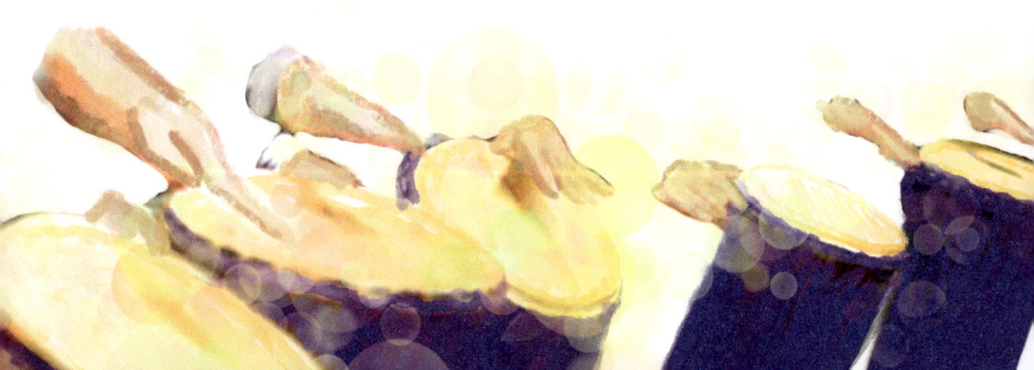

Was bringt es?

- Musik hören oder selber machen stoppt die Freisetzung der Stresshormone (Adrenalin und Cortisol) und wirkt so präventiv gegen chronische Krankheiten bzw. lindert sie.
- Musik kurbelt die Produktion von körpereigenen Opioiden und Endorphinen (Glücksbotenstoffen) an und wirkt so schmerzlindernd und stimmungsaufhellend.
- Sie stimuliert Konzentration und Motivation.

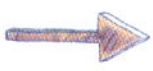 **Hilft gut bei Schlafstörungen, Reizdarm, Blutdruckdysregulation.**

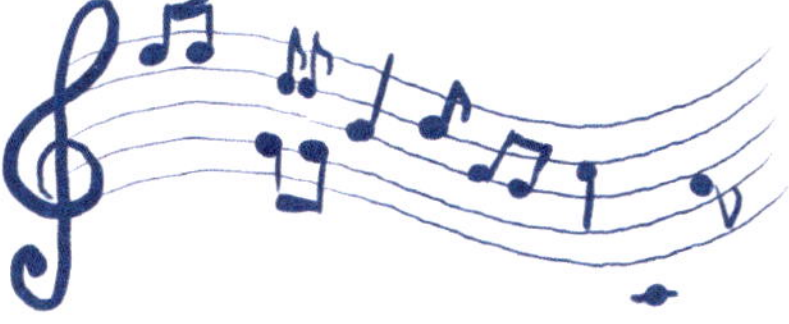

Los geht's!

Musik hilft etwa bei Angst, Liebeskummer, Stress oder Schmerzen. Deshalb sollten Sie – falls noch nicht geschehen – Musik in Ihre Hausapotheke adoptieren. Das Faszinosum aus Klängen, Tönen und Rhythmus greift tiefer in Ihr Bewusstsein ein als Worte, egal ob Klassik, Pop, Rock, Funk, Easy Listening, House, Techno, Hip-Hop, Schlager oder Jazz. Wählen Sie Musik nach I-H-R-E-M Geschmack.

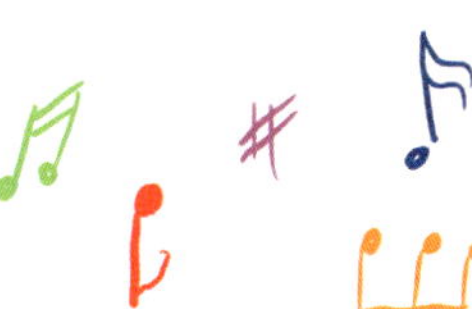

Nehmen Sie sich 5 Minuten Zeit:

- Stöbern Sie in Ihrem Musikfundus.
  Überlegen Sie: Welche Musik tut *Ihnen* gut?
  Welche regt Sie an, welche beruhigt Sie?
- Ziehen Sie sich zurück und gönnen Sie sich eine Dosis Musik auf die Ohren – nicht nebenbei. Spüren Sie gedanklich ihrer Heilkraft nach.

Übrigens
Nachgewiesenermaßen wird schon das Ungeborene durch klassische Musik beruhigt und durch Pop- und Rockmusik angeregt.

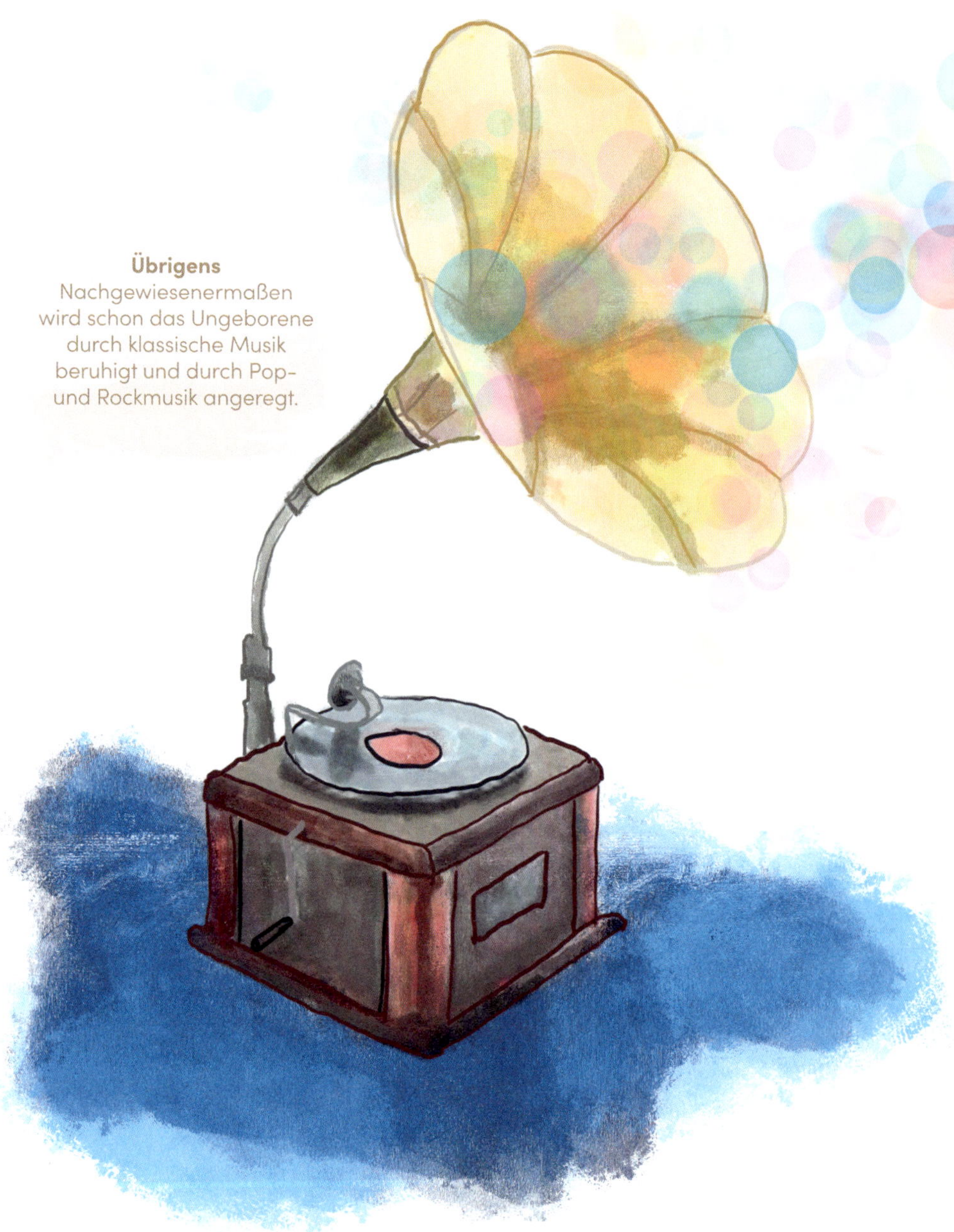

Wussten Sie schon?

Die Hausapotheke von Musikforschern ist kunterbunt, sie empfehlen den gezielten Einsatz von Musik bei diversen Beschwerden oder Seelenfrust: zur Entspannung oder Schmerzbewältigung etwa die Werke von Wolfgang Amadeus Mozart; bei Einsamkeit Kompositionen von Franz Liszt (»Faust-Sinfonie«); bei Unausgeglichenheit und Gereiztheit Ludwig van Beethoven (6. Sinfonie) oder Felix Mendelssohn Bartholdy (1. Klavierkonzert) als Harmoniebringer de luxe; bei Schlaflosigkeit Robert Schumanns »Träumerei«, bei Sorgen Claude Debussy; und um sich anzuregen zum Beispiel den »Boléro« von Maurice Ravel.

AFFIRMATION DES TAGES

„Musik schenkt mir neue Kraft."

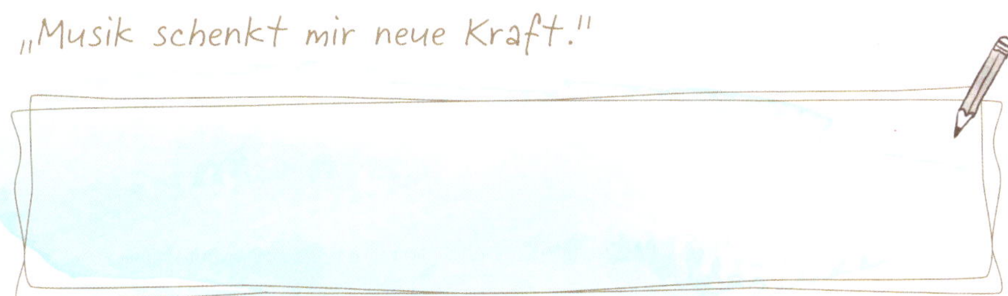

ÜBERWINDEN SIE ÜBERTRIEBENEN **PERFEKTIONISMUS**

Die Kunst, Unvollkommenheit als menschlich anzusehen

Warum ein extremer Anspruch an sich selbst Ihre Zeit, Energie und Zufriedenheit frisst und Ihre Leistungen schmälert und wie Sie ihn auf ein gesundes Maß trimmen.

Keinen Fehler machen zu wollen ist ein Fehler, der Tag für Tag überall auf der Welt passiert. Jeder macht Fehler. Das ist menschlich. Das ist normal. Mit dem Versuch, immer perfekt zu sein, schreddern Menschen Lebensqualität, Selbstvertrauen und Gesundheit.

Dabei ist Perfektion per se nichts Schlechtes. Im Gegenteil. Es braucht wie in allen Dingen den differenzierten Blick: Es gibt die »gute« Perfektion, die aus dem Wunsch nach innerem Wachstum, Präzision und Qualität entsteht. Sie lässt uns das Beste geben, ohne uns zu erschöpfen. Auch ich bin Perfektionistin, wenn es um meine Arbeit geht, wenn ich schreibe, male etc. Und wünsche mir (wer nicht?) Perfektion, wenn der Handwerker das neue Bad fliest oder sich der Zahnarzt über den Kiefer beugt.

Neben dieser guten Perfektion gibt es aber auch die schlechte. Sie verliert sich in einem Gewirr aus Kleinigkeiten, Zeitdruck und Unzufriedenheit. Die übertriebene Sorgfalt mündet in Aufschieberitis (Prokrastination), die das Stresslevel weiter ankurbelt, und verhindert, neue Gewohnheiten einzuführen, à la »wenn ich nicht jeden Tag jogge, kann ich es gleich sein lassen«. Schwarz oder weiß. Die Grautöne dazwischen gilt es zu entdecken. Werfen Sie schlechte Perfektion über Bord!

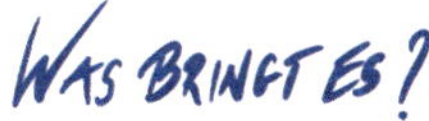

- Übertriebenen Perfektionismus über Bord zu werfen stoppt die Abwärtsspirale aus krampfhaftem Streben und dem Gefühl des Scheiterns.
- Es sorgt dafür, dass Sie sich an erreichten Dingen wieder freuen können.
- Es stärkt Selbstvertrauen und Selbstwert, stoppt exzessive Selbstoptimierung.
- Es hilft dabei, zwanghaftes Verlangen nach Applaus und Beachtung zu überwinden.
- Es reduziert Kontrollsucht und macht uns zugänglich für konstruktive Kritik.
- Es senkt das Stresslevel und beeinflusst so die gesamte Gesundheit positiv.

→ **Hilft gut bei Kopf- und Rückenschmerzen, Reizdarm, Immunschwäche, Reizbarkeit.**

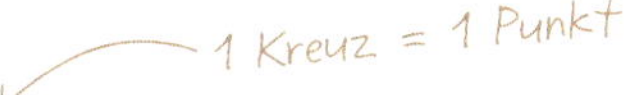

Schärfen Sie Ihre Selbstwahrnehmung. Finden Sie heraus, wie perfektionistisch Sie wirklich sind. Kreuzen Sie jede Aussage an, die auf Sie zutrifft.

1 Kreuz = 1 Punkt

- ☐ **Ich liebe Details und bin darauf fixiert, alles zu beachten. (Ein Beispiel: Eine Mutter hat an einem Morgen keine Zeit mehr, noch einen Apfel für das Schulkind zu schälen. Der Gedanke, dass sie es nicht »geschafft« hat, quält sie den ganzen Tag. Dabei kann das Kind den Apfel zu einer anderen Zeit, auch nach der Schule, essen …)**
- ☐ **Ich ertappe mich dabei, mich mit anderen Menschen zu vergleichen.**
- ☐ **Ich fühle mich oft unter Druck und erschöpft.**
- ☐ **Ich kann nichts einfach liegen lassen und muss Fehler sofort beheben.**

- ☐ **Mein Selbstwert hängt davon ab, wie »gut« ich bin in allen meinen Leistungen.**
- ☐ **Ich nehme negative Kritik persönlich, kann schlecht damit umgehen.**
- ☐ **Ich habe oft Angst, Fehler zu machen.**
- ☐ **Ich plane Dinge bis in jedes kleinste Detail, bevor ich überhaupt anfange.**
- ☐ **Ich kritisiere Kollegen oder meine Familie, wenn ihnen ein Fehler unterläuft.**
- ☐ **Ich schiebe Dinge auf, weil ich sie *besonders* gut machen will.**
- ☐ **Ich habe oft das Gefühl, dass die Dinge, die ich gemacht habe, nicht gut genug sind.**
- ☐ **Ich ertappe mich dabei, mich zu fragen, was andere wohl über mich denken.**

Nobody is perfect!

Auswertung

0 bis 4 Ungesunde Perfektion ist nicht Ihr Problem. Ihre Lebensweise erspart Ihnen Stress. Beachten Sie, dass ein hoher Anspruch bei wichtigen Aufgaben nützlich ist, und werden Sie nicht nachlässig, unpräzise oder gleichgültig.

5 bis 7 Perfekt! Sie leben eine ausbalancierte Perfektion. Sie sind bereit, das Beste zu geben oder einzufordern, lassen sich aber durch übertriebene Sorgfalt nicht terrorisieren.

8 bis 12 Zeit, etwas gegen Ihren Perfektionsdrang zu tun! Sie setzen sich enorm unter Druck und sind in Abhängigkeiten verstrickt. Lernen Sie, gute Perfektion zu leben, und akzeptieren Sie, dass niemand perfekt ist. Auch Sie nicht.

Tipp Zum Abschluss hier noch ein Tipp, den ich auch den Patientinnen und Patienten in meiner Praxis gern gebe. Er entstand per Zufall, als ich aus Versehen unter Zeitdruck zwei verschiedenfarbige Socken und einmal sogar zwei farblich etwas unterschiedliche Sneaker (immerhin dasselbe Modell) anzog und so aus dem Haus ging. Ein solcher »Fauxpas« kann auch Ihr Ausstieg aus dem Perfektionsdrang werden.

Also: Probieren Sie es morgen mal mit zwei deutlich verschiedenen Socken. Oder halten Sie es einmal aus, als Hemdträger oder Blusenträgerin mit ungebügelten Klamotten rumzulaufen. Auch das habe ich ausprobiert …

Egal, was Sie tun, um Ihren Perfektionsdrang zu schleifen – Sie werden sehen: Die Welt geht nicht unter, sie dreht sich trotzdem weiter.

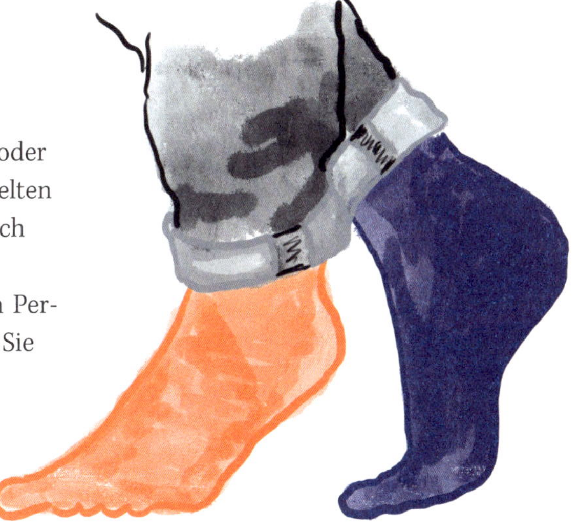

AFFIRMATION DES TAGES

„Ich gebe mein Bestes und weiß, dass jeder Mensch Fehler macht."

DIE BESTEN **STRESSKILLER** MIT SOFORTWIRKUNG

Unterwegs zur stressfreien Zone

Wie Sie unsympathische Stresssymptome auflösen und dem Hamsterrad entfliehen.

Fühlen Sie sich manchmal wie unter Strom? Hetzen Sie von einem Thema oder Termin zum nächsten oder haben das Gefühl, 97 Bälle gleichzeitig zu jonglieren? Sie geben Ihr Bestes, um den Ansprüchen im Alltag gerecht zu werden, doch Ihr Körper sendet Warnsignale wie Verspannung, Kopfschmerz oder Erschöpfung und Sie plumpsen gerädert in die Federn? Sie sehnen sich danach, ab und an den »Stressstecker« zu ziehen? Um Stresssymptome erfolgreich zu überwinden, gilt es immer, die Seele *und* den Körper zu betrachten. Deswegen kümmern wir uns heute um die Körperebene.

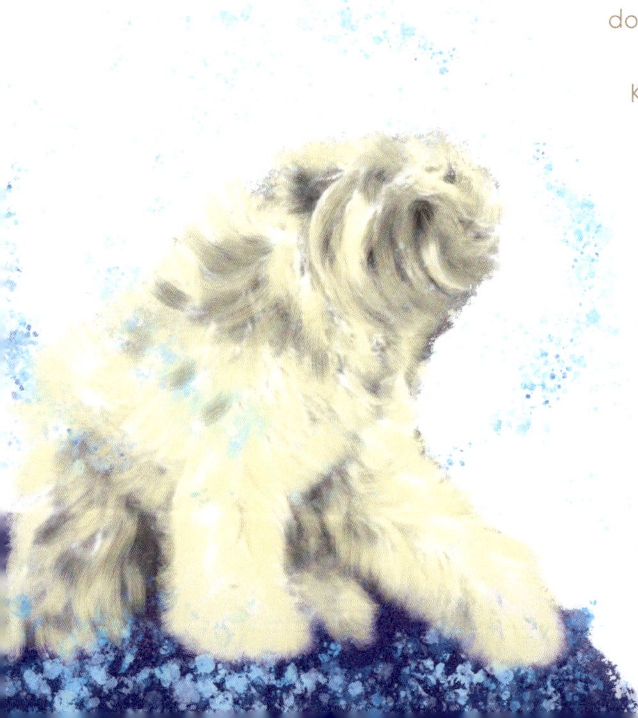

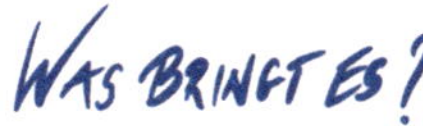

- Mit einfachen Anti-Stress-Übungen bereiten Sie den Boden für Stressresistenz, Energie und Lebensfreude.
- Sie steigern deutlich Ihre körperliche und seelische Belastbarkeit.
- Sie beugen Krankheiten vor und kräftigen die Immunabwehr (z. B. gegen Virusinfektionen wie Covid-19).

→ **Hilft gut bei Anspannung, Angst, Schlafstörungen, Herz-Kreislauf-Krankheiten, Reizdarm, seelischen Traumata.**

Los geht's!

Probieren Sie diese Übungen nacheinander aus und gönnen Sie sich wenigstens zwei davon in Zukunft mehrmals täglich. So wird Stress bald ein Fremdwort für Sie sein.

Hand aufs Herz

☐ mache ich in Zukunft

Legen Sie Ihre Hand auf die Herzgegend (linke Brust). Lassen Sie sie dort kurz ruhen. Die ruhige Körperberührung bewirkt eine sofortige mentale Stabilisierung. Perfekter Moment: die erste Minute nach dem Aufstehen und kurz vor dem Einschlafen.

Lächeln und Lachen

☐ mache ich in Zukunft

Egal ob gut gelaunt oder nicht: Nehmen Sie einen Stift so in den Mund, dass er mit den Mundwinkeln Kontakt hat. Damit täuschen Sie Ihrem Gehirn ein Lächeln vor. Muskelbewegungen beim Lächeln und Lachen werden vom Gehirn positiv bewertet und lassen Glückshormone sprudeln. Lächeln Sie: in den Spiegel, vor dem Verlassen der Wohnung, wenn der Nachbar grüßt. Lachen Sie: leise, dann gerne auch laut. Sie finden das peinlich? Albern? Doof?

Egal: Lachen Sie!

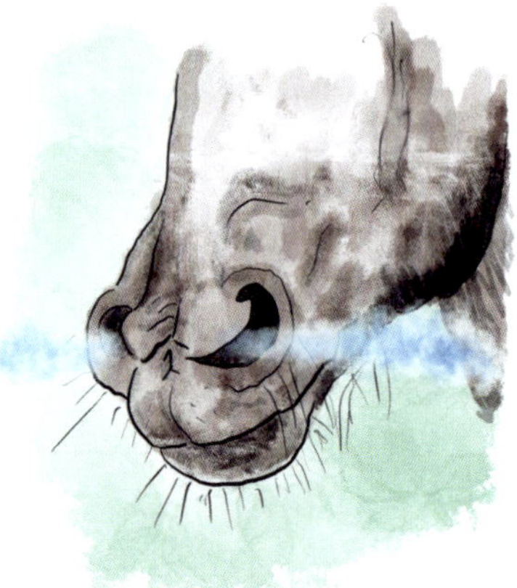

Schnauben wie ein Pferd

☐ mache ich in Zukunft

Nicht nur Pferde können mit Schnauben Spannung abbauen. Kiefer und Lippen locker lassen und dann die Ausatemluft herausschnauben. Die Muskelentspannung im Gesicht ist auch eine »Lockerung« für Ihr Gehirn. Und Schnauben lässt es sich fast immer und überall – es sei denn, Sie sitzen in einem wichtigen Meeting oder der Zahnarzt bohrt in Ihrem Kiefer. Ich liebe diese Übung!

Gähnen und Summen

☐ mache ich in Zukunft

Auf dem Weg ins Bad, unter der Dusche, beim Lesen, Aufstehen, Kochen, Autofahren: Gähnen sollten Sie so oft und herzhaft, wie es geht. Das Gähnen dehnt Kiefer und Gesichtsmuskulatur, das entspannt. Summen Sie Ihr Lieblingslied. Intensiv, sodass Ihr Körper leicht vibriert. Die feinen Vibrationen reduzieren Stresshormone, kurbeln die Endorphinproduktion an und wirken wohltuend auf Blutdruck und Herzfrequenz.

Schulterwurf

☐ mache ich in Zukunft

Werfen Sie Ärger und Sorgen wie einen Ball mit einer schnellen Armbewegung über die Schulter: Strecken Sie einen Arm nach vorne, die Handfläche nach oben gerichtet. Schwingen Sie Ihre Arme im Wechsel beherzt von vorne über die Schulter nach hinten. Erst rechts, dann links.

Sich schütteln wie ein Hund

☐ mache ich in Zukunft

Schütteln Sie erst den rechten, dann den linken Arm. Danach das rechte, dann das linke Bein. Schütteln Sie leicht den Kopf und Oberkörper, zuletzt den ganzen Körper. Je mehr und lockerer, umso besser. So wie ein Hund, der aus dem Wasser kommt und das Fell trockenschüttelt. (Siehe auch Tipp 23, S. 110.)

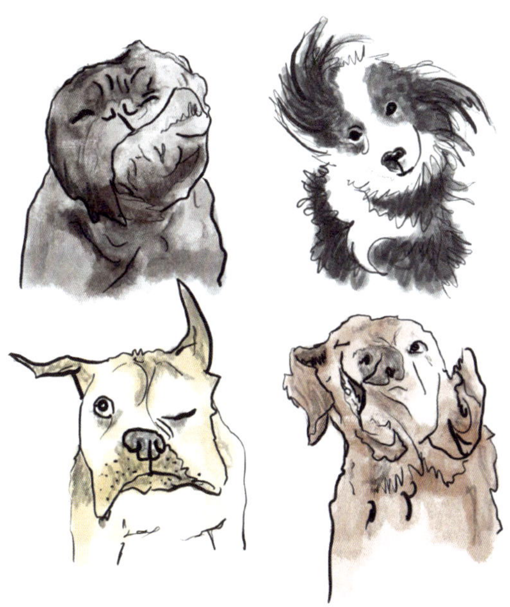

AFFIRMATION DES TAGES

„Ich bin frei von Stressgefühlen."

MEINE **BILANZ**

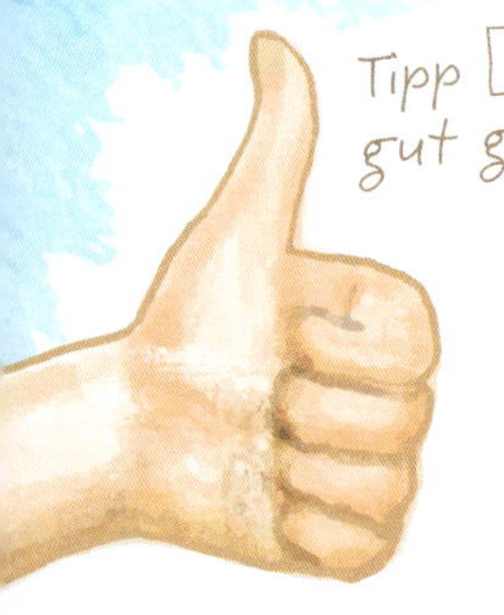

Tipp ☐ hat mir besonders gut gefallen, weil …

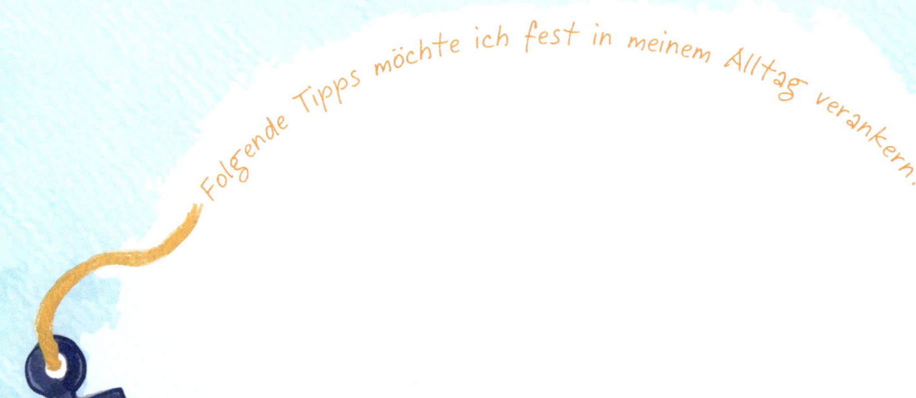

Folgende Tipps möchte ich fest in meinem Alltag verankern:

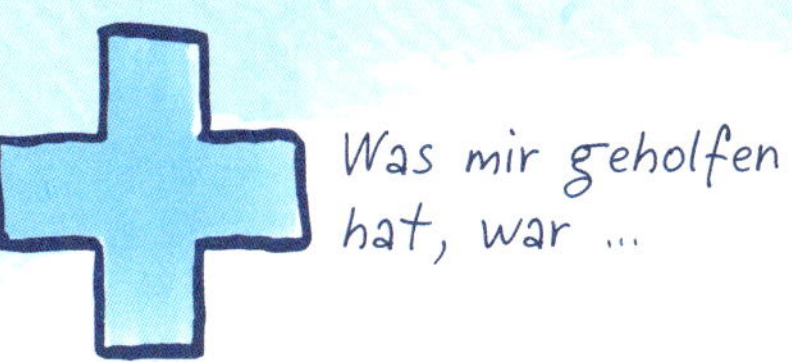

Was mir geholfen hat, war …

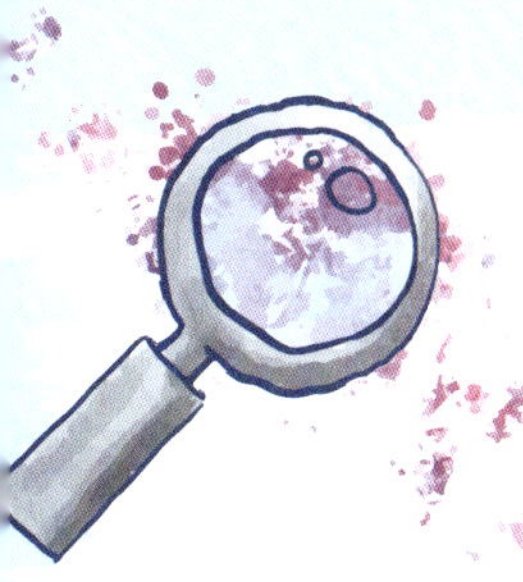

Nach diesem Kapitel fühle ich mich …

MEINE AFFIRMATION

DIE **WUNDERWELT** DER **SINNE**

Riechen, Schmecken, Sehen, Hören und Tasten: Unsere Sinne helfen uns, die Welt zu erfassen und zu erfahren. Wie oft nehmen Sie Ihre Sinne bewusst wahr? Machen wir einen Test: Wenn Sie vor Ihrem geistigen Auge eine Rose erblühen lassen – welche Ihrer Sinne kommen dann »zum Einsatz«? Sehen, klar. Und riechen. Und sonst? Schon das Tasten ist vermutlich für viele von Ihnen nicht mehr ganz so naheliegend, obwohl die Blütenblätter weich und samtig, die Stacheln dagegen hart und spitz sind. Aber das ist noch lange nicht alles. Eine Rose schmeckt auch (z. B. in Form von Tee), und wer besonders achtsam ist, kann ihr trockenes Blattwerk im Herbst sogar rascheln hören.

RIECHEN

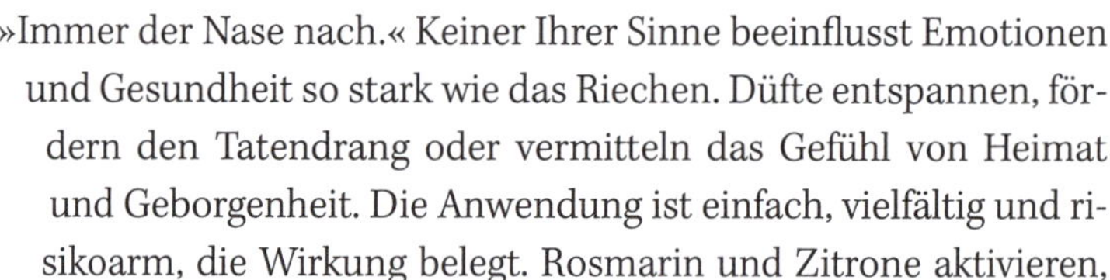

»Immer der Nase nach.« Keiner Ihrer Sinne beeinflusst Emotionen und Gesundheit so stark wie das Riechen. Düfte entspannen, fördern den Tatendrang oder vermitteln das Gefühl von Heimat und Geborgenheit. Die Anwendung ist einfach, vielfältig und risikoarm, die Wirkung belegt. Rosmarin und Zitrone aktivieren, Pfefferminze erfrischt und lindert Schmerzen, Kamille und Eukalyptus hemmen Entzündungen, Rose, Lavendel und Jasmin beruhigen. Die Wirkung von Gerüchen hängt auch von persönlichen Erfahrungen ab.

Wichtig: Achten Sie bei Ölen auf Qualität und seriöse Produktion. Prüfen Sie das Etikett auf Herkunftsland, Chargennummer und lateinische / deutsche Bezeichnung der Pflanze. Kaufen Sie zu 100 Prozent naturreines Öl.

Tipp: Werden Sie zur Spürnase. Ein Trainingsbeispiel: Greifen Sie wahllos ein Gewürz aus dem Regal und versuchen Sie den Inhalt des Behältnisses nur mit der Nase zu erkennen.

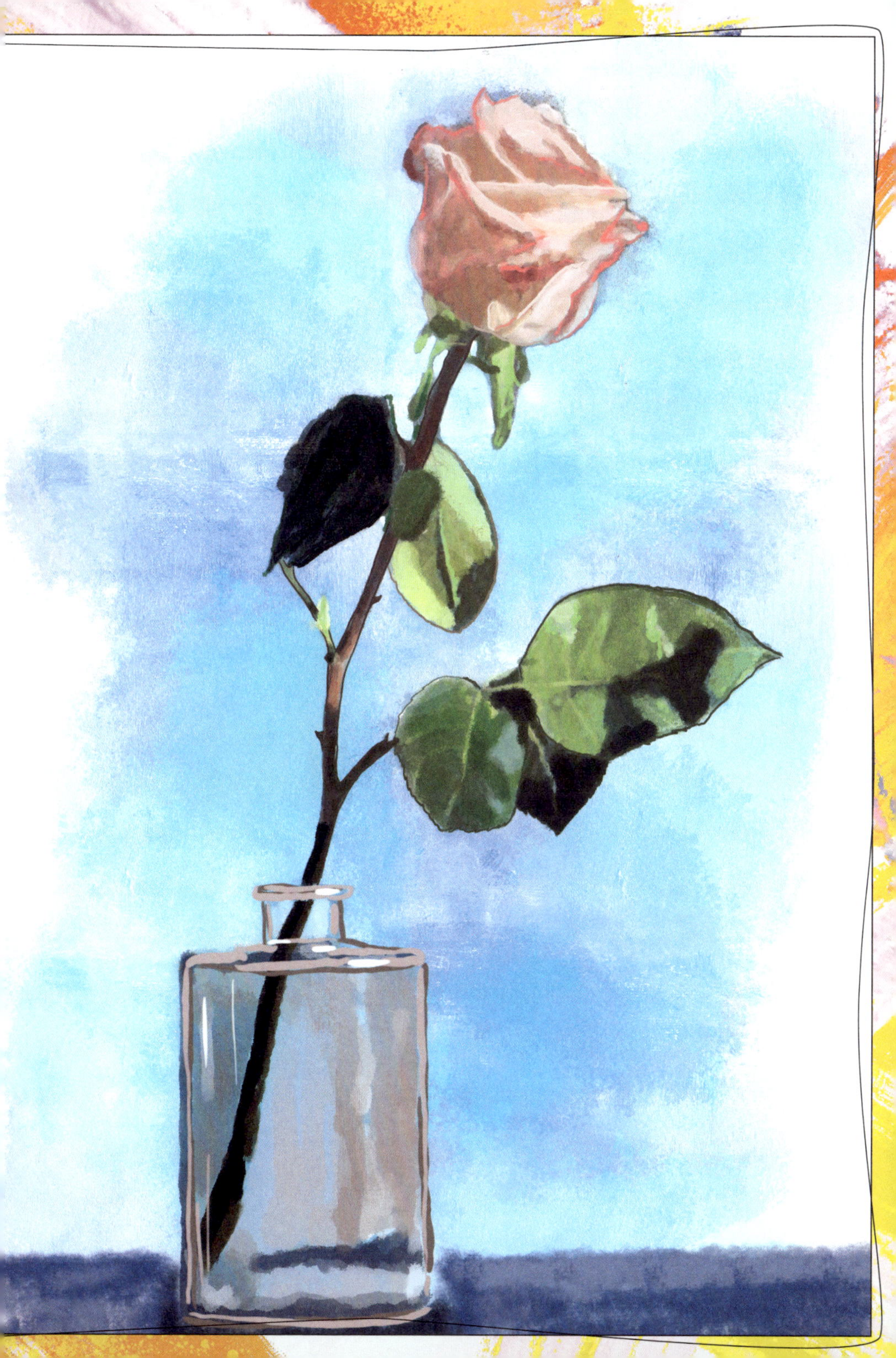

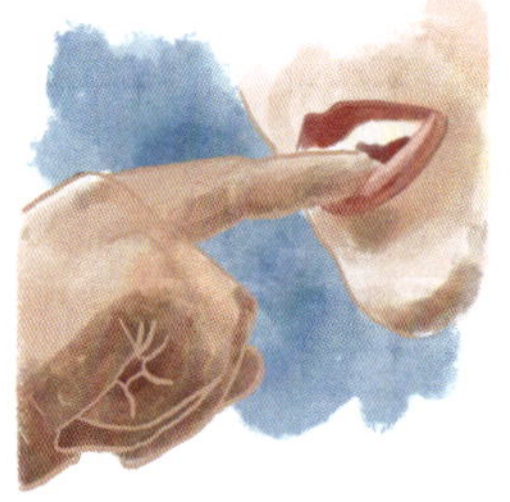

SCHMECKEN

Das Schmecken ist ein facettenreicher Sinn. Einer seiner Tatorte ist Ihre Zunge: In ihrer Schleimhaut, die von filigranen Sensoren, den Geschmacksknospen, durchsetzt ist, werden Geschmacksstoffe aus dem Essen in Nervensignale umgeswitcht. Die Knospen unterscheiden zwischen sauer, salzig, süß und umami. Doch Schmecken ist im Grunde ein sinnliches Paket aus den Wahrnehmungen von Zunge und Nase. Erst wenn beide Sinne zusammen »tanzen«, können Sie die große Vielfalt der Gerichte erfassen. Geruch und Geschmack sind auch eng an Ihre Emotionen gekoppelt – was Ihnen gut schmeckt, hängt mit Prägungen aus der Kindheit, Vorlieben und Traditionen zusammen. Aber nur Mut! Ihr Geschmack kann sich über die Zeit hin auch verändern. Trimmen Sie also Ihre Zunge durch neue Ernährungsgewohnheiten!

Tipp: Kitzeln Sie Ihre Geschmacksnerven öfter mit Gewürzen und/oder frischen Kräutern. Eine Prise »Frühstücksgewürz« (z.B. Zimt, Kardamom, Koriander, Galgant etc.) im Kaffee oder im Spätstück bringt Pep und Geschmack.

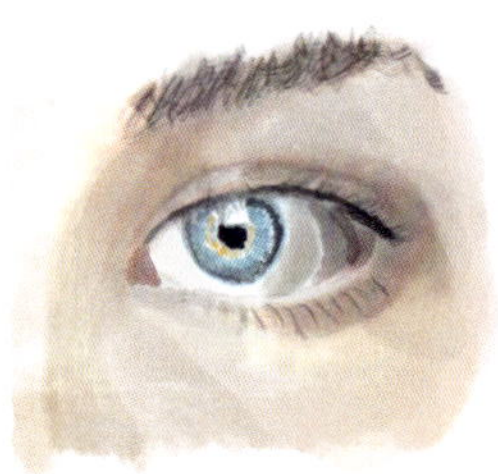

SEHEN

Die medizinische Wirkung von Farben ist breit erforscht und fasziniert mich persönlich, da ich male. Die Farbpsychologie demonstriert: Egal ob Pulli, Sofa, Lieblingstasse oder Wand – mit Farben können Sie sich bewusst programmieren. Farbe wirkt über das vegetative Nervensystem auf Gesundheit und Energielevel: Gelb, Orange, rote Töne stimulieren und lassen Sie die Ärmel hochkrempeln, Grün beflügelt die Kreativität und Blau, die Lieblingsfarbe vieler Menschen, beruhigt und entspannt.

Tipp: Setzen Sie mit Ihren (Lieblings-)Farben einen Miniakzent, etwa bei Kerzen, Blumen oder Kissen in Sichtnähe.

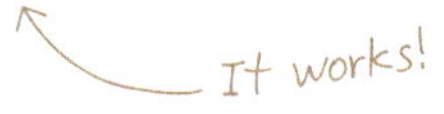

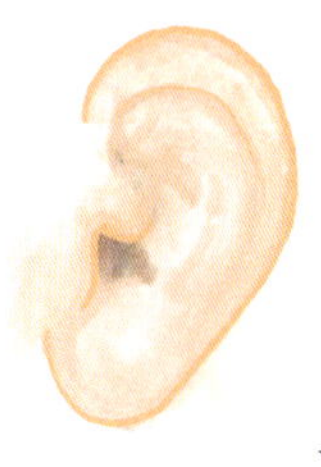

HÖREN

Im Alltag hören wir viel, sei es ungewollt, wenn wir uns »Berieselungen« nicht entziehen können, sei es mit voller Absicht, wenn wir uns regelrecht zudröhnen. Das sinnliche Lauschen jedoch haben wir verlernt. Was kommt Ihnen zu Ohren? Achten Sie bewusst auf die Geräusche um Sie herum: die ersten Klänge des Tages, Vogelzwitschern, Regentropfen auf der Kapuze – oder wunderbare, heilsame Stille! Geräusche zu sammeln und miteinander zu vergleichen ist ein Hobby von mir.

Ein Beispiel: Das Auflösen einer Aspirintablette im Wasser hört sich in etwa so an wie ein Pfau, der gerade ein Rad schlägt, oder wie ein heftiger Wind, der im Sommer wild durch die Blätter rauscht.

Tipp: Schützen Sie sich und Ihre sensiblen Ohren vor Lärmverschmutzung und stellen Sie Ihr Leben etwas leiser, beispielsweise durch Ohrstöpsel oder Noise-cancelling-Kopfhörer. Bei starker Lärmbelastung im Job oder bei geräuschvoller Gartenarbeit (etwa beim Heckeschneiden) nutzen Sie Lärmschutzkopfhörer.

TASTEN

Ihre Haut umhüllt Sie als schützender Kokon, durchwebt von feinsten Rezeptoren. Forschungen würdigen die Heilkraft der Berührung. Streicheln setzt Botenstoffe wie das Hormon Oxytocin im Körper von Mensch und Tier frei. Diese Reaktion lindert Schmerzen, Stress, Ängste, Verspannungen, beflügelt die Konzentration und Immunabwehr und aktiviert die Selbstheilung. Entscheidend ist dabei die Streichelfrequenz, etwa 40-mal pro Minute ist optimal – exakt die Frequenz, mit der wir intuitiv Kinder, Hunde oder Katzen streicheln. Ohne Berührung verarmen wir.

Tipp: Bringen Sie Berührung in Ihr Leben: Laufen Sie barfuß, verabschieden Sie sich mit einem Kuss von Ihrem Lebensmenschen, nehmen Sie Ihre Lieben öfter in den Arm oder cremen Sie sich regelmäßig ein und ertasten dabei jeden Zentimeter Ihres Körpers.

SCHLAF

Der geheime Hüter Ihrer Gesundheit

Warum Ihr Schlaf die wichtigste Regenerations- und Aufladequelle Ihres Körpers ist und wie Sie bestmöglich zur Ruhe finden.

Wenn es um Gesundheit geht, ist der Schlaf eine vernachlässigte Größe. Dabei entscheidet die Qualität Ihres Schlafes darüber, ob Sie energiegeladen und gesund durchs Leben gehen – oder eben nicht. Die Nacht ist die hochsensible Phase, in der Ihr Körper Reparaturen vollendet und lebensnotwendige Stoffwechsel-, Wachstums- und Entgiftungsprozesse umsetzt.[36] Der Schlaf als die wichtigste Energieladezeit Ihres Organismus füllt die Akkus von Körper und Geist, hilft Ihrem Gedächtnis und fördert ein gesundes Schlankgewicht. Und er vermag noch mehr: Während Sie schlummern, arbeitet eine eigene Müllabfuhr exklusiv nur in Ihrem Gehirn. Sie kümmert sich um den Abtransport von Giftstoffen und pumpt den Liquor (Gehirn-Rückenmark-Flüssigkeit) durch das Gehirngewebe. So wird der Zellschrott in den Blutfluss gespült und gelangt zur Endstation Leber, die ihn entsorgt. Diese magische Waschmaschine wäscht sogar gefährlichen Stoffwechselabfall aus, der etwa für das Entstehen von Morbus Alzheimer verantwortlich ist.[37]

Guter Schlaf lässt die Körperzellen weniger schnell altern und beugt Krankheiten wie Diabetes und Demenz vor. Aber wie viel Schlaf ist gesund? Die moderne Forschung befürwortet für Erwachsene eine Dauer von mindestens sieben bis acht Stunden. Individuell kann das Bedürfnis länger sein. Oder kürzer. Tatsächlich kommen etwa fünf Prozent der Bevölkerung mit nur fünf bis sechs Stunden Schlaf aus. Auch wenn viele denken, dass sie zu dieser kleinen Gruppe zählen, ist dem meist nicht so. In Industrienationen kommen Menschen im Schnitt auf etwa sechseinhalb Stunden. Über die Zeit läppert sich so ein monströses Schlafdefizit zusammen mit spürbaren Folgen. Weltweit klagen

Menschen über Schlafprobleme und fühlen sich morgens regelmäßig erschöpft. Ein Warnsignal, das gehört werden muss!

Es ist höchste Zeit, den Schlaf in den Fokus zu rücken. In meiner Praxis verordne ich deshalb nicht nur eine individuell passende Ernährung, Mikronährstofftherapie sowie Bewegung, sondern auch eine extra Mütze Schlaf und spüre versteckte Schlafräuber auf. Betrachten Sie ab heute Ihren Schlaf nicht mehr als lästige Zeitvergeudung, sondern als geniale Investition in Ihre Gesundheit und Vitalität.

WAS SIE FÜR DIE NÄCHSTEN TAGE BRAUCHEN

- ☐ Den ehrlichen Lupenblick auf Ihre Schlafgewohnheiten und Ihr Schlafzimmer.
- ☐ Etwas Experimentierfreude.
- ☐ Eine Dusche.
- ☐ Falls Sie eine orangefarbene oder rot getönte Sonnenbrille besitzen – jetzt ist die Zeit, sie auszubuddeln und wertzuschätzen.
- ☐ Ihr liebstes Sleep-Food (siehe Tipp 42, S. 201 ff.) und ein paar Hausmittel (siehe Tipp 41, S. 197 f.).

AFFIRMATION DER WOCHE

„Mein Schlaf ist mir ab jetzt so wichtig wie die Ernährung und Bewegung."

SCHLAFZIMMERCHECK

Die perfekte Umgebung für guten Schlaf

Wie Sie Ihr Schafzimmer in eine Oase der Ruhe verwandeln.

Heute machen Sie eine Tour durch Ihr Schlafzimmer. Nicht selten sind die äußeren Umstände ein Grund, warum wir nicht zur Ruhe kommen. Nach einer beherzten Bestandsaufnahme kommen Sie Ihrem Ziel, erholsam zu schlafen, entscheidend näher. Gestalten Sie die für Sie individuell passende Schlafumgebung!

Was bringt es?

- Der Schlafzimmercheck offenbart die »Baustellen« in Ihrem Schlafzimmer, die Sie abends wachhalten.
- Er legt den Grundstein für eine optimale Schlafumgebung.

→ **Hilft gut z. B. bei Allergien, Schlafstörungen, Restless-Legs.**

Los geht's!

Nehmen Sie sich Zeit für die Inspektion Ihrer »Schlafhöhle«. Wie sieht es dort aus?

Ist Ihr Schlafzimmer

☐ eher ordentlich oder ☐ eher chaotisch, überladen (»Rumpelkammer«)?

Dominieren dort

☐ beruhigende Farben (z. B. Weiß, Grau, Hellblau) oder
☐ anregende Farben (z. B. Gelb, Orange, Rot)?

Tipp Sie schlafen besser, wenn Sie sich in Ihrem Schlafzimmer wohlfühlen und es Ruhe ausstrahlt. Dabei helfen Ordnung und eher gedeckte Farben. Misten Sie peu à peu aus und formen Sie Ihr Schlafzimmer in eine »Traumkapsel« um.

Haben Sie oft Rücken- oder Nackenschmerzen? ☐ ja ☐ nein

Tipp Wenn Sie »ja« angekreuzt haben, passen Matratze oder Kissen womöglich nicht zu Ihren Bedürfnissen.

Ist Ihre Matratze sehr weich oder Ihr Kissen sehr groß? ☐ ja ☐ nein

Tipp Auf einer nicht zu weichen Matratze und einem dünnen rechteckigen Kissen liegt der Körper flach, zur Freude von Wirbelsäule und Nacken.

Ist Ihr Schlafzimmer komplett abdunkelbar? ☐ ja ☐ nein

Tipp Wenn Sie keine fest installierten Jalousien haben, investieren Sie in abdunkelnde Rollos oder Vorhänge. Auch Lichtquellen wie eine Straßenlaterne können den Schlaf empfindlicher Menschen stören. Dasselbe gilt übrigens auch für im Dunkeln leuchtende Wecker.

AFFIRMATION DES TAGES

„Ich kümmere mich um meine Schlafumgebung."

MEIDEN SIE »AUFPUTSCHMITTEL«

Die Kunst, Nein zu sagen

Warum Sie Ihren täglichen Umgang mit Stimulanzien hinterfragen und Ihre Lichtquellen prüfen sollten und wie Sie Ihre individuelle Balance finden.

Die Verführung ist groß: noch eine schöne Tasse Kaffee nach dem Essen, ein Zigarettchen zwischendurch, abends noch eine Runde joggen oder Serien streamen. Die Liste süchtig machender »Aufputscher« ist lang. Allein Koffein kann zu einem massiven Schlafproblem führen: Die Halbwertszeit liegt bei bis zu sieben Stunden, so kann eine Tasse Kaffee am Nachmittag Ihren Schlaf am Abend leicht verderben. Auch Nikotin, Sport in den späten Abendstunden und Blaulicht aus technischen Geräten wie Smartphone, Computer oder Fernseher wühlen uns auf. Die Lichtrezeptoren Ihrer Augen sind hochsensibel für blaues, kurzwelliges Licht, das Sie am frühen Morgen behutsam aus den Federn lockt. Während Sie am Tag von der aufmunternden Wirkung profitieren, stoppt Blaulicht am Abend die Melatoninproduktion und stellt Ihre innere Uhr um etwa zwei bis drei Stunden zurück.[38] Das kann eine Erklärung dafür sein, warum Sie sich scheinbar grundlos im Bett herumwälzen und quälen.

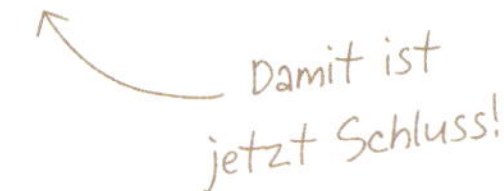

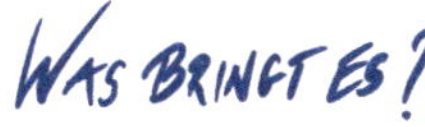

- Aufputscher zu reduzieren fördert den individuellen, gesunden Schlaf-wach-Rhythmus.
- Es sorgt für rasches Einschlafen, langes Durchschlafen und regenerativen Tiefschlaf.
- Es hilft, auch langwierige, lästige Schlafstörungen erfolgreich abzustellen.
- Es wirkt vorbeugend gegen Krankheiten wie z. B. Diabetes mellitus (ausgelöst u. U. durch einen hohen Koffeinkonsum).

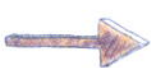 **Hilft gut z. B. bei Reflux, Diabetes, Rosazea.**

Los geht's!

Mit diesen praxiserprobten Tipps kann ein erholsamer Schlaf schon bald wie ein neuer Freund in Ihrem Leben anklopfen. Bleiben Sie – wie bei allen meinen Empfehlungen – stets unverkrampft. Denn: Schlaf lässt sich nie erzwingen, er will sich wie ein zarter kleiner Vogel sanft auf Ihre Hand setzen. Vor allem beim Schlaf gilt: Bleiben Sie locker!

Sport

In Bewegung kommen und Sport treiben ist gesund. Was jedoch oft unterschätzt wird: Sport putscht auf. Er peitscht außerdem die Körperkerntemperatur hoch, was abends kontraproduktiv ist, denn das erschwert das Einschlafen. Nach dem Sport dauert es satte zwei Stunden, bis die Temperatur wieder auf den »Einschlafwert« gesunken ist. Wenn Sie unter Schlafproblemen leiden, sollten Sie also innerhalb der letzten zwei bis drei Stunden vor dem Zubettgehen keinen Sport mehr treiben.

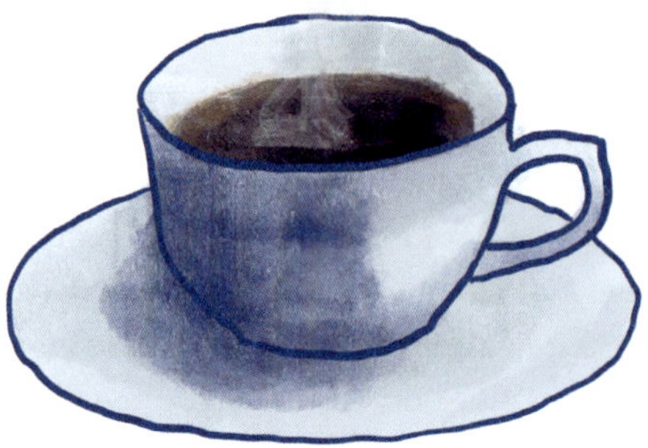

Koffein und Nikotin

Meiden Sie Nikotin möglichst ganz, koffeinhaltige Getränke wie Kaffee, grünen oder schwarzen Tee, Cola, Energydrinks und den Verzehr von dunkler Schokolade zumindest ab dem Nachmittag. Testen Sie langfristig aus, wie es Ihnen ohne Koffein oder nur mit Minidosen am Morgen als »Wohlfühlkaffee« oder -tee geht. Meiden Sie Koffein bei schweren Schlafproblemen idealerweise ganz.

Wussten Sie schon?

Mehr als drei Tassen Kaffee fördern eine Insulinresistenz und steigern so das Risiko für Diabetes mellitus. Grüner Tee hat neben anregenden auch eindrucksvolle gesundheitsfördernde Effekte: Er wirkt antioxidativ und antientzündlich.

Apropos
Besser ist schwarzer Kaffee ohne Milch oder Milchersatz. Denn: Ein Milchkaffee ist eine Mahlzeit!

Aufputschende Medikamente

Sprechen Sie mit Ihrem Arzt, wenn Sie an Schlafstörungen leiden und regelmäßig Medikamente einnehmen. Manche Arzneimittel putschen auf, etwa Cortison, Schilddrüsenhormone oder bestimmte Schmerzmittel. Setzen Sie aber bitte niemals Medikamente ab oder verringern deren Dosierung, ohne vorher mit Ihrem Arzt gesprochen zu haben! Versprochen?

Hell am Morgen und dunkel am Abend

Tanken Sie morgens viel Tageslicht (z. B. am offenen Fenster, beim Weg zur Arbeit), das macht Sie wach. Auch Tageslichtwecker oder eine Lichttherapie-Leuchte harmonisieren Ihren Schlaf-wach-Rhythmus. In den Abendstunden setzen Sie auf warmtöniges Licht. Checken Sie das Licht in Ihrem Zuhause, vor allem das Ihrer Nachttischlampen. Sorgen Sie für Abdunklung im Schlafzimmer (Vorhänge oder Jalousien, eventuell eine Schlafbrille aus Stoff, siehe Tipp 37, S. 183). Und wandeln Sie Ihr Schlafzimmer zu einer blaulichtfreien oder -armen Zone um.

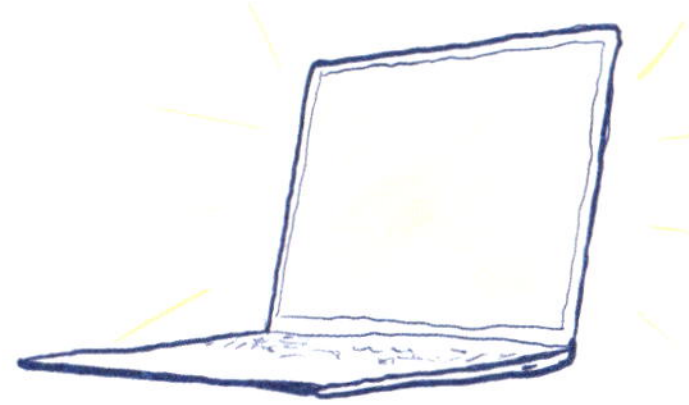

Tipp Nutzen Sie Blaulichtfilter an Ihren Geräten (z. B. Computer, Tablet, Mobiltelefon, der Filter lässt sich in neueren Geräten im Menü unter Einstellungen anwählen) oder eine Brille mit Blaulichtfilter, zum Beispiel eine günstige orangefarbene Sonnenbrille. Nehmen Sie sich diesen Tipp besonders zu Herzen. Die moderne Schlafforschung ermuntert Sie ausdrücklich dazu.[39]

AFFIRMATION DES TAGES

„Ich bin wach und ausgeruht."

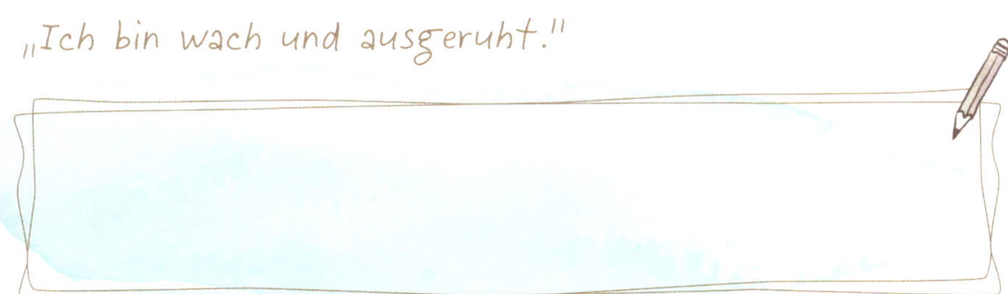

SO SCHALTEN SIE **SCHLAFRÄUBER** AUS

Gut ein- und durchschlafen

Wie Sie fiese und oft unterschätzte Ruhestörer identifizieren und endgültig verbannen.

Nicht zur Ruhe zu kommen ist ein echtes Problem. Aber vielen Menschen, vor allem Frauen, ist nicht bewusst, dass es evolutionsbiologische Gründe gibt, die den Schlaf sabotieren. Mutter Natur hat es eingerichtet, dass der Schlaf der Frau leichter störbar ist als der des Mannes. Frauen können in der Nacht deshalb besser auf den Nachwuchs achten, da sie das Weinen eines Kindes leichter wahrnehmen. Auch rotierende Gedanken, Stress, Mikronährstoffmängel, die Wechseljahre oder das fehlende Runterkühlen des Körpers schnitzen die Schlafqualität klein. Zeit, solche Schlafräuber zu erkennen.

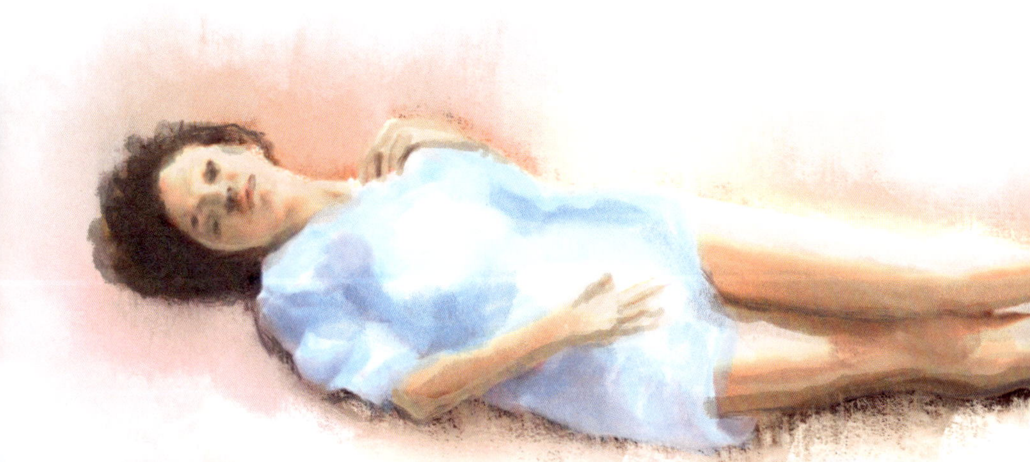

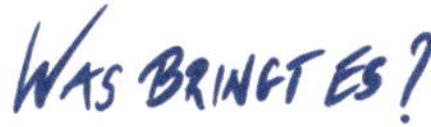

Was bringt es?

- Schlafräuber auszuschalten hilft beim Überwinden von Ein- und Durchschlafstörungen.
- Es behebt Müdigkeit und Erschöpfung, stärkt das Energielevel und fördert die Produktivität.
- Es wirkt präventiv und erhöht die geistige und körperliche Belastbarkeit.

→ **Hilft gut z. B. bei Diabetes, Migräne, Wechseljahrbeschwerden.**

Los geht's!

Sport zu spät am Abend, Koffein oder blaustichiges Licht sind nicht die einzigen Schlafräuber, die Sie kennen sollten. Fangen Sie mit einem der folgenden Tipps schon heute an und tricksen Sie so die Diebe aus.

Schlafbedürfnis, »Schlafdruck« und Nickerchen

Gehen Sie möglichst schlafen, wenn Sie müde sind, und ermitteln Sie langfristig Ihr Schlafbedürfnis. Vorsicht: Ein Nachmittagsschlaf nach 15 Uhr lässt viele Menschen abends schlechter einschlafen. So wird der sogenannte »Schlafdruck« minimiert (je länger Sie wach sind, desto stärker die Müdigkeit = Schlafdruck). Ein gesunder Schlafdruck lässt sich durch ausreichende Alltagsbewegung oder Sport (nicht zu spät am Abend) erhöhen.

Tipp Im nächsten Urlaub erst bei schweren Lidern ins Bett gehen und den Wecker ausstellen. Schon nach etwa 7 bis 14 Tagen kennen Sie Ihre perfekte Schlafstundenzahl.

Kopf und Körper kühlen nicht herunter

Ab 20 Uhr sinkt die vom Gehirn dirigierte Körperkerntemperatur langsam ab. Das ist für Ihren Schlaf enorm bedeutend. Durch das Absinken der Körperkerntemperatur steigt die Produktion des schlaffördernden Hormons Melatonin an und macht ein zügiges Einschlafen möglich.

Tipp Sorgen Sie für frische Luft und eine kühle Temperatur im Schlafzimmer. Ideal sind 17 bis 19 Grad. »Den Kopf halt kühl! Die Füß halt warm, das macht den Onkel Doktor arm«, besagt ein altes Sprichwort. Das Gesicht vor dem Zubettgehen kalt zu waschen hilft beim Einschlafen – nicht weil Sie mit sauberem Gesicht besser schlafen, sondern weil ein abgekühltes Gesicht hilft, die Körperkerntemperatur zu senken.

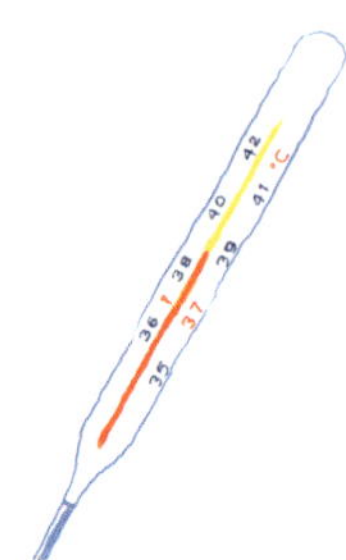

Mikronährstoffmangel

Die Beine zucken und kribbeln – und plötzlich sind Sie wach? Hinter etwa 20 Prozent der Schlafprobleme steckt ein latenter Eisenmangel (z. B. durch vegetarische/vegane Ernährung, starke Monatsblutung). Fehlt Ihnen Magnesium (z. B. aus Gemüse, Nüssen, Mineralwasser), drohen zudem Wadenkrämpfe.

Tipp Sorgen Sie für eine gute Nährstoffzufuhr über Ihre Ernährung und bei Bedarf durch solide, hochwertige Nahrungsergänzung[40] (siehe S. 206 ff.). Lassen Sie beim nächsten Arzttermin Ihren Nährstoffstatus im Labor checken.

Rohkost

Rohkost ist sehr gesund, aber schwer verdaulich und sollte daher nicht mehr nach dem frühen Nachmittag verzehrt werden. Nicht selten hat sich eine Schlafstörung durch diesen Tipp rasch verabschiedet.

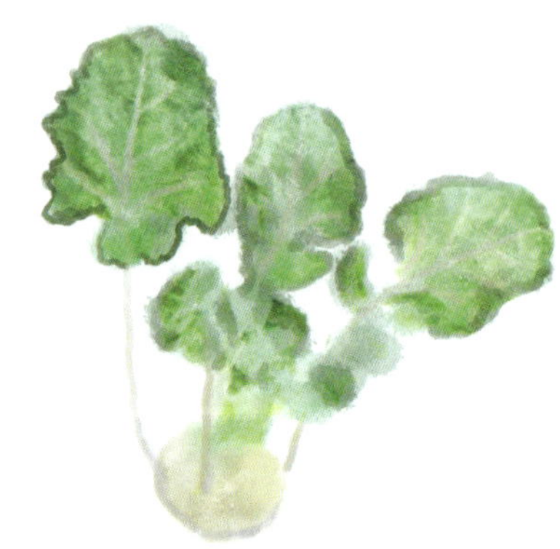

Wechseljahre

Ab 40 schnarcht jeder zweite Mann, ab 50 fast jede zweite Frau. Ursache ist neben einer behinderten Nasenatmung (z. B. durch Polypen) der Östrogenabfall in den Wechseljahren, der die Rachenmuskeln erschlaffen lässt. Neben Schnarchen kann das »Upper-Resistance-Syndrom« eine Folge sein, das heißt eine flachere Atmung, die Blutdruck und Herzfrequenz ansteigen lässt und Muskelzuckungen auslöst, die wiederum in Mikroweckreaktionen münden. Die Hälfte (!) aller Frauen mit Durchschlafproblemen leidet an diesem viel zu selten diagnostizierten Syndrom.

Tipp Ein Termin bei einem in Schlafmedizin erfahrenen Arzt und eine »Unterkiefervorschubschiene«, die Ihnen ein Zahn- oder Schlafmediziner anpasst, helfen.

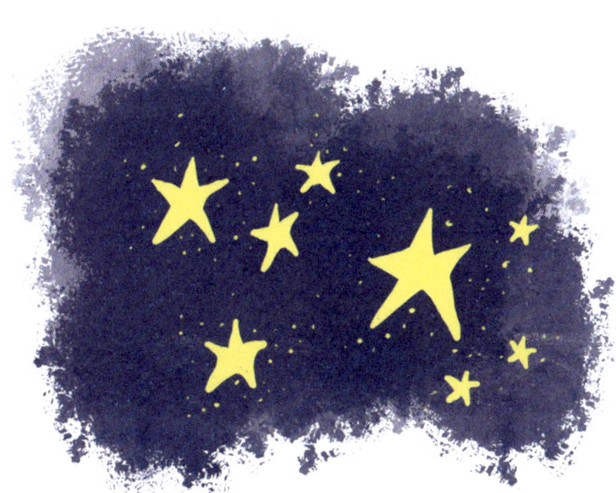

AFFIRMATION DES TAGES

„Ich verabschiede mich von lästigen Schlafräubern."

HEILSAME **SCHLAFRITUALE**

Der Mensch ist ein Gewohnheitstier

Wie Sie Ihren Körper und Geist auf erholsamen Schlaf programmieren können.

Einige Menschen legen sich abends ins Bett, knautschen ihr Kopfkissen zurecht, drehen sich um und wandeln direkt ins Reich der Träume. Doch nicht jedem von uns ist dieses »Talent« gegönnt. Im Gegenteil. Etwa 35 Prozent der Menschen klagen über Ein- oder Durchschlafstörungen mehrmals pro Woche. Vor dem Hintergrund, dass jüngste Forschungen belegen, wie dürftiger Schlaf Bluthochdruck, Herz-Kreislauf-Krankheiten, Diabetes und sogar Demenz anheizt und die fleißige Abwehr des Immunsystems schwächt, ist das keine Bagatelle. Deshalb rät die moderne Forschung zu bewussten, regelmäßigen Ritualen, die dabei helfen, in einen erholsamen Schlaf zu finden. Jetzt haben Sie die Gelegenheit, sie entspannt für sich zu entdecken.

Was bringt es?

- Schlafrituale sorgen für eine sofortige Reduktion der Stresshormone und Entspannung.
- Sie geben Ihnen Halt, Struktur, stärken den Selbstwert und dienen der Selbstfürsorge.
- Sie fördern die heilende Regeneration des Körpers und beugen Krankheiten vor.

→ **Hilft gut z. B. bei Depression, Burnout, Immunschwäche.**

Los geht's!

Gehen Sie jeden Tag ungefähr zur gleichen Zeit ins Bett? Das sollten Sie, möglichst auch am Wochenende! Feste Zubettgeh- und Aufstehzeiten sorgen für eine perfekte Schlafroutine und erleichtern das Einschlafen. Gönnen Sie sich zusätzlich bereits heute ein kurzes Ritual, das Ihnen in den Schlaf hilft, zum Beispiel das schlaffördernde Atmen. Sie wissen: Ihr Atem steht Ihnen in jeder Sekunde Ihres Lebens immer und überall zur Verfügung. Ausreden lasse ich deshalb nicht gelten. Aber vielleicht gefällt Ihnen ja ein anderes der folgenden Rituale besser – oder Sie überlegen sich selbst eines, das Sie in Zukunft ausprobieren möchten.

Entspannungsbad

Oft ist ein Magnesiummangel (»Entspannungsmineral«) Grund für Stresssymptome, Muskelkrämpfe und schlechten Schlaf. Bewährt haben sich regelmäßige Bäder mit Salzen als Magnesiumquelle.

Tipp Zwei Tassen Magnesiumsalz (aus Apotheke, Reformhaus oder Internet) ins etwa 37,5 Grad warme Badewasser geben. Die Zugabe von 5 Tropfen Lavendel- oder Jasminöl verstärkt die »einschläfernde« Wirkung. Alternativ eignet sich auch ein längeres Fußbad mit Zugabe von Magnesiumsalzen.

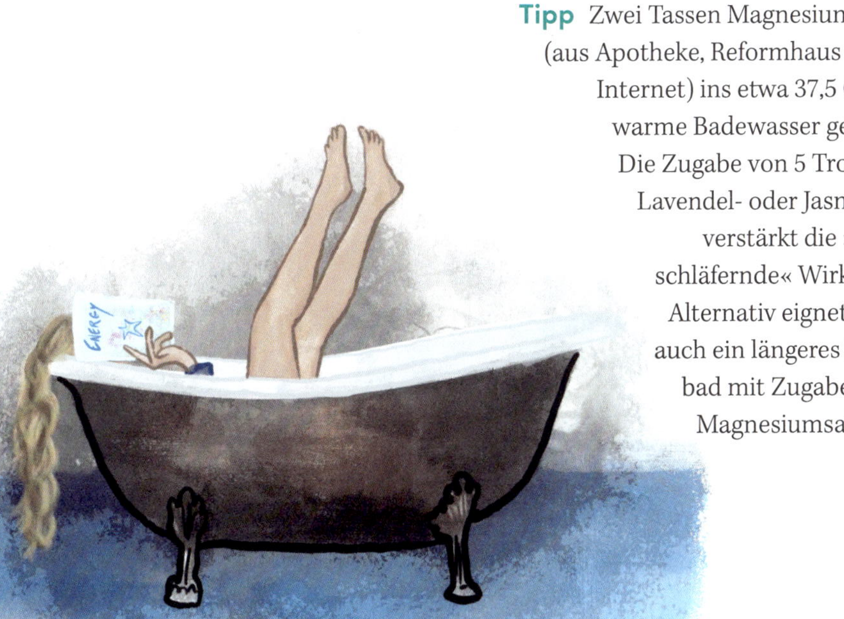

Sauerstoffdusche

Ein Spaziergang an der frischen Luft, etwa zwei Stunden vor dem Zubettgehen, verringert die Einschlafdauer signifikant. Und nicht nur das: Die »Sauerstoffdusche« wirkt auf die sogenannten Delta-Hirnwellen. Ihr Tiefschlaf wird gefördert – Regeneration garantiert. Besonders wertvoll für die Gesundheit ist ein Besuch bei meinem Lieblingskollegen »Dr. Wald«.

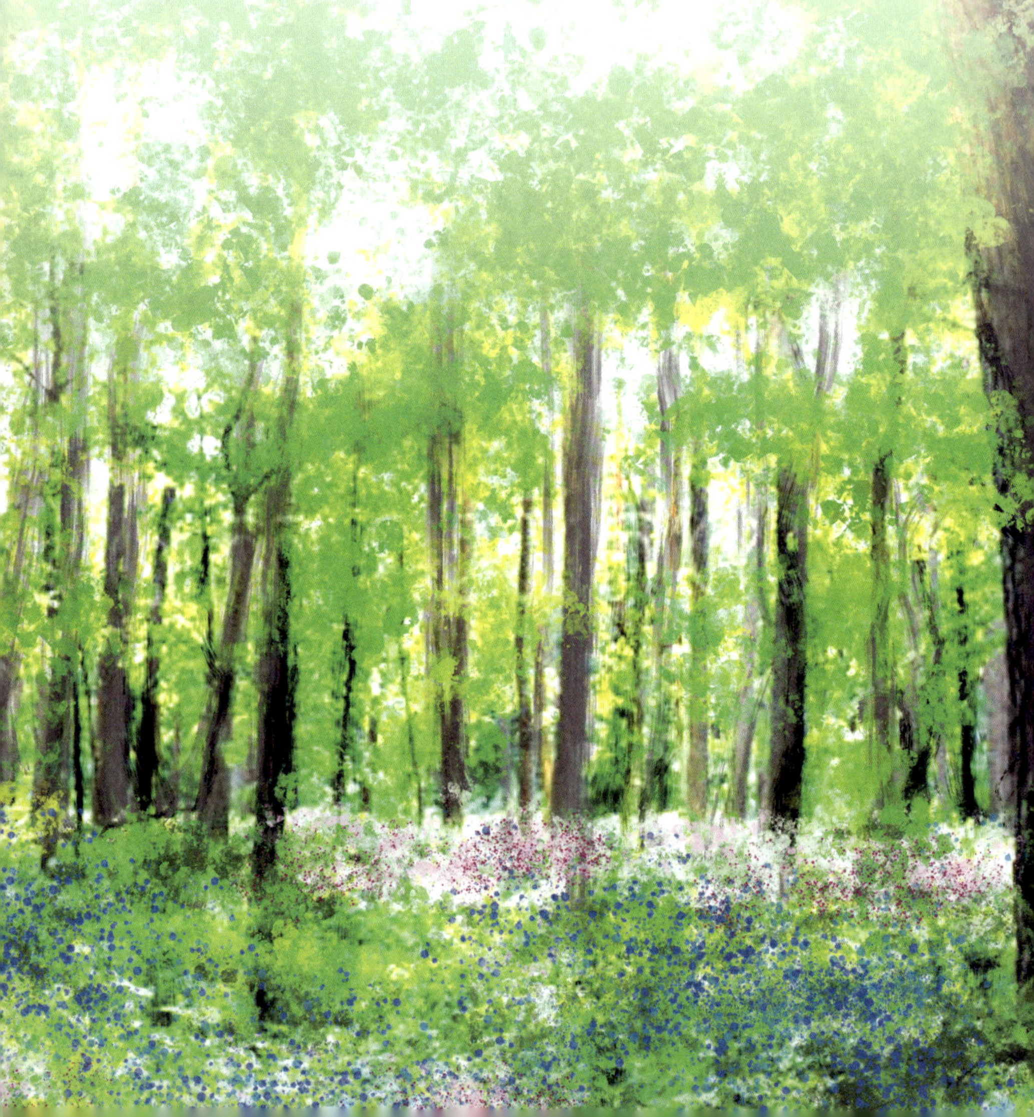

4-7-8-Atmung

Aus der Lehre des Yoga kennt man die »Pranayama-Atmung« (»Energie/Atem kontrollieren«), die beruhigend wirkt und Gedankenkarusselle subito stoppt. Als effektive Stütze des Einschlafens hat sich bei vielen Patienten diese spezielle Atemübung, die sogenannte 4-7-8-Übung[41], bewährt: durch die Nase einatmen (4 Sekunden lang), Luft anhalten (7 Sekunden), langsam durch den Mund ausatmen (8 Sekunden). Mindestens dreimal wiederholen. (Siehe auch Tipp 31, S. 151.)

Ein paar Seiten lesen

Dieses Ritual ist der Klassiker. Bereits wenige Minuten lesen senkt den Spiegel der aufputschenden Stresshormone Adrenalin und Cortisol um 68 Prozent.

Tipp Falls Sie ein digitales Lesegerät nutzen und nicht zum »guten alten« Buch greifen, reduzieren Sie unbedingt das Blaulicht, zum Beispiel mit einer Blaulichtfilter-Schutzfolie (siehe Tipp 38, S. 187).

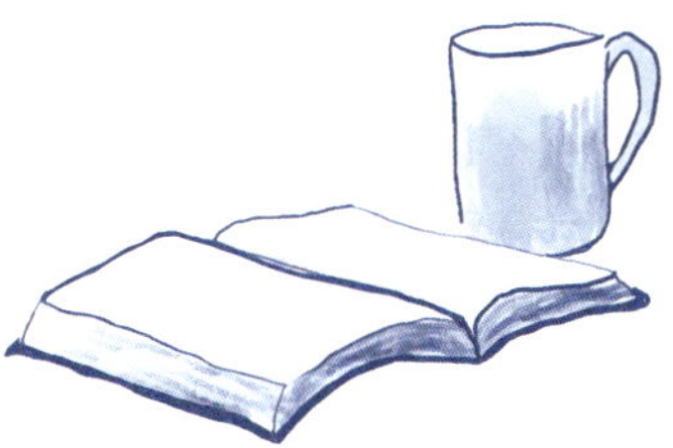

AFFIRMATION DES TAGES

„Ich nutze die Kraft der Abendrituale."

DOC FLECKS HAUSMITTEL FÜR **GUTEN SCHLAF**

Die Joker Ihrer Nachtruhe

Wie Sie sogar hartnäckige Ein- und Durchschlafstörungen mit einfach einzusetzenden natürlichen Hausmitteln überwinden und für Ihren besten Schlaf vorsorgen können.

In der Therapie von Schlafstörungen haben sich die Naturheilkunde und die Hydrotherapie – Heilen mit Wasseranwendung der Kneipp-Medizin[42] – als höchst wirkungsvolle Ansätze etabliert. Vor allem die Kombination der Wirkstoffe aus Baldrianwurzel, Passionsblume, Hopfen und Melisse ist eine anerkannte »Transportrakete« ins Schlummerland. Die Pflanzenkumpels stoppen Unruhe und ratternde Gedanken und wirken so schlafanstoßend. Diese und die folgenden zeitlosen Hausmittel sollten Sie kennen und für sich nutzen.

WAS BRINGT ES?

- Die natürlichen Hausmittel wirken schlaffördernd ohne einschränkende Nebenwirkungen wie Schläfrigkeit oder Benommenheit am nächsten Tag.
- Sie sind hocheffizient, jedoch braucht es bei den Pflanzenpräparaten einen längeren Geduldsfaden. Die Wirkung tritt in der Regel erst nach einigen Tagen ein.

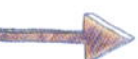 **Hilft gut z. B. bei Fatigue, Übergewicht, Reflux.**

Los geht's!

Probieren Sie die Tipps nach Belieben aus. Einige von ihnen können Sie spielerisch direkt umsetzen. Kombinieren Sie auch einmal ein Teeritual (z. B. den Schlaftee, siehe unten) mit richtigem Atmen (siehe Tipp 40, S. 195) und kaltem Knieguss (siehe nächste Seite). Dieses Trio knackt nahezu jedes Schlafproblem.

Doc Flecks starker Schlaftee[43]

Lassen Sie sich diese kraftvolle Einschlafhilfe in der Apotheke mischen: je 20 Gramm Baldrianwurzel, Melissenblätter, Hopfen, Passionsblumenkraut, Lavendelblüten, Pfefferminz- und Johanniskraut. Rezept: 1 bis 2 Teelöffel mit etwa 200 Millilitern heißem Wasser übergießen, Ziehzeit 10 bis 15 Minuten.

Achtung Johanniskraut setzt die Wirksamkeit der Antibabypille herab.

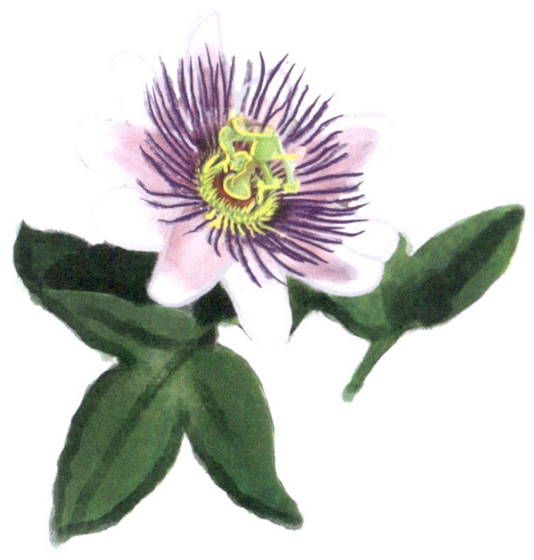

Lavendel und Jasmin

Diese beiden Pflanzen bestechen durch beruhigende ätherische Öle.

Tipp Lavendelblüten als Tee – Rezept: 1 bis 2 Teelöffel mit 200 Millilitern kochendem Wasser übergießen, Ziehzeit 10 bis 15 Minuten – oder als Badezusatz: 100 Gramm mit einem Liter heißem Wasser aufgießen, 10 bis 15 Minuten ziehen lassen, dann ins Badewasser geben.

Apropos Lavendelsäckchen eignen sich nicht nur, um Motten fernzuhalten. Deponieren Sie sie ruhig auch im Bett (Kopfende). Sie können auch etwas Lavendelöl auf Ihr Kissen geben oder in Aromalampen verdampfen. Alternativ eignet sich Jasminöl. Jasminduft hat valiumähnliche Wirkung und kann es mit chemischen Schlafmittelkeulen durchaus aufnehmen.

Kalter Knieguss (Kneipp-Medizin)

Eiskaltes Wasser (Dusche) mit einem Strahl einige Minuten über Unterschenkel und Füße führen. Wirkt vor allem bei Einschlafproblemen sehr gut. Das kalte Wasser lenkt den Blutstrom in die Beine und dreht Ihrem Gehirn und dem Gedankenkarussell den »Strom« ab. [44]

Wichtig Ihre Füße sollten vor der Anwendung warm sein!

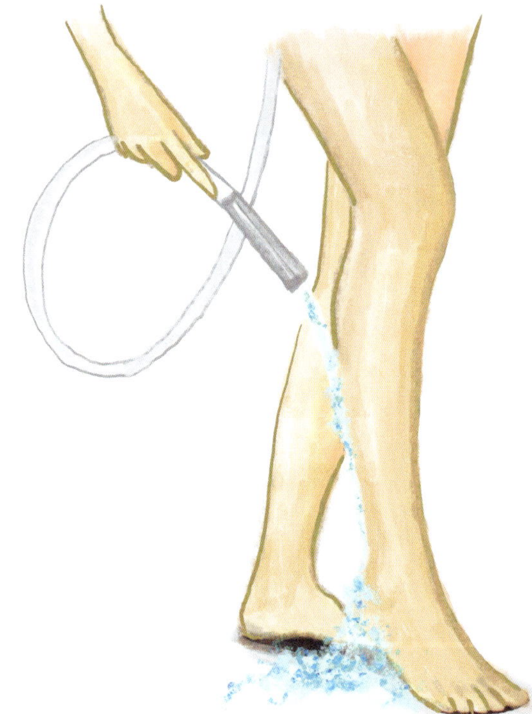

Finger-Yoga (»Mudra«)

Dieses Finger-Yoga beeinflusst durch die Position der Hände Körper und Geist. Es schenkt Gelassenheit und Tiefenentspannung (nicht nur vor dem Zubettgehen). Auch ist es ein Turbo Ihrer Selbstheilungskräfte. Sie sind also nur einen Fingerbreit von »Relax« und Vitalität entfernt, wenn Sie die Fingerspitzen der linken und rechten Hand zusammenführen, wobei Daumen und Zeigefinger jeweils einen Kreis bilden.

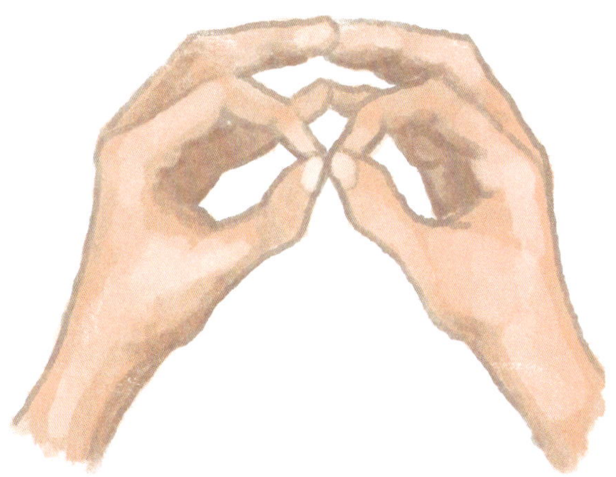

AFFIRMATION DES TAGES

„Ich vertraue auf die Heilkräfte von Natur, Körper und Geist."

SLEEP-**FOOD**

Essen und Trinken für einen tiefen Schlaf

Wie Sie durch eine clevere Auswahl von Lebensmitteln und Getränken die Produktion des Schlafhormons Melatonin ankurbeln und die Qualität Ihres Schlafes revolutionieren.

Viele Schlafstörungen lassen sich erstaunlich gut durch simple Veränderungen der Ernährungs- und Trinkgewohnheiten beheben. Um abends müde zu werden, braucht Ihr Körper den »Müdemacher« Melatonin. Das Schlafhormon wird aus Serotonin (»Glückshormon«) gebastelt. Voraussetzung dafür ist die ausreichende Versorgung mit den Aminosäuren aus hochwertigem Eiweiß. Wichtig ist dabei auch die Aminosäure Tryptophan. Diese kann Ihr Körper nicht selbst herstellen. Was Sie trinken und essen, hat also massive Auswirkungen nicht nur auf Ihren Schlaf, sondern auch auf Ihre Laune. Zeit, dieses Wissen zu nutzen.

Was bringt es?

- Sleep-Food kurbelt die Bildung von Serotonin (Glückshormon) und Melatonin (Schlafhormon) an.
- Es verbessert Schlafqualität, Laune und Stressresistenz.
- Es stärkt die solide Grundsubstanz Ihrer Körperzellen.
- Es wirkt präventiv und heilend durch adäquate Regeneration Ihres Körpers.

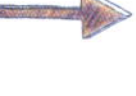

Hilft gut bei Einschlaf- und Durchschlafstörungen, Anspannung, Negativität, niedrigem Energielevel.

Los geht's!

Beschäftigen Sie sich heute mit den bewährten Sleep-Food-Helden. Ich hoffe, dass Sie sich für den ein oder anderen natürlichen Schlafbringer erwärmen können. Probieren Sie sie einfach aus!

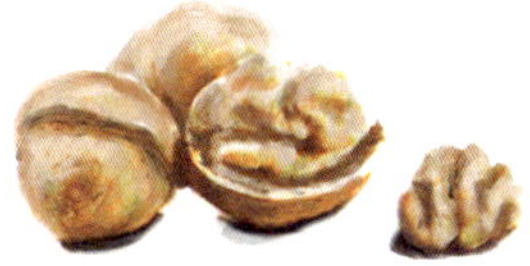

Walnüsse

Strotzen vor gesunden Omega-3-Fettsäuren und Ballaststoffen. Zudem enthalten sie Melatonin und schlaffördernde B-Vitamine, die zusätzlich die körpereigene Melatoninproduktion stimulieren.

Tipp 1 bis 2 Handvoll tagsüber oder als »Dessert« nach dem Abendessen.

Cashewkerne

Punkten mit schlaffördernden Aminosäuren, Ballaststoffen und einem hohen Gehalt an entspannendem Magnesium.

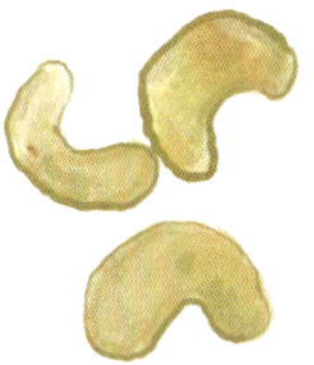

Tipp Einfach und blitzschnell lässt sich z. B. eine Cashew-Milch aus einer Handvoll Kernen und etwa 200 ml Wasser im Mixer zubereiten; mit etwas Zimt und Trockenobst wie Feigen oder Aprikosen verfeinern und genießen.

Kichererbsen

Vortreffliche Vitamin-B6-Lieferanten, hilfreich bei der Bildung von Serotonin und Melatonin. Ihr hoher Mineraliengehalt (Magnesium) entspannt und fördert das Ein- und Durchschlafen.

Tipp Geröstete Kichererbsen als »Snack« direkt nach dem Abendessen.

Grünes Blattgemüse

Sind ein wahres Füllhorn an Vitaminen, Mineralien, Spurenelementen und Ballaststoffen. Zu den grünen Blattgemüsen zählen u. a. Feldsalat, Rucola, Chicorée, Eichblattsalat, Eisbergsalat, Kopfsalat, die Truppe der Kohlarten wie Blumenkohl, Brokkoli, Chinakohl, Grünkohl, Pak Choi, Rosenkohl, Rotkohl, der gut verträgliche Spitzkohl, Weißkohl, Wirsing. Außerdem Lauchgemüse wie Porree, Schnittlauch, Bärlauch, Spinat, Mangold und die Vitalstoffhelden der Wildkräuter wie Brunnenkresse, Brennnessel, Löwenzahn und Kresse. Grüne Blattgemüse liefern viel Folsäure, die mit Vitamin B6 die Umwandlung von Tryptophan in Serotonin und Melatonin fördert.

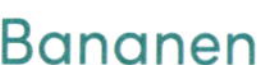

Bananen

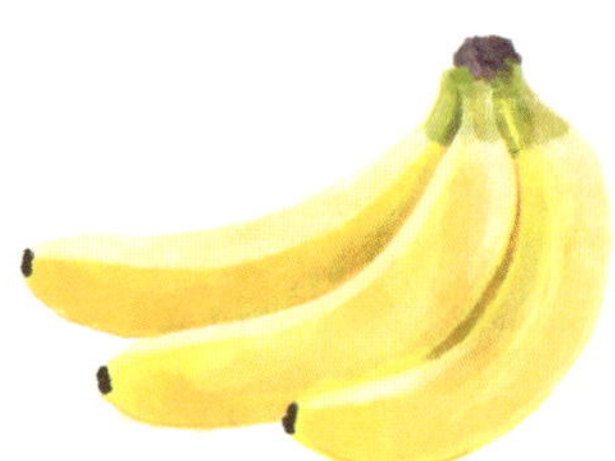

Ihr hoher Gehalt an Magnesium entspannt (»Entspannungsmineral«). Ideal ist die Kombination mit eiweißreichen Haferflocken. Als Alternative empfiehlt sich die Aprikose. Bananen sollten in Maßen, nicht in Massen verzehrt werden.

Sauerkirschen

Bieten Anthocyane (wichtige sekundäre Pflanzenstoffe) sowie natürliches Melatonin. Sie verlängern die Durchschlafdauer um 84 Prozent und verkürzen den Einschlafprozess um 20 Prozent.[45] Zudem sind Sauerkirschen wertvolle Vitamin-C- und Antioxidantienlieferanten.

Tipp 1 bis 2 Handvoll Kirschen oder ein Glas Saft.

Eier

Liefern lebenswichtiges Eiweiß und die essenzielle Aminosäure Tryptophan, Vitamin B12 und Omega-3-Fettsäuren. In Bioqualität kaufen!

Tipp Ein hart gekochtes Bioei passt in jede Hand- oder Aktentasche, dämpft den Hunger und sorgt nebenbei für eine gute Eiweißbilanz und Schlafqualität.

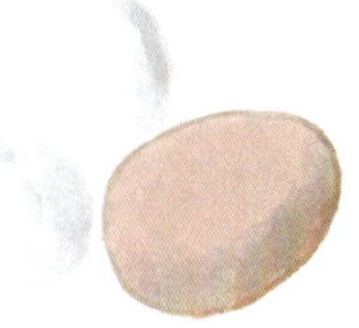

AFFIRMATION DES TAGES

„Ich hüte meinen Schlaf, auch beim Essen."

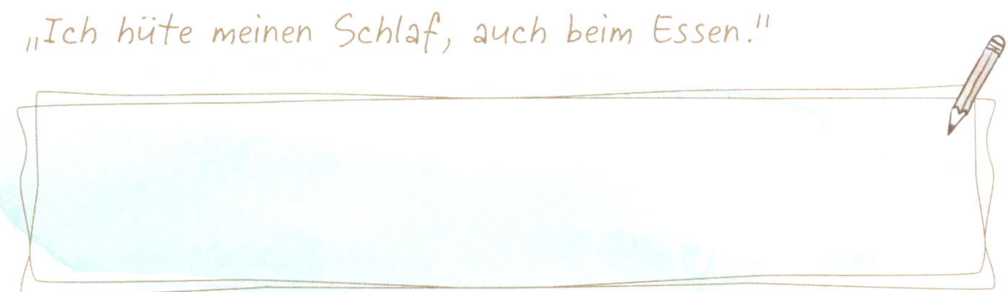

MEINE **BILANZ**

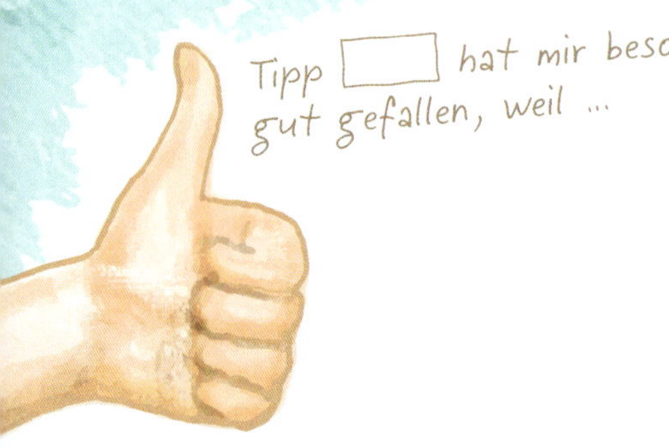

Tipp ☐ hat mir besonders gut gefallen, weil …

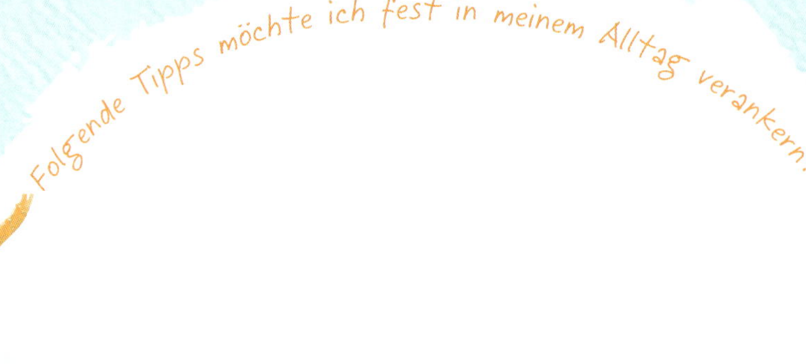

Folgende Tipps möchte ich fest in meinem Alltag verankern:

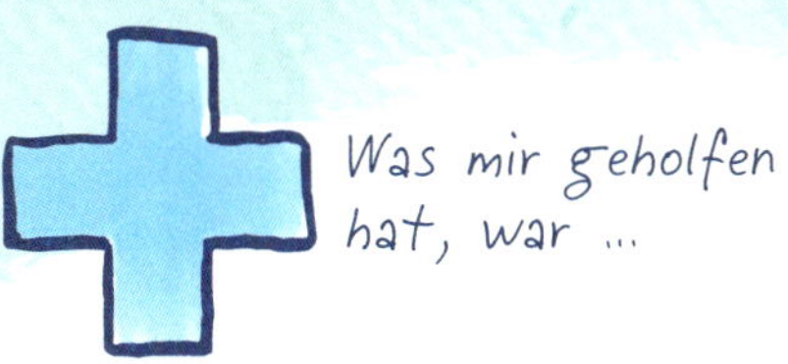

Was mir geholfen hat, war …

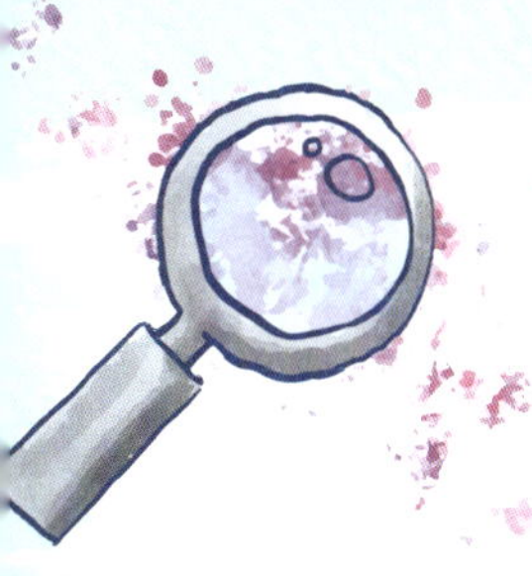

Nach diesem Kapitel fühle ich mich …

MEINE AFFIRMATION

GUTES FUTTER FÜR **IHRE ZELLEN**

Durch optimale Nährstoffversorgung Krankheiten vorbeugen und Energie zurückgewinnen

Die Energiekraftwerke Ihrer Körperzellen, die Mitochondrien, schuften in jeder Sekunde Ihres Lebens. Wie jeder Motor soliden Kraftstoff braucht, rufen Ihre Zellen laut nach gutem »Futter«, und sie benötigen nicht nur einzelne Nährstoffe, sie brauchen alle essenziellen Substanzen. Bedenken Sie: Ihre Zellen sind Ihr Körper, sind S-I-E. Mitochondrien verhungern im Overkill einer nährstofffreien Ernährung mit Zucker, Weißmehl und schlechten Fetten. Irgendwann schwächeln sie und gehen zugrunde. Trauriges Ende: Krankheiten wie Krebs und Viruserkrankungen (Covid-19) können einfach ins Leben einmarschieren. Deshalb: Zollen Sie Ihren Körperzellen Respekt und überprüfen Sie Ihre Nährstoffversorgung. Dabei ist und bleibt eine gesunde Ernährung immer die Basis, Nahrungsergänzung darf und kann sie nie ersetzen.

Weit unterschätzte Nährstoffmängel finden sich in Laborkontrollen besonders oft für: Vitamin D, Vitamin B6, B12, Magnesium, Eisen, Zink, Selen, Folsäure und langkettige Omega-3-Fettsäuren. Selbst ein verblüffender Mangel an Vitamin C ist keine Seltenheit.

Machen wir also gemeinsam einen kurzen Ausflug in das Thema Nahrungsergänzung und widmen uns besonders relevanten Nährstoffen.

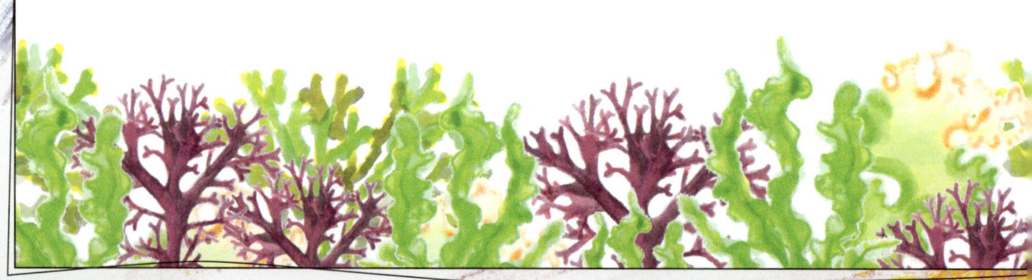

Langkettige Omega-3-Fettsäuren: DHA und EPA

Wichtig für Herz · Gefäße · Nerven · Gehirn · Augen

Nährstoffquellen für Ihren Körper

- DHA (Docosahexaensäure) findet sich in Mikroalgen und in den Fischen, die sich von ihnen ernähren: Lachs, Makrele, Hering, Sardine oder Thunfisch.
- EPA (Eicosapentaensäure) steckt in bestimmten Seefischen wie Atlantischem Hering oder Lachs.
- Fischöl enthält DHA und EPA.
- Eine hervorragende Alternative sind hochwertige Algenöle (z. B. Fertigmischungen aus Leinöl mit DHA und EPA und Weizenkeimöl als Antioxidans, mit oder ohne Zusatz von Vitamin D). Achten Sie streng auf Qualität und Hinweise auf dem Etikett wie »omega-safe« oder »unter Ausschluss von Licht, Hitze und Sauerstoff verarbeitet«.[46] (Siehe auch Tipp 12, S. 62.)
- Reines Leinöl reicht als Omega-3-Quelle *nicht* aus. Es liefert nur pflanzliche Alpha-Linolensäure (ALA), die der Körper nur in geringen Mengen in DHA und EPA umwandeln kann.

Wichtig

Hochwertige Nahrungsergänzung basiert auf dem Reinsubstanzen-Prinzip und verzichtet grundsätzlich auf verstecke Zusatzstoffe.

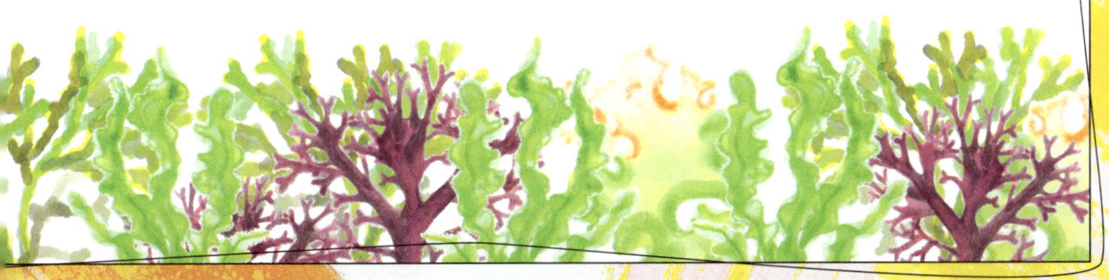

Magnesium

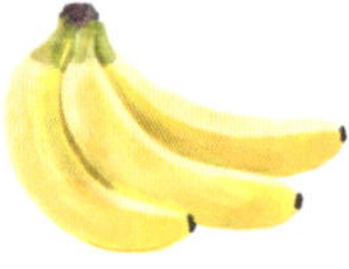

Wichtig für Herz-Kreislauf-System • Nervensystem • Muskulatur • Hormonbalance • Knochen- und Zahnerhalt • Stressresistenz

Nährstoffquellen für Ihren Körper

- Magnesium steckt in grünem Blattgemüse, Nüssen, Hülsenfrüchten, Beeren, Bananen und in Mineralwasser.
- Mineralsalz-Bäder als Vollbad oder Fußbad enthalten Magnesium (siehe Tipp 40, S. 193).
- Zufuhr über Nahrungsergänzung (nach Reinsubstanzenprinzip). **Achtung:** Der individuelle Bedarf liegt meist deutlich höher, als gängige Empfehlungen vermuten lassen. Stress, Sport, entzündliche Krankheiten, Diabetes und Schilddrüsenkrankheiten erhöhen ihn deutlich. **Und:** Erst durch ausreichend Magnesium im Körper kann Vitamin D seine Heilkraft entfalten. Und andersherum.

Vitamin-B-Komplex, Vitamin B12

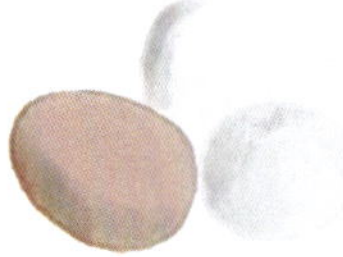

Wichtig für Blutbildung • Energiestoffwechsel • Nerven • Kohlenhydrat-, Protein- und Fettstoffwechsel

Nährstoffquellen für Ihren Körper

- B-Vitamine wie B12 nehmen wir über den Verzehr von tierischen Lebensmitteln wie Fleisch, Fisch, Eier, Innereien und Milchprodukte auf.
- Bei veganer oder vegetarischer Ernährung ist eine Nahrungsergänzung (z. B. über Kapseln) essenziell, um mangelbedingten, irreversiblen Schäden, vor allem im Bereich des Nervensystems, vorzubeugen.
- Innovative »Nebenbei«-Varianten der B12-Zufuhr bieten Mundsprays mit Bitterstoffen und B12 oder Zahncreme mit Vitamin-B12-Zusatz.

Vitamin D

Wichtig für Knochenstoffwechsel • Herz-Kreislauf-System • Immunsystem • Prävention von Diabetes, Krebs und Lichtmangeldepression

Nährstoffquellen für Ihren Körper

- Natürliche Quellen sind z. B. fetter Fisch, Eier, Steinpilze, Champignons, doch allein über die Ernährung ist ein adäquater Vitamin-D-Wert nicht erreichbar. Es sei denn, Sie sind bereit, etwa 500 Gramm Hering, 1 Kilogramm Champignons und 20 Eigelb pro Tag zu konsumieren …
- Die Bildung von Vitamin D in der Haut über die UV-Strahlen der Sonne ist oft dürftig. In nördlichen Breiten ist sie sogar nur von Ende März bis Ende September möglich.
- Hochwertige Algenöle mit Vitamin-D-Zusatz können Abhilfe schaffen. Das Öl erleichtert die Aufnahme von Vitamin D im Körper.
  Tipp: Lassen Sie Ihren Vitamin-D-Wert im Blut bestimmen und helfen Sie in Abstimmung mit Ihrem Arzt bei der Indikation nach, um den Vitamin-D-Spiegel auf hochnormale Werte anzuheben.

RHYTHMUS UND **GEWOHNHEITEN**

Sich selbst zu erkennen ist heilsam

Warum es sich lohnt, Ihren ureigenen Rhythmus zu enträtseln, und wie Sie neue, gesunde Rituale erfolgreich in Ihrer Routine zementieren.

Frühling und Sommer, Sonnenaufgang und -untergang, Ebbe und Flut, Geburt und Tod – Mutter Natur beweist eindrucksvoll: Alles folgt einem Rhythmus. Auch die unzähligen, geheimnisvoll ineinander verzahnten und noch nicht gänzlich entschlüsselten Prozesse in Ihrem Organismus laufen in einem regelmäßigen Takt ab. Für alles gibt es den richtigen Zeitpunkt.

Nicht selten führt ein Lebensstil, der sich gegen natürliche Rhythmen stemmt, zu Energiemangel und Krankheit. Aber auch innere Widerstände und schlechte Gewohnheiten können langfristig müde und krank machen. Der Forscher und Philosoph Aristoteles (384–322 v. Chr.) bringt es auf den Punkt: »Wir sind das, was wir wiederholt tun.«

Wir alle sind nur für einen winzigen Augenblick Gast auf dieser Welt. Die Zeit ist kostbar. Daher sollten wir unsere täglichen Rhythmen von Ernährung, Bewegung und Schlaf, unsere Rituale und Routinen kritisch prüfen, damit wir keine Zeit verlieren und später in der Rückschau auf unser Leben nicht bereuen, den Moment für wichtige Verhaltensänderungen verpasst zu haben. Stellen Sie sich daher schon jetzt, mitten im Leben, die Frage: »Werde ich es bereuen, wenn ich dies oder jenes nicht tue, dies oder jenes nicht anspreche und meine Gewohnheiten nicht verändere?« Denken Sie dabei auch an Ihr Motiv! (Siehe Tipp 4, S. 29.)

Zugegeben, manchmal ist ein Augenblick einfach nicht der richtige, um neue Dinge anzufangen, etwa wenn man mit Grippe im Bett liegt, ein Kind krank ist oder man beruflich eine riesige Aufgabe zu bewältigen hat. Das sind genau die Situationen, in denen man sich leicht überfordert. Aber! Wir dürfen nicht vor lauter Warten auf den perfekten Moment gar nichts tun und uns in Dauerschleife herausreden. Der passende Moment, Dinge anzupacken, zumindest den ersten Schritt zu tun – ist immer im Hier und Jetzt!

Vertrauen Sie ab jetzt dem kraftvollen Rhythmus der Natur sowie auch Ihrem stetig besser werdenden Gespür für die individuell richtigen Zeitpunkte und die für Sie Gewinn bringenden Rituale. Essen, trinken, sich bewegen und schlafen – alles hat seine Zeit! Positiv in den Morgen zu starten oder negative Gefühle erfolgreich umzuprogrammieren – all das kann neue Routine werden. In diesen wichtigen Wahrheiten liegt für Sie der Schlüssel, um Energiemangel und Krankheit erfolgreich zu überwinden oder zu verhindern. Ihr Schlüssel, um lange gesund und glücklich Ihr Leben zu gestalten.

WAS SIE FÜR DIE NÄCHSTEN TAGE BRAUCHEN

- ☐ Nichts weiter als eine Portion Offenheit für Neues und den ehrlichen Lupenblick auf Ihre Gewohnheiten.

AFFIRMATION DER WOCHE

„Ich entwickle Rituale,
die zu meinem Rhythmus passen."

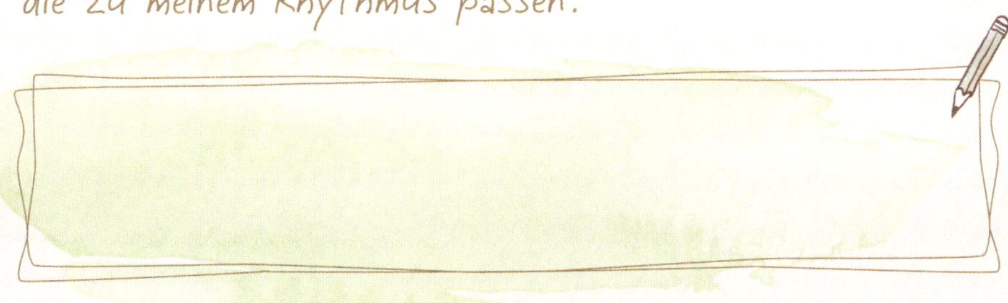

ESSEN UND TRINKEN

In Ihrem Rhythmus genießen

Warum der passende Zeitpunkt beim Essen und Trinken über Ihre Gesundheit entscheidet und wie Sie schnell zu Ihrem Rhythmus finden.

Ob Sie sich gesund und vital fühlen, müde oder schlapp, hängt wesentlich vom Rhythmus Ihrer Gewohnheiten, vor allem Ihrer Ess- und Trinkgewohnheiten, ab. Nicht nur, wie und was Sie essen und trinken, ist entscheidend für Ihre Gesundheit und Ihr Energielevel, sondern auch der Zeitpunkt: das WANN.[47]

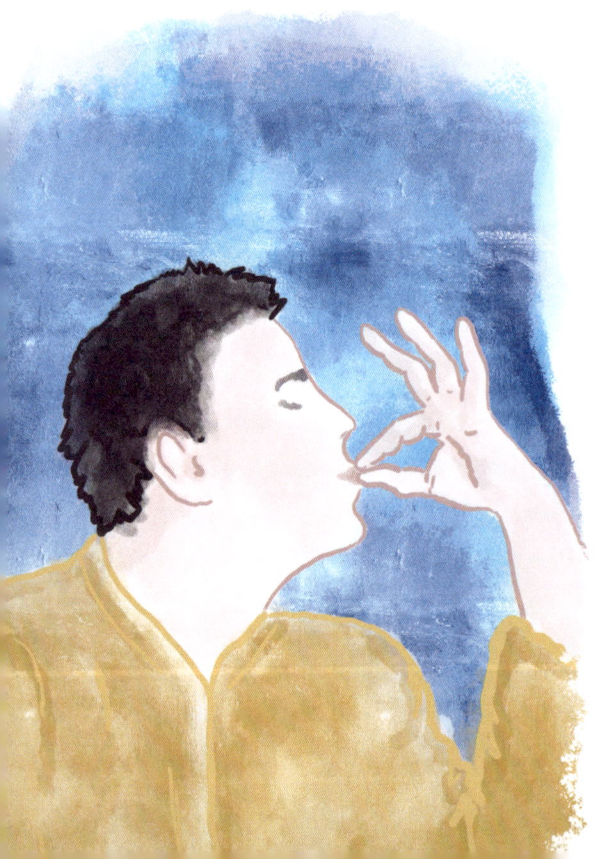

Es lohnt sich, einen für Sie wohltuenden Rhythmus zu formen und zu festigen. Beim Essen und Trinken sollten Sie sich nicht stumpf an der Tageszeit orientieren, à la: »Ich bin aufgewacht, also frühstücke ich.« Auch sollten Sie alten Mustern wie »ich esse, also trinke ich auch« abschwören. Die heutigen Tipps helfen Ihnen dabei, in den perfekten Rhythmus und damit einhergehend in einen höheren Genuss zu kommen.

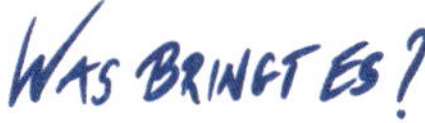

Essen bei *echtem* Hungergefühl

- fördert ein gesundes Schlanksein,
- reduziert das Risiko für Entzündungen im Körper und beugt Krankheiten (z. B. Diabetes, Demenz und Herz-Kreislauf-Krankheiten wie Herzinfarkt oder Schlaganfall) vor,
- stärkt das Körperbewusstsein und ist Selbstfürsorge.

→ **Hilft gut bei Verdauungsbeschwerden, Übergewicht, Autoimmun- und entzündlichen Krankheiten, Leistungstief.**

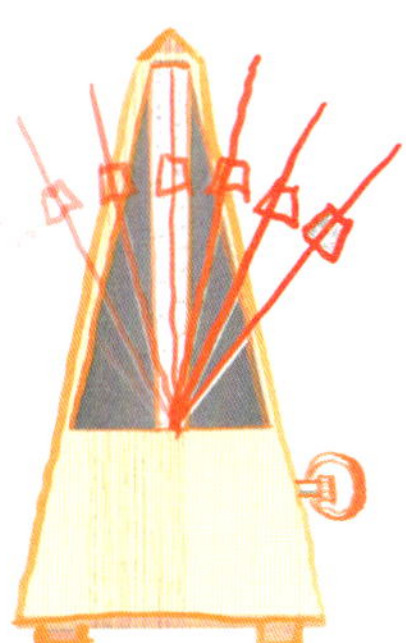

Nicht zu trinken während der Mahlzeiten

- sorgt dafür, dass Ihre Verdauungshelfer, Magensäure und Verdauungsenzyme, nicht »verwässert« werden und optimal den Nahrungsbrei verarbeiten können,
- lindert Verdauungsbeschwerden wie Aufstoßen, Sodbrennen und Reizdarm,
- verbessert die Aufnahme von lebenswichtigen Nährstoffen (z. B. Eisen, B-Vitamine, Magnesium, Jod, Omega-3-Fettsäuren),
- beugt so verstecktem Mikro- und Makronährstoffmangel vor,
- fördert die körperliche und geistige Belastbarkeit.

→ **Hilft gut bei Reflux, Energiemangel.**

Los geht's!

Überprüfen Sie in der Sekunde, bevor Sie etwas essen wollen, ob Sie wirklich Hunger haben. Vielleicht treibt Sie auch nur die Langeweile an den Kühlschrank oder das Bedürfnis zu kauen.

Achtung!

Nicht selten wird Durst mit Hunger verwechselt.

Maßnahmen, die Sie ergreifen sollten

- Trinken Sie bei jedem Hungergefühl zunächst ein Glas stilles Wasser (ca. 200 Milliliter) und prüfen Sie nach etwa 10 Minuten, ob das Gefühl immer noch da ist.
- Fragen Sie sich vor *jeder Mahlzeit*: Habe ich echten Hunger oder eher Appetit (etwa wenn Ihnen bei einem verführerischen Duft das Wasser im Mund zusammenläuft)? Oder steckt ein anderes Bedürfnis hinter dem Hunger? Vielleicht haben Sie einen emotionalen »Herzenshunger« und kompensieren durch Essen unbewusst Emotionen wie Langeweile, Leere, Ärger, Wut, Trauer, Scham. Seien Sie ehrlich zu sich!
- Bei echtem Hunger genießen Sie Ihre Mahlzeit, hören aber bitte bei dem Gefühl auf, zu 80 Prozent gesättigt zu sein. Denn: Die Sättigung tritt zeitverzögert ein.
- Spüren Sie nach dem Essen dem Gefühl nach, was es bedeutet, angenehm satt zu sein.
- Trinken Sie ab heute möglichst außerhalb Ihrer Mahlzeiten: etwa 15 bis 20 Minuten vor dem Essen. Falls das noch ungewohnt ist, trinken Sie nur wenige Schlucke Wasser zum Essen.

Das Umgewöhnen dauert eine kurze Zeit, aber wenn Sie durchhalten, werden Sie mit neuem Schwung und einer besseren Gesundheit belohnt. Natürlich haben wir Menschen soziale Verpflichtungen, denen wir uns nicht entziehen können, und oft auch gemeinsame Essenszeiten. Hören Sie auch dabei auf Ihren Körper, aber bleiben Sie locker.

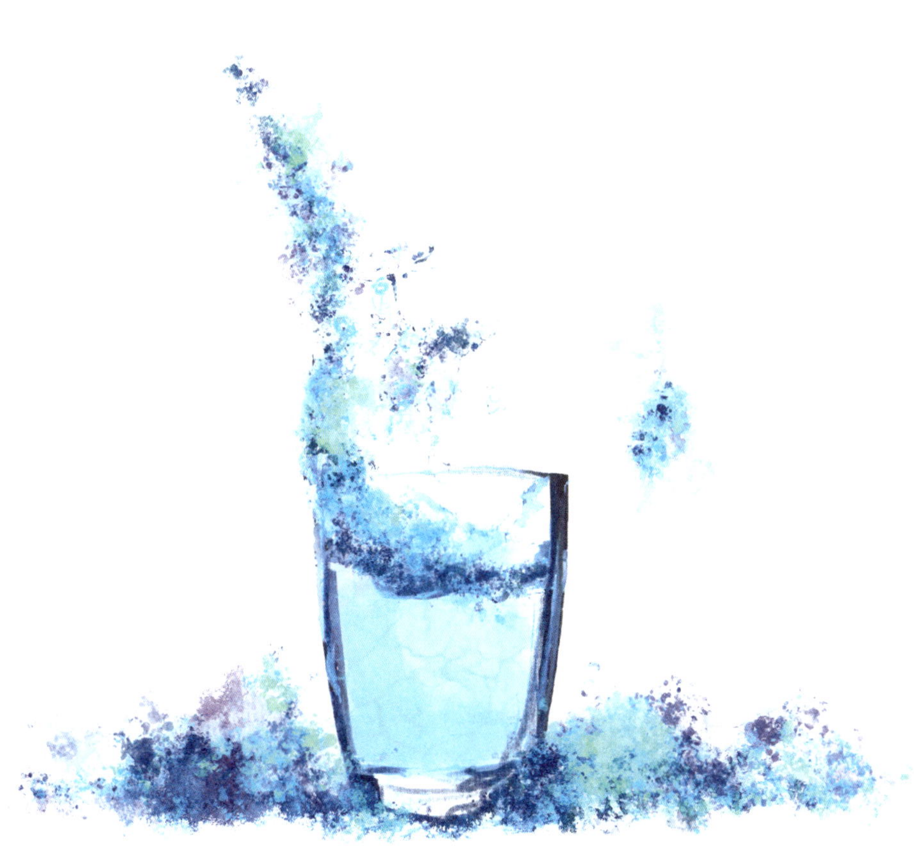

AFFIRMATION DES TAGES

„Ich esse und trinke im Rhythmus meiner Natur."

IHRE **INNERE UHR**

Alles hat seine Zeit

Wie Sie Ihren idealen Rhythmus finden und nebenbei Ihren Schlaf, den Wächter Ihrer Regeneration, verbessern.

Nur zu gerne zitiere ich den schmerzlich vermissten Karl Lagerfeld: »Ich fordere den 48-Stunden-Tag. Mit nur 24 Stunden komme ich nicht aus.«

Wir stecken zwar alle fest im 24-Stunden-Korsett des Tages, aber jeder tickt anders. Jeder von uns hat einen ureigenen Rhythmus. Dieser wird durch die sogenannten Masterclock-Gene gelenkt. Man unterscheidet drei Chronotypen beim Menschen: die *Lerche*, den Morgenmenschen, der als absoluter Frühaufsteher ohne Wecker aufwacht und gern früh ins Bett geht. Die *Eule* dagegen, also der Abend- und Nachtmensch, schleppt sich frühmorgens ins Büro, kommt abends erst richtig auf Touren und geht tendenziell lieber spät schlafen. Und dann gibt es die »neutralen« Typen, die sich wie ich irgendwo dazwischen wiederfinden.

Ihr Chronotyp ist im Wesentlichen genetisch fixiert. Wenn Sie wissen, welcher Typ Sie sind, und Sie öfter Ihre innere Uhr berücksichtigen, hat Ihr Tag zwar immer noch nicht 48 Stunden, aber Ihr Energielevel wird spürbar besser und auch die Gesundheit profitiert.

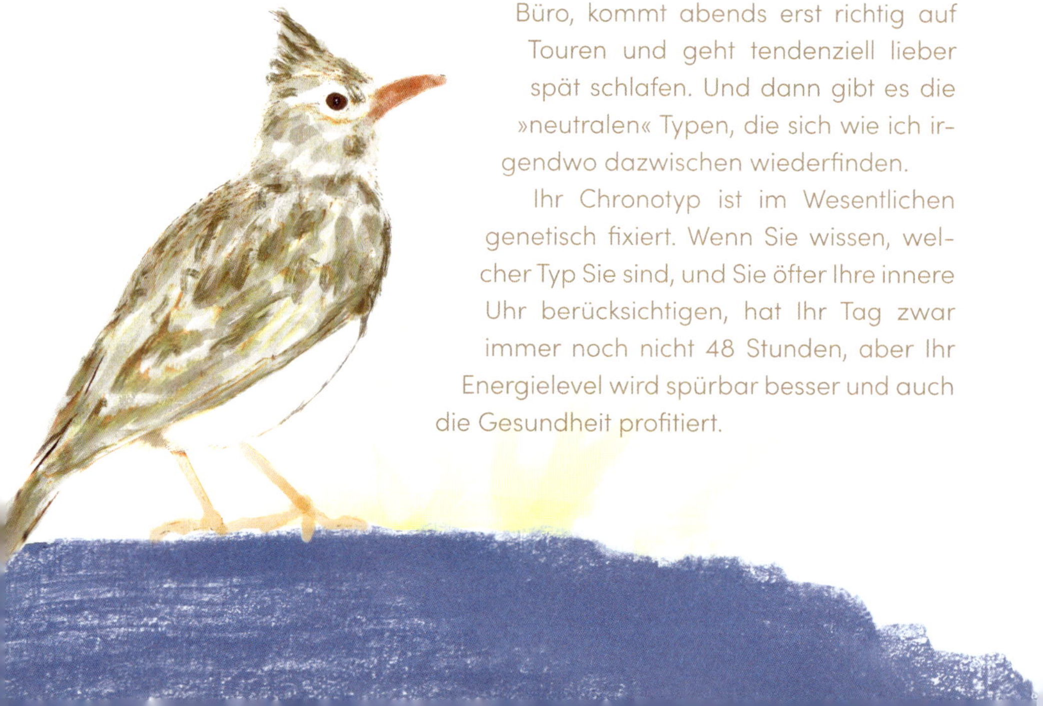

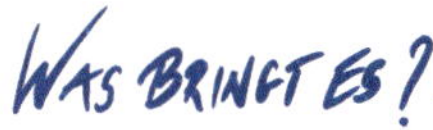

Was bringt es?

- Der inneren Uhr zu folgen sorgt für ein hohes Energielevel.
- Es fördert einen gesunden Schlafrhythmus und erleichtert das Einschlafen.
- Es stärkt das körperliche und seelische Wohlbefinden.
- Es beugt Krankheiten wie Diabetes, Herz-Kreislauf-Erkrankungen, Krebs und Übergewicht vor.[48]

→ **Hilft gut bei Autoimmun- und entzündlichen Krankheiten, Restless-Legs.**

Los geht's!

Schauen Sie kurz durch den »Rückspiegel«. Wie ticken S-I-E? Tendieren Sie zur Eule, zur Lerche oder zum »Mischtyp«?

Übrigens
Jugendliche sind physiologisch eine Eule. Das hat mit Umbauleistungen des Gehirns zu tun.

Leben Sie oft gegen Ihren Rhythmus, bleiben Sie z. B. oft länger auf, als Sie möchten (»Social Jet Lag«), oder müssen Sie früher aufstehen, als Ihnen guttut?

☐ ja ☐ nein

Haben Sie in Ihrem Urlaub einen anderen Tagesablauf bzw. Schlaf-wach-Rhythmus als im Alltag?

☐ ja ☐ nein

Fällt Ihnen die Arbeit morgens oder abends leichter?

☐ morgens ☐ abends

Notieren Sie grob Ihre Aufsteh- und Zubettgehzeiten.

[:] Aufstehen [:] Zubettgehen

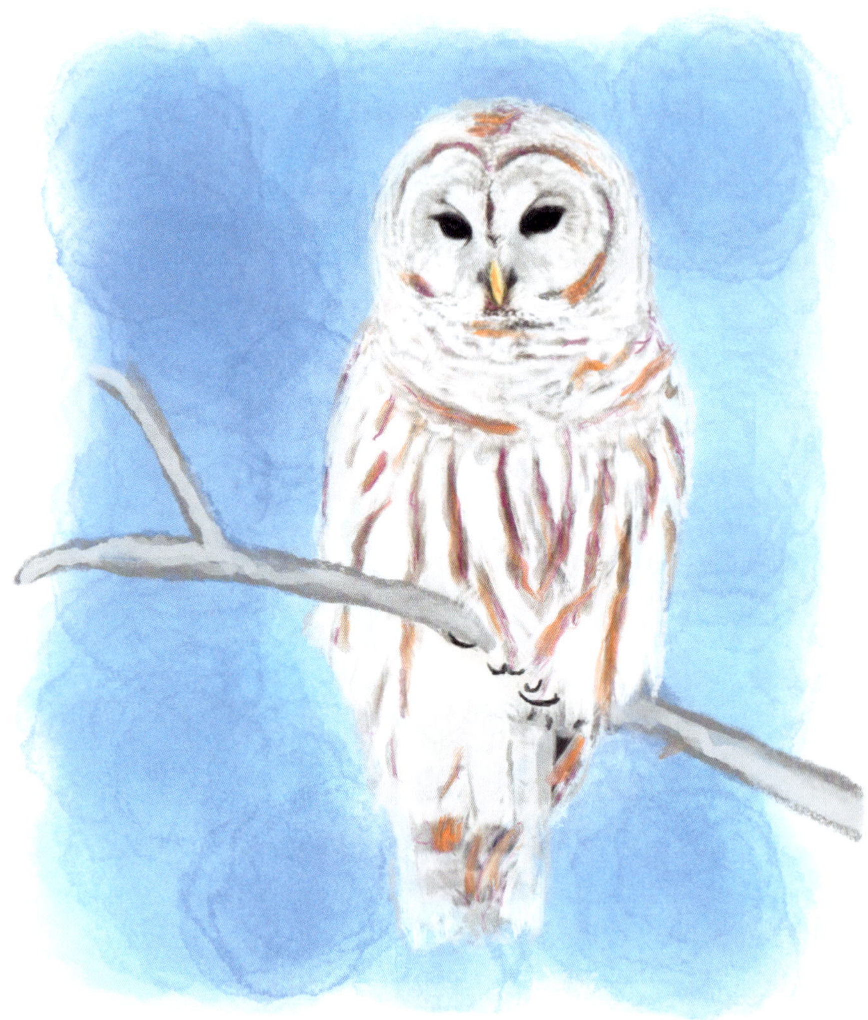

Hören Sie auf Ihre innere Uhr und pflegen Sie feste Aufsteh- und Zubettgehzeiten. Indem Sie Ihren Rhythmus verstehen und Ihre Schlafgewohnheiten danach ausrichten, stoßen Sie die Tür zu neuer Vitalität auf. Ihre Kreativität und Produktivität werden sich vervielfachen, denn Sie können Ihre Hochphasen und Durchhängerphasen gezielt berücksichtigen.

Das schließt optimalerweise das Wochenende mit ein!

Das folgende Energieprotokoll kann Ihnen dabei gute Dienste leisten. Denn Ihr individueller Rhythmus ist so einzigartig, wie Sie es sind. Spüren Sie ihm in den nächsten Wochen und Monaten liebevoll nach.

ENERGIEPROTOKOLL

Gestern bin ich ins Bett gegangen um [:]

Ich war beim Zubettgehen
- ☐ müde
- ☐ noch nicht müde

Heute bin ich aufgestanden um [:]

Nach dem Aufwachen war ich
- ☐ müde
- ☐ fit

Mein Mittagstief hatte ich heute um [:]

Hoch konzentriert war ich heute um [:]

Viel Energie habe ich verspürt um [:]

Müde war ich heute zwischenzeitlich um [:]

AFFIRMATION DES TAGES

„Ich finde zu meinem Rhythmus."

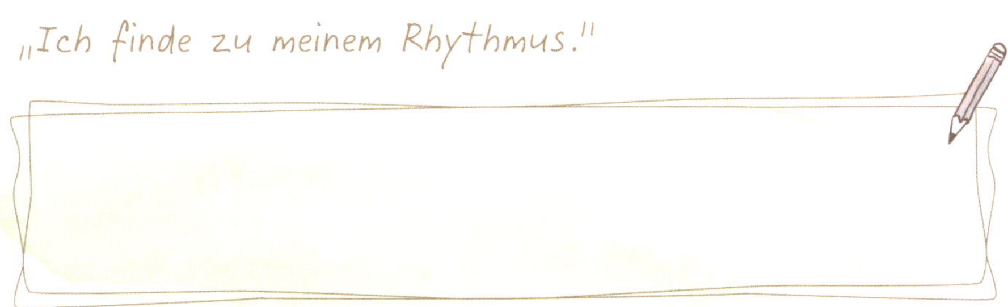

PRÄGEN SIE IHRE INNEREN **ÜBERZEUGUNGEN** NEU

Ihr neues, gesundes Ich

Warum Ihre Gedanken über sich selbst mehr über Ihre Vitalität entscheiden, als Sie vielleicht ahnen, und wie Sie ein gesundes Selbstbild entwickeln.

Gewohnheiten beeinflussen Ihre Gesundheit so extrem wie kaum etwas anderes. Oft fällt es schwer, gute Rituale im Alltag einzupflanzen. Hat wiederum eine Gewohnheit erst mal Wurzeln geschlagen, wird man sie kaum noch los. Das gilt für die »gute« (nach dem Aufstehen Wasser trinken) wie die »schlechte« (rauchen oder Chips zum Fernsehen knuspern). All Ihre Gewohnheiten formen sich aus inneren Überzeugungen, den Glaubenssätzen. Das sind mächtige Gestalten, die Sie beflügeln oder behindern. Wenn Sie negative Glaubenssätze ziehen lassen und an ihrer Stelle neue, positive verinnerlichen, fällt es Ihnen leichter, selbstschädigendes Verhalten zu verabschieden und beherzt die nächsten Schritte zu gehen. Es macht etwas mit Ihnen, wenn Sie aus tiefstem Herzen zu sich sagen: »Ich bin vital!« oder »Ich lebe gesund!«. Kitzeln Sie Ihr »neues Ich« hervor. Sie kennen bereits die Wirkung von Affirmationen. Jetzt tauchen wir noch tiefer, hin zu Ihren innersten Überzeugungen. Denn im tiefsten »Marianengraben«, in Ihrem Selbstbild, versteckt sich ein potenzieller Goldschatz für Ihre Gesundheit.

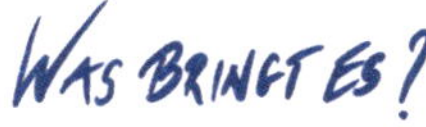

- Positive Glaubenssätze, die Ihrer innersten Überzeugung entsprechen, lassen Sie unmittelbar aus einer passiven Rolle schlüpfen und in die fürsorgliche Aktion kommen.
- Sie erleichtern es, gute Gewohnheiten als »Fels in der Alltagsbrandung« fest zu verwurzeln.
- Sie sorgen hochwirksam für seelischen Ausgleich und fördern körperliche Stärke.

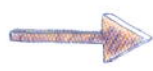 **Hilft gut bei reduziertem Selbstwert, seelischen Traumata.**

Los geht's!

Heute gilt es, sich langfristig aus einem »Ich-bin-eine-passive-graue-Maus«-Selbstbild zu befreien und den Grundstein für ein neues Selbstbild zu legen. Das erfordert neue, individuelle Glaubenssätze, neues Denken. Aber wie denken Sie überhaupt über sich?

Hand aufs Herz: Finden Sie sich in diesen Aussagen wieder?
- »Das schaffe ich nicht!«
- »Das klappt nur bei den anderen, nicht bei mir.«
- »Ich kann mir das alles sowieso nicht merken.«
- »Das macht mein Körper nicht mit.«

Oft steckt man in düsteren Denkschienen fest und versucht sogar unbewusst, dem dazugehörigen Selbstbild zu entsprechen. Wenn Sie eine oder mehrere der obigen Aussagen nur allzu gut von sich kennen, ist Ihre bisherige, von negativen Glaubenssätzen geprägte Identität Ihr größtes Hindernis für positive Veränderungen im Leben.

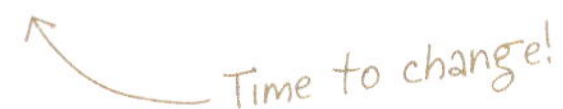

Notieren Sie, was für ein Mensch S-I-E sein möchten. Machen Sie kleine Schritte, um Ihr neues Ich zu formen. Beispiel: »Ich bin ein vitaler Mensch, der sich täglich 15 Minuten bewegt, oft spätstückt, täglich entspannt«, etc.

Tipp Ihr Selbstbild ist nicht in Stein gemeißelt, die Form Ihrer Lebensgewohnheiten können Sie immer verändern. Alles liegt in Ihrer Hand. Je öfter Sie sich mit den Fragen »WER bin ich?« und »WER will ich sein?« beschäftigen, desto eher finden Sie gesunde Wege – mit zunehmend spielerischer Leichtigkeit.

Übrigens
Die Affirmationen, denen Sie bei jedem Tipp in diesem Buch begegnen, helfen Ihnen zusätzlich dabei, positive Glaubenssätze in Ihrem Leben zu verankern. Je mehr die Glaubenssätze zu Ihnen passen und je positiver Ihr Selbstbild, umso besser!

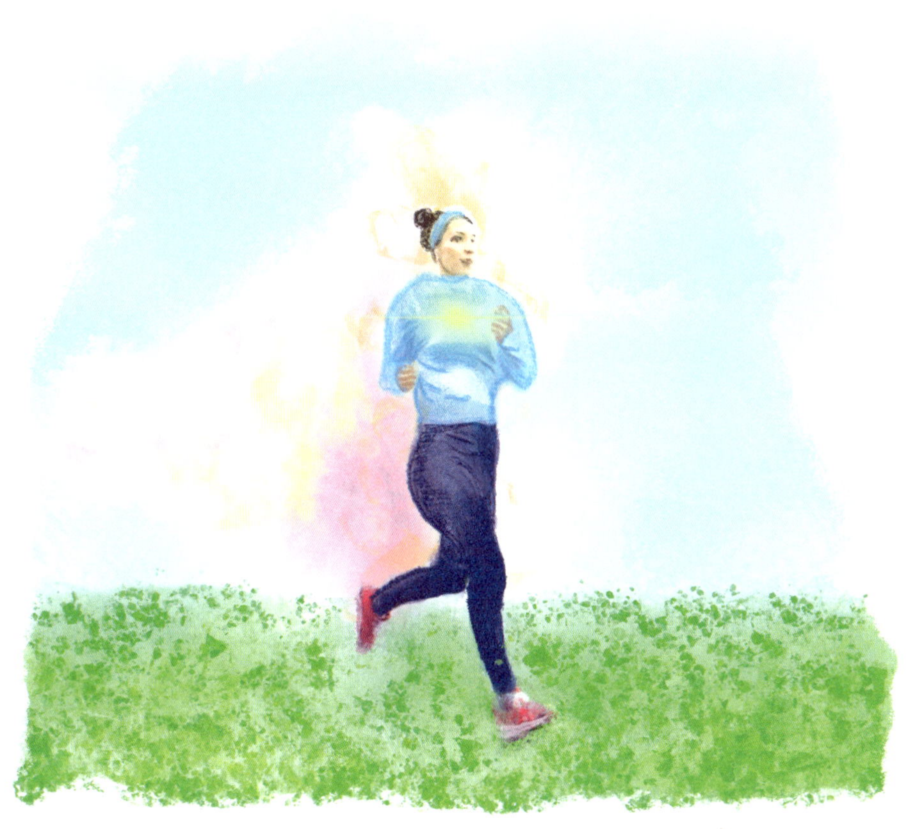

AFFIRMATION DES TAGES

„Ich bin gesund und vital."

PROGRAMMIEREN SIE **IHR VERHALTEN** SPIELERISCH UM

Die Macht der kleinen Gewohnheiten

Wie Sie bereits winzige Verhaltensänderungen schätzen lernen und jeden neuen Tag Ihres Lebens zu einem Staffellauf gesunder Gewohnheiten werden lassen.

Jetzt wird es praktisch! Keine Veränderung fällt vom Himmel. Und gesunde Gewohnheiten können Sie nicht durch ein »Simsalabim« oder Fingerschnippen erzwingen. Aber Sie können sie Stufe um Stufe in Ihr Leben locken. Das funktioniert – ohne Druck und ohne Stirnrunzeln. Versprochen! Das Geheimnis liegt darin, die Aktivitäten, die Sie ohnehin jeden Tag durchführen, mit einfachen, gesunden, zu IHNEN passenden Ritualen zu verbandeln.

WAS BRINGT ES?

- Das Verkuppeln von Alltagsroutinen mit neuen Ritualen erleichtert das Etablieren von gesunden Gewohnheiten und bringt Sie auf Ihrem Weg schneller ans Ziel.
- Es bringt enorm rasche Erfolge, gelingt spielerisch und macht Spaß.

→ **Hilft gut z. B. bei Müdigkeit, Übergewicht, Kopf- und Rückenschmerzen, negativem Denken.**

Los geht's!

ein paar Beispiele

Schreiben Sie eine Liste mit Ihren täglichen Gewohnheiten.

aufwachen • Wecker stoppen • ins Bad gehen • auf die Toilette gehen • Zähne putzen • waschen/duschen • Deo benutzen • Wasser trinken • Tee/Kaffee kochen • frühstücken …

Verbandeln Sie diese Gewohnheiten nun mit neuen Ritualen.

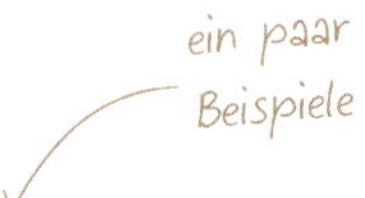

- Wach werden: Nach dem Aufwachen mache ich eine Atemübung.
- Aufstehen: Ich dehne mich und trinke zwei Gläser Wasser auf nüchternen Magen.
- Zur Toilette gehen: Nach dem Toilettengang mache ich 10 Kniebeugen.
- Duschen: Unter der Dusche summe und singe ich.
- Zähne putzen: Nach dem abendlichen Zähneputzen nehme ich mein Magnesium ein.
- Durch einen Türrahmen gehen: Ich dehne die Arme.
- Telefonläuten: Ist mein Appell zur Selbstfürsorge, ich trinke etwas und stehe auf.

Anziehen: ....

....

Tee / Kaffee kochen: ....

....

Früh- / Spätstück: ....

....

Mittagspause: ....

....

Abendessen: ....

....

Licht an- / ausschalten: ....

....

Andere: ....

Was?

Wo?

Wann?

Wie?

AFFIRMATION DES TAGES

„Ich entdecke spielerisch gesunde Rituale."

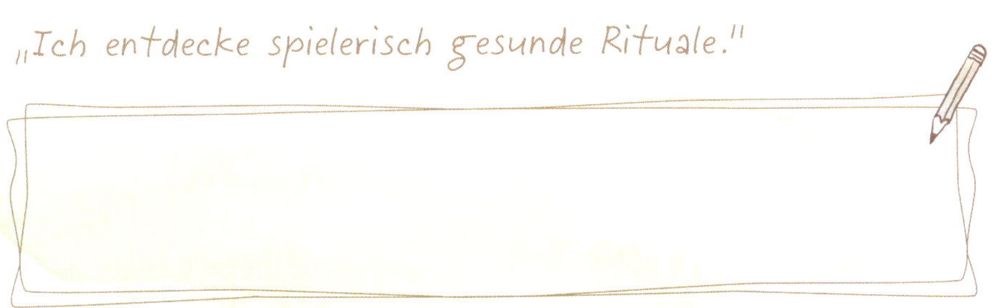

DIE HEILKRAFT DER **MORGENRITUALE**

Die Magie der frühen Stunden

Wie Sie Ihren Morgen nutzen können, um Ihre Gesundheit und Lebensfreude aufzupeppen, und warum es sich lohnt, diese Tageszeit bewusster zu leben.

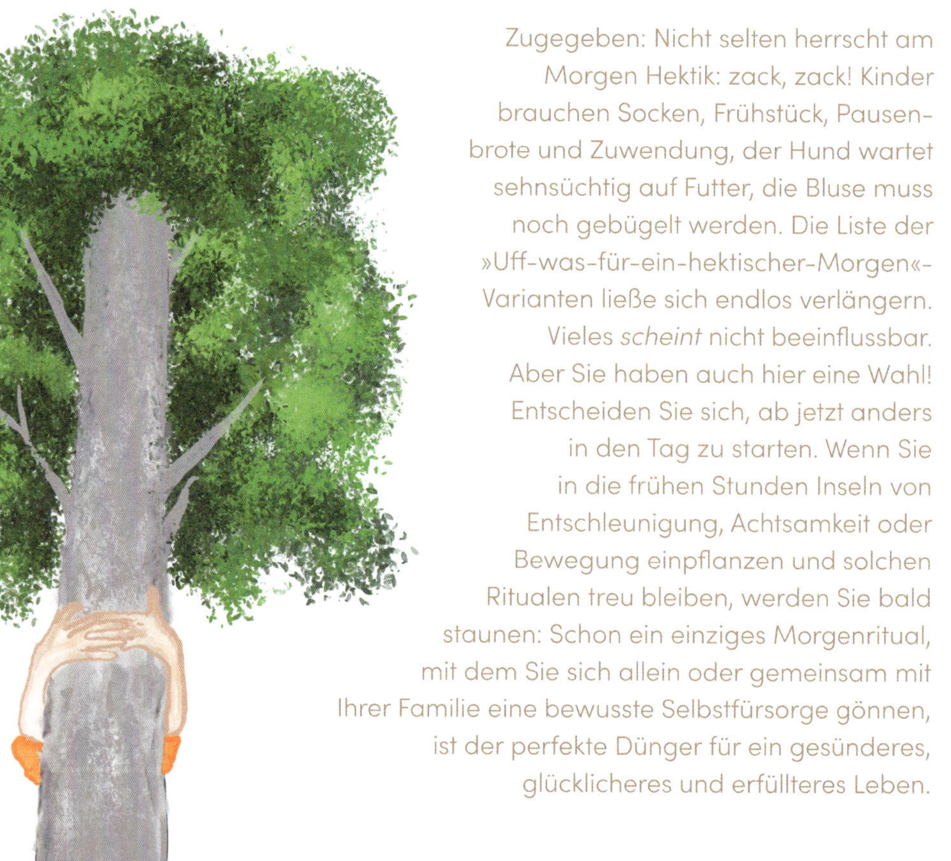

Zugegeben: Nicht selten herrscht am Morgen Hektik: zack, zack! Kinder brauchen Socken, Frühstück, Pausenbrote und Zuwendung, der Hund wartet sehnsüchtig auf Futter, die Bluse muss noch gebügelt werden. Die Liste der »Uff-was-für-ein-hektischer-Morgen«-Varianten ließe sich endlos verlängern. Vieles *scheint* nicht beeinflussbar. Aber Sie haben auch hier eine Wahl! Entscheiden Sie sich, ab jetzt anders in den Tag zu starten. Wenn Sie in die frühen Stunden Inseln von Entschleunigung, Achtsamkeit oder Bewegung einpflanzen und solchen Ritualen treu bleiben, werden Sie bald staunen: Schon ein einziges Morgenritual, mit dem Sie sich allein oder gemeinsam mit Ihrer Familie eine bewusste Selbstfürsorge gönnen, ist der perfekte Dünger für ein gesünderes, glücklicheres und erfüllteres Leben.

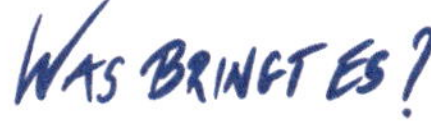

Was bringt es?

- Rituale (unabhängig von der Tageszeit!) geben Ihnen Halt und Struktur im Leben.
- Sie wirken gegen ständiges Sichverzetteln.
- Sie stärken das Gefühl von Sicherheit und Zuversicht.
- Sie pushen Optimismus und Lebensfreude, die ansteckend auf Ihr Umfeld wirken.
- Sie fördern die geistige und körperliche Belastbarkeit und Produktivität.

→ **Hilft gut bei Schmerzsyndromen, Verdauungsstörungen, Anspannung.**

Los geht's!

Schauen Sie sich zunächst Ihren Morgen mit der Lupe an:

Wann stehen Sie auf? [:]

Was sind Ihre Gewohnheiten?

Wie fühlen Sie sich morgens (z. B. fit, müde, gehetzt)?

Was beeinflusst Ihren Morgen? Wofür geht die meiste Zeit drauf? Was versetzt Sie in inneren Stress?

Nehmen Sie sich kurz Zeit und überlegen Sie sich Rituale, die Ihnen guttun könnten. Was machen Sie gerne oder wollen Sie ausprobieren? Was macht trotz Zeitdruck Freude?

ein paar Beispiele

Tee/Kaffee trinken • Dankbarkeit aussprechen • Tagebuchnotizen • Dehnen am offenen Fenster • kurz meditieren • ein paar Seiten lesen

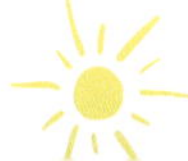

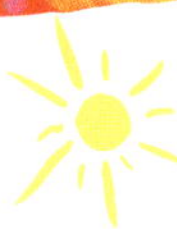

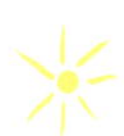

Ihr **cleveres Morgenritual** ist frei gewählt und wird täglich umgesetzt, es passt zu Ihren Bedürfnissen. Bereits 5 Minuten – technikfreie – Auszeit genügen!

Hand aufs Herz: Was werden Sie ab jetzt als Morgenritual testen?

Tipp Denken Sie bereits vor dem Einschlafen an die Heilkraft Ihrer Morgenauszeit! Das entspannt, erzeugt Vorfreude und verstärkt positive Langzeiteffekte.

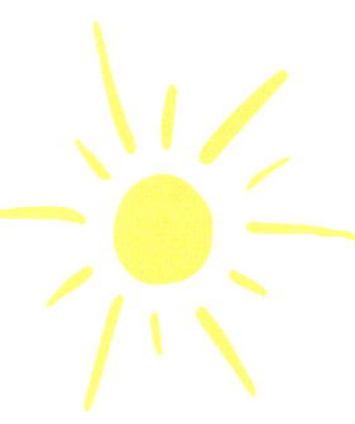

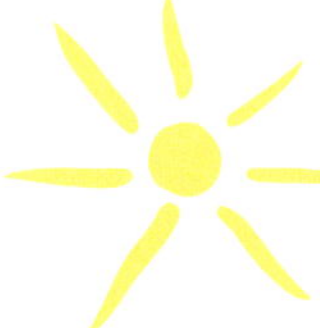

AFFIRMATION DES TAGES

„Ich starte meinen Tag bewusst."

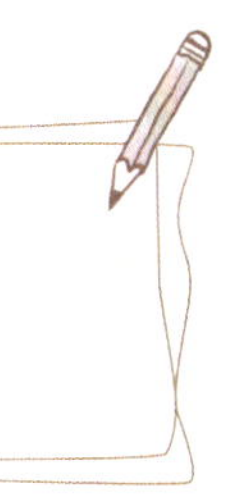

NEHMEN SIE **SICH SELBST** AN

Frei zu sein ist gesund

Warum es wichtig ist, innerlich frei zu sein, um sich selbst der beste Freund zu werden, und wie Sie die Teufelskreise schlechter Gewohnheiten einfach durchbrechen.

Um innerlich frei zu sein, zu sich zu stehen und gesünder zu leben, müssen wir uns selbst der beste Freund werden. Oft scheuen wir uns davor, auch wenn es paradox klingt, aber manchmal ist es nicht so einfach, es gut mit sich selbst auszuhalten. Wir leben dann unter dem Diktat der Gefühle, weil wir sie nicht einordnen oder regulieren können, wir verzetteln uns und verrennen uns in schlechten Gewohnheiten. Je näher Sie sich kennenlernen, umso größer wird Ihre Selbstakzeptanz.

WAS BRINGT ES?

- Sich anzunehmen bedeutet, sich mit allen Stärken und Schwächen zu akzeptieren. Sie sind ein »Zebra« mit hellen und dunklen Streifen, das ist vollkommen normal und vollkommen in Ordnung.
- Es löst Sie aus dem engen Korsett der Gefühle (wie Wut, Langeweile), die oft die Zündschnur zu selbstschädigenden Gewohnheiten sind (z. B. Frustessen).

→ **Hilft gut bei Hautkrankheiten, Übergewicht, Traumata.**

Los geht's!

Definieren Sie spontan Ihre Stärken und Schwächen und *akzeptieren Sie sie* (z. B. sind Sie großzügig, kreativ, humorvoll und ehrlich, aber auch mal neidisch oder geizig?).

- Gewinnen Sie Abstand zu Ihren Emotionen. Wenn Sie heute ein Anflug von Ärger, Wut, Langeweile »überfällt«, *nehmen Sie das Gefühl nur wahr*. Verdrängen Sie es nicht, bewerten Sie es nicht.
- Bleiben Sie gelassen. So identifizieren Sie sich nicht mit Ihrem Gefühl und lassen sich nicht zu einer »Schlechte-Gewohnheit-Reaktion« hinreißen.
- Je öfter Sie sich wahrnehmen, ohne sich in negativen Bewertungen (»O mein Gott, ist das ...!«) zu verstricken, umso besser für Ihre Gesundheit.

AFFIRMATION DES TAGES

„Ich bin innerlich frei und kann entscheiden, wie ich agiere."

MEINE **BILANZ**

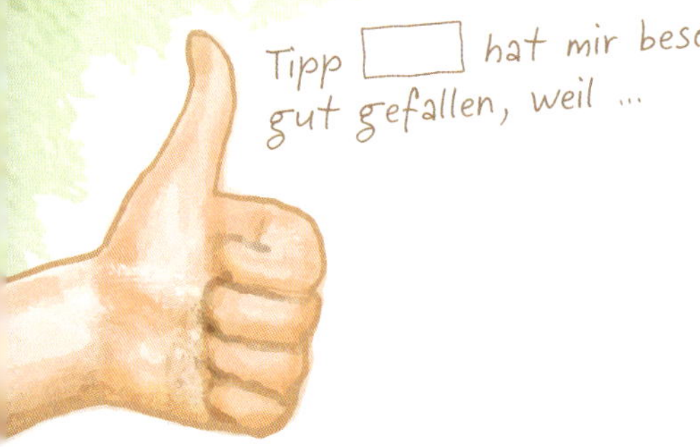

Tipp ☐ hat mir besonders gut gefallen, weil …

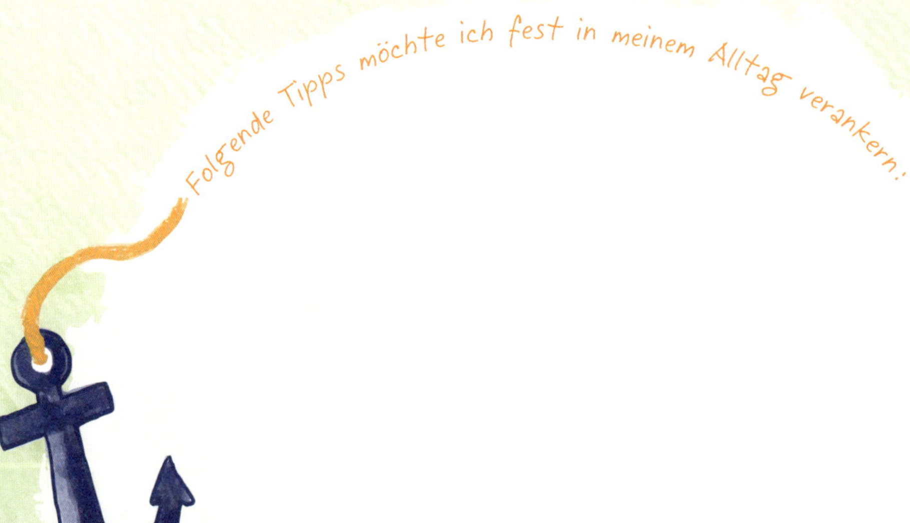

Folgende Tipps möchte ich fest in meinem Alltag verankern:

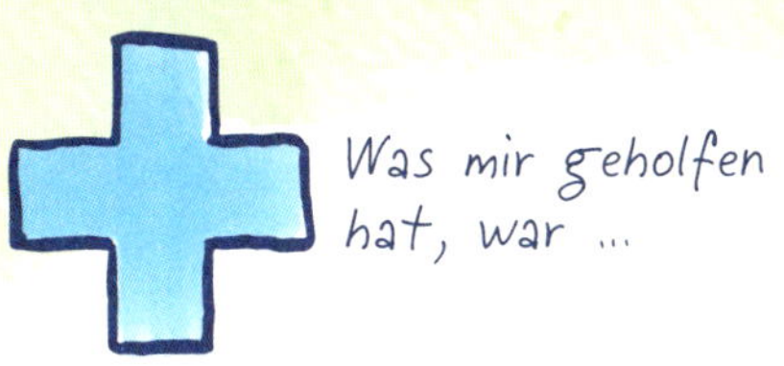

Was mir geholfen hat, war …

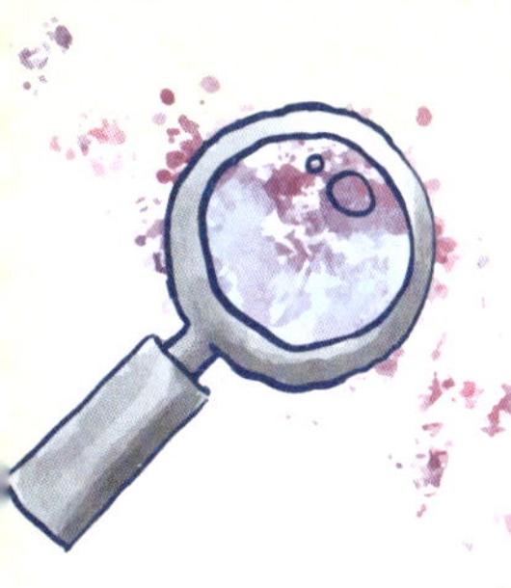

Nach diesem Kapitel fühle ich mich …

MEINE AFFIRMATION

REZEPTE

DOC FLECK'S BITTER SUPREME

- 1 große Handvoll Babyspinat
- 1 kleine Handvoll Rucola
- 1 kleine Handvoll glatte Petersilie
- ½ Banane
- ½ Birne
- ½ Apfel (oder Obst der Saison wie Aprikose, Pfirsich)
- ca. 200 ml Kokoswasser (alternativ stilles Wasser)

1 Portion
5 Minuten

Nährwerte für 1 Portion: 160 kcal (4 g E, 2 g F, 31 g KH)

1. Alle Zutaten waschen und mit Kokoswasser im Mixer pürieren.
2. Schluckweise genießen – und nicht vergessen: Ein Smoothie ist eine Mahlzeit und will gekaut werden.

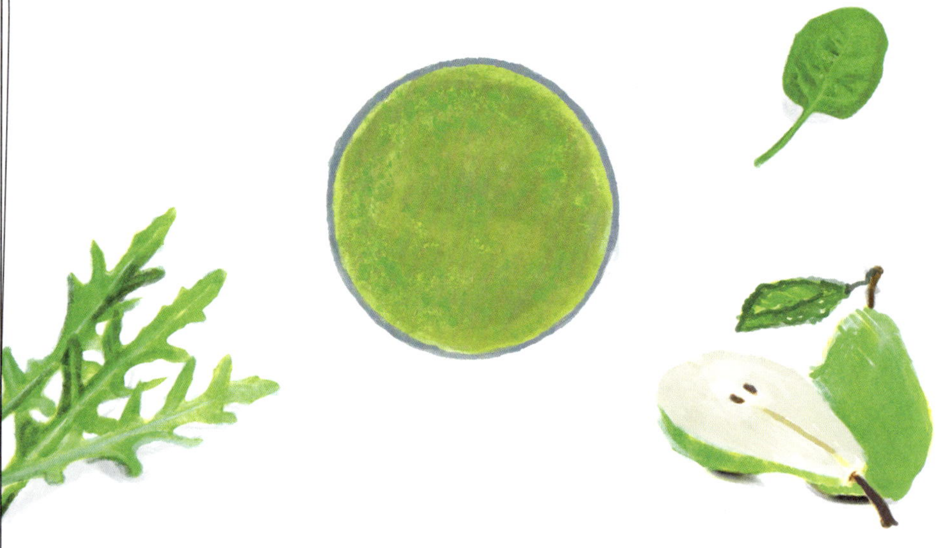

g Gramm • ml Milliliter • kcal Kilokalorien • E Eiweiß • F Fett • KH Kohlenhydrate
TL Teelöffel • EL Esslöffel

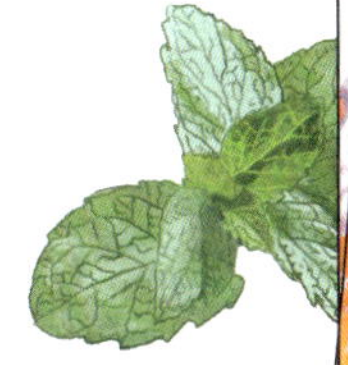

ROTE-BETE-BEEREN-SMOOTHIE

- 100 g Rote Bete (vorgegart, vakuumverpackt)
- 2 getrocknete Datteln (ohne Stein)
- 75 g TK-Himbeeren
- 2 Stiele Minze
- 150 ml Haferdrink
- 1–2 Spritzer Limettensaft

1 Portion
5 Minuten

Nährwerte für 1 Portion: 175 kcal (4 g E, 3 g F, 32 g KH)

1. Rote Bete und Datteln grob klein schneiden. Minze waschen und Blättchen von den Stielen zupfen.
2. Rote Bete, Datteln, Himbeeren, Minze (bis auf einige Blättchen zum Garnieren) und Haferdrink im Mixer oder Smoothiemaker fein pürieren, sodass auch die Datteln gut zerkleinert werden.
3. Smoothie mit Limettensaft abschmecken, in ein Glas füllen und mit übriger Minze verzieren.

Tipp: Mit Kokosmilch statt Haferdrink wird aus dem Smoothie ein cremiger Shake. Allerdings steigen durch die Kokosmilch auch die Nährwerte (pro Person dann ca. 460 kcal, 6 g E, 36 g F, 32 g KH), weshalb der Shake als Mahlzeitenersatz zu sehen ist.

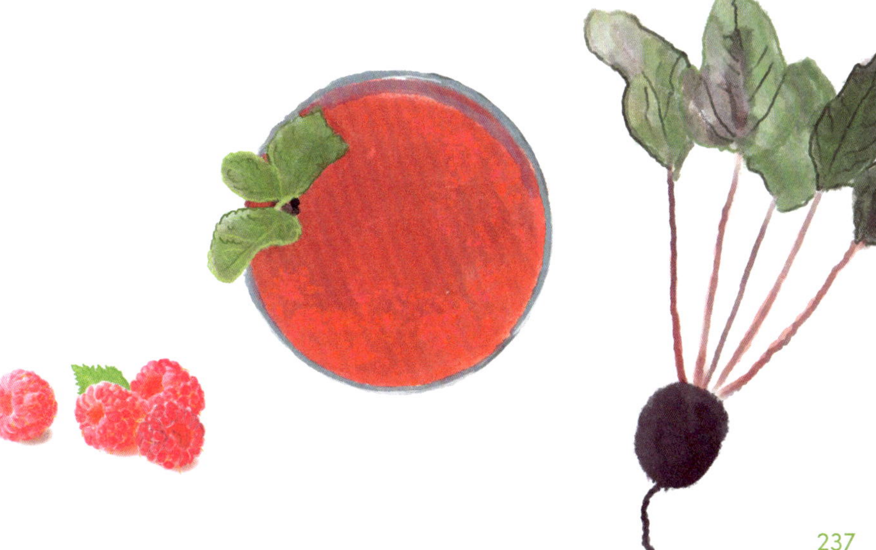

KALTE GURKEN-AVOCADO-SUPPE

- 1 große reife Avocado (ca. 280 g)
- abgeriebene Schale und Saft von ½ Biozitrone
- 1 Knoblauchzehe (optional)
- 1 Gurke (ca. 400 g)
- 3 EL weißes Mandelmus
- 100–150 ml kalte Gemüsebrühe oder ungesüßter Pflanzendrink
- Salz
- Pfeffer
- Chiliflocken
- 50 g geröstete Cashewkerne
- 1–2 Stiele Dill oder Minze (nach Geschmack)
- 2 TL natives Olivenöl »extra vergine«

2 Portionen
15 Minuten

Nährwerte für 1 Portion: 470 kcal (10 g E, 41 g F, 17 g KH)

Tipp: Die Suppe lässt sich auch gut vorbereiten und schmeckt gekühlt besonders gut. Cashews, feine Gurkenwürfel, Dill und Chiliflocken dann erst kurz vor dem Servieren vorbereiten und auf die Suppe geben.

1. Avocado halbieren, entkernen, das Fruchtfleisch aus den Schalen heben und grob würfeln. Mit etwas Zitronensaft mischen und in einen hohen Rührbecher geben.
2. Knoblauch schälen. Gurke waschen, ¾ grob und ¼ fein würfeln. Knoblauch und grobe Gurkenwürfel mit Mandelmus zur Avocado geben, alles fein pürieren. Brühe oder Pflanzendrink nach und nach untermixen, bis die gewünschte Konsistenz erreicht ist. Suppe mit Salz, Pfeffer, Chiliflocken, Zitronenschale und übrigem Saft abschmecken.
3. Suppe in Schälchen oder Gläser füllen. Cashewkerne hacken. Dill waschen, Fähnchen von den Stielen und etwas kleiner zupfen. Suppe mit Cashewkernen, feinen Gurkenwürfeln, Dill und Chiliflocken garnieren. Mit Olivenöl beträufeln.

BROKKOLI-BLITZSUPPE

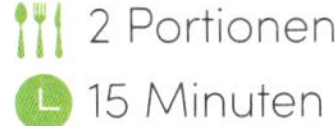

Nährwerte für 1 Portion: 250 kcal (12 g E, 18 g F, 9 g KH)

- 350 g Brokkoliröschen
- 1 Schalotte
- 1 Knoblauchzehe (optional)
- 1 EL Erdnussöl
- 250 ml ungesüßter Mandeldrink
- 250 ml Gemüsebrühe
- Salz
- Pfeffer
- Cayennepfeffer
- geriebene Muskatnuss
- 2 EL Nussmus (z. B. Mandel oder Cashew)
- 1–2 EL Zitronensaft
- 2 EL Mandelblättchen (oder gehackte Haselnusskerne)
- Sprossen zum Garnieren (z. B. rote Rettichsprossen)

1. Brokkoli waschen und abtropfen lassen. Schalotte und Knoblauch schälen, beides würfeln.
2. Öl in einem Topf erhitzen. Schalotte und Knoblauch darin andünsten. Brokkoli zugeben und kurz mitdünsten. Mandeldrink und Brühe zugeben. Mit Salz, Pfeffer, Cayennepfeffer und Muskatnuss würzen. Aufkochen und 6–8 Minuten köcheln, bis der Brokkoli gar ist.
3. Topf vom Herd nehmen. Nussmus und Zitronensaft zur Suppe geben. Alles fein pürieren und abschmecken. In Schälchen oder Teller geben. Mandelblättchen aufstreuen und mit Sprossen garnieren.

NUSSIGE HACKBÄLLCHEN AUF ARTISCHOCKENCREME

- 300 g Rinderhackfleisch
- 1 Eigelb (M = mittlere Größe)
- 1 TL Senf
- Salz
- Pfeffer
- 30 g geröstete Pinienkerne
- 1 EL Kokosöl
- 1 Glas Artischockenherzen (330 g)
- 1 Knoblauchzehe (optional)
- 3 EL Walnussmus (ersatzweise Cashewmus)
- 1 EL Zitronensaft
- 3 Stiele Basilikum
- 3 EL Walnussöl (ersatzweise Olivenöl)

2 Portionen
20 Minuten

Nährwerte für
1 Portion: 670 kcal
(38 g E, 54 g F, 8 g KH)

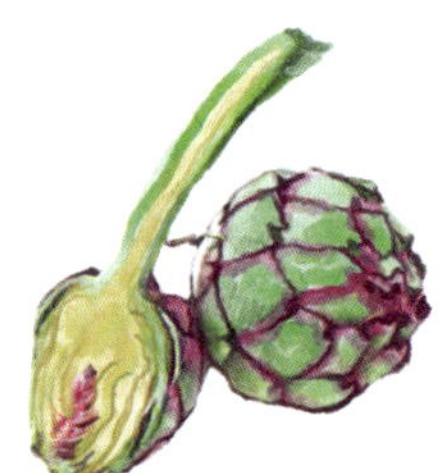

1. Hackfleisch mit Eigelb, Senf, Salz, Pfeffer und Pinienkernen verkneten. Aus der Masse mit angefeuchteten Händen kleine Bällchen formen. Kokosöl in einer Pfanne erhitzen. Hackbällchen darin rundherum ca. 10 Minuten braten, dabei zwischendurch vorsichtig wenden. Die beim Wenden aus der Masse gefallenen Pinienkerne aufbewahren.
2. Artischocken inzwischen abtropfen lassen, dabei etwas Sud auffangen. Knoblauch schälen und grob hacken. Artischocken mit Knoblauch, Nussmus und Zitronensaft pürieren. So viel Sud untermixen, bis die gewünschte Konsistenz erreicht ist. Mit Salz und Pfeffer abschmecken.
3. Basilikum waschen, Blättchen abzupfen und, bis auf einige zum Garnieren, mit Walnussöl pürieren, leicht salzen. Artischockencreme locker auf Teller streichen. Hackbällchen darauf anrichten, die in der Pfanne verbliebenen Pinienkerne rundherum verteilen. Mit Basilikumöl beträufeln und mit übrigem Basilikum garnieren.

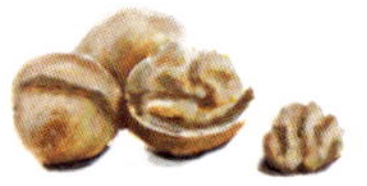

APFEL- UND BIRNENCHIPS

- 1 Apfel (ca. 200 g)
- 1 Birne (ca. 200 g)
- ca. 1 EL Zitronensaft
- Zimtpulver zum Bestäuben

2 Portionen
10 Minuten + 30 Minuten Backzeit

Nährwerte für 1 Portion: 120 kcal (1 g E, 0 g F, 27 g KH)

1. Apfel und Birne waschen und trockenreiben. Beides mit einem Gemüsehobel in dünne Scheiben hobeln oder mit einem scharfen Messer in dünne Scheiben schneiden.
2. Obstscheiben auf zwei mit Backpapier belegten Backblechen verteilen, mit Zitronensaft bepinseln und mit Zimt bestäuben. Im vorgeheizten Backofen (E-Herd: 120 °C, Umluft: 100 °C, Gas: Stufe 1) ca. 30 Minuten trocknen.
3. Obstscheiben auf den Blechen wenden und die Bleche tauschen, sodass das bisher untere oben ist. Weitere ca. 30 Minuten bei gleicher Temperatur trocknen. Dabei gelegentlich kurz die Tür öffnen, um Feuchtigkeit entweichen zu lassen. Je nach Dicke der Obstscheiben diese evtl. erneut wenden, Bleche tauschen und weitere ca. 15 Minuten trocknen. Chips auskühlen lassen.

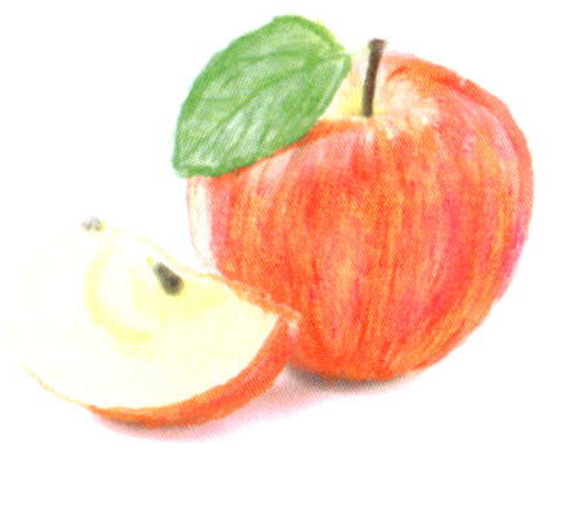

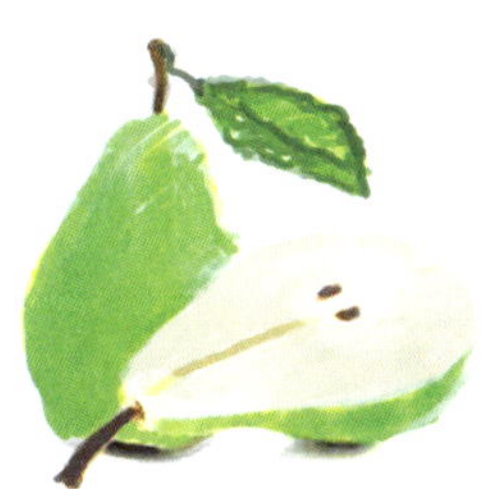

ANMERKUNGEN

1 Diesen Fragebogen zur Bestandsaufnahme können Sie auch von meiner Webseite **www.docfleck.com** downloaden und ausdrucken. So können Sie ihn langfristig zur Erfolgsdokumentation nutzen und sehen alle Ihre positiven Veränderungen schwarz auf weiß. Selbstverständlich kann dieser Bogen die Routine der soliden Vorsorge beim Arzt Ihres Vertrauens nicht ersetzen. Kümmern Sie sich um regelmäßige Untersuchungen. Denken Sie an das jährliche Hautkrebsscreening oder die Notwendigkeit einer Darmspiegelung: Nach familiärem Risiko gilt, je früher die Diagnostik, desto besser. Darmkrebs und Divertikulose sind auch bei jungen Menschen auf dem Vormarsch. Deshalb empfehlen sich nach neuesten Erkenntnissen Vorsorgeuntersuchungen weit vor dem bisher empfohlenen 50. Lebensjahr. Denken Sie (vor allem als Frau) ab dem 50. Lebensjahr an die Messung Ihrer Knochendichte und vernachlässigen Sie auch in höherem Alter nicht Ihre Kontrollen beim Gynäkologen, Urologen, Augenarzt und HNO-Arzt (zur Frühdetektion von Augenkrankheiten und Hörminderungen). Beachten Sie zudem die Notwendigkeit eines regelmäßigen Zahnröntgens, um versteckte, krank machende Störfelder im Mund aufzuspüren.
Übrigens: Auf meiner Webseite halte ich Sie immer bzgl. neuer wissenschaftlicher Erkenntnisse auf dem Laufenden und gebe aktuelle Informationen zu Seminaren, Kursen und Vorträgen.

2 *SCHLANK! und gesund mit der Doc Fleck Methode*, BJV Verlag. *SCHLANK! für Berufstätige*, BJV Verlag. *SCHLANK! Ganz einfach.*, BJV Verlag. *Ran an das Fett – das Praxisbuch*, Rowohlt Verlag. *Die 70 einfachsten Gesund-Rezepte*, BJV Verlag.

3 Als vertiefende Literatur zum Thema »Unerkannte, energieraubende Nahrungsmittelintoleranzen« empfiehlt sich mein Buch *ENERGY! – Der Ausweg aus dem Müdigkeitslabyrinth*. Dort finden sich auch weiterführende Selbsttests zum Thema Milcheiweiß- und Glutenunverträglichkeit.

4 Als weiterführende Literatur lege ich Ihnen das Buch *Ran an das Fett*, Rowohlt Verlag, ans Herz.

5 Apropos Knäckebrot: Die schmale Scheibe Brot zählt zu den kohlenhydratdichtesten Lebensmitteln und damit nicht zu den klassischen »Schlankmachern«, im Gegenteil!

6 Kurioser Fakt – und kein Einzelfall in der Praxis: Mithilfe der klassischen Rezeptur des Doc-Fleck-Frühstücks ist es aus Erfahrung sogar möglich, trotz der Einnahme von Cortison als Medikament erfolgreich schrittweise abzunehmen.

7 Weitere Informationen zu Bezugsquellen von Nahrungsergänzungen mit Reinsubstanzenprinzip, wissenschaftliche Aktualisierungen und Informationen zur Doc-Fleck-Methode finden Sie auf **www.docfleck.com**.

8 Im Handel finden sich hochwertige Fertigprodukte mit Frühstücksgewürzen. Achten Sie auf Bioqualität.

9 Als weiterführende und umfassende Literatur empfehle ich Ihnen das Buch *Ran an das Fett*, Rowohlt Verlag.

10 Absolute Klarheit über die persönliche Versorgung des Körpers mit Omega-3-Fetten verschaffen Labortests (Omega-3-Index). Der Omega-3-Index ist ein Test, der das Verhältnis der langkettigen Omega-3-Fettsäuren (DHA und EPA) definiert. Er hilft, die individuell ideale Omega-3-Versorgung zu bestimmen. Als optimal gilt ein Wert über acht Prozent.

11 Als weiterführende Literatur zur Auswahl von Fischsorten mit niedrigem Quecksilbergehalt empfiehlt sich das Buch *Ran an das Fett*, Rowohlt Verlag.

12 De Alzaa, F et al. Evaluation of Chemical and Physical Changes in Different Commercial Oils During Heating. *Acta Scientific Nutritional Health*, 2018, 2(6), 2–11.

13 Yajima, K et al. Meal rich in rapeseed oil increases 24-h fat oxidation more than meal rich in palmoil. *PLoS One*, 2018, 13(6).

14 Wallace, JS. Heredity, with Special Reference to the Diminution in Size of Human Jaw. *Dental Digest*, 8(2), (Feb. 1902), 135–140. https://tinyurl.com/r6s-zdz8.

15 Bradbury, KE et al. Fruit, vegetable, and fiber intake in relation to cancer risk: findings from the European Prospective Investigation into Cancer and Nutrition (EPIC). *Am J Clin Nutr.*, 2014, 100(1), 394–398. DOI: 10.3945/ajcn.113.071357.

16 Jeon TI et al. SREBP-2 regulates gut peptide secretion through intestinal bitter taste receptor signaling in mice. *J Clin Invest*, 2008, 118(11), 3693–700. doi: 10.1172/JCI36461.

17 Ein Gewürzfavorit der Naturmedizinerin Hildegard von Bingen.

18 Aus *SCHLANK! und gesund mit der Doc Fleck Methode*, BJV Verlag. Als weiterführende Lektüre empfiehlt sich insbesondere das Kapitel »Verhalten auf schlank programmieren« aus diesem Buch.

19 Schnuppern Sie auch in den Programmen der regionalen Volkshochschulen und in den Angeboten Ihrer Krankenkasse. Dort findet sich eine Auswahl an Kursen, z. B. Gymnastik, Pilates, Yoga, Rückenschule, Meditation. Viele Kurse werden von Krankenkassen gefördert.

20 Werner CM, et al. Differential Effects of Endurance, Interval, and Resistance training on Telomerase Activity and Telomere Length in a Randomized Controlled Study. *European Heart Journal*, 2019, 40(1), 34–46. http://daebl.de/KR91.

21 Zum Thema Beckenbodentraining finden sich eine Vielzahl von Übungen auch im Internet, die Sie im Liegen, Sitzen oder Stehen umsetzen können. Es gibt zudem wertvolle Angebote von Physiotherapie- und Osteopathiepraxen, die Sie individuell unterstützen. Oder suchen Sie gezielt über Ihre örtliche Volkshochschule und/oder Ihre Krankenkasse nach Angeboten. Dort finden sich oft preisgünstige, hochwertige Kursangebote, die Ihnen weiterhelfen können.

22 Nestor, J. *Breath*. 2020, Riverhead Books.

23 Extratipp: Zusätzlicher Sport innerhalb der Stunde 15 und 16 der Nahrungspause ist ideal für die Zellschrott-Müllabfuhr (»Müllverbrennung«).

24 Als weiterführende Literatur empfiehlt sich das Kapitel »Der Doc Fleck Fastentag« in *SCHLANK! und gesund mit der Doc Fleck Methode*, BJV Verlag.

25 Huber, R et al. Effects of abdominal hot compresses on indocyanine green elimination – a randomized cross over study in healthy subjects. *BMC Gastroenterology*, 2007, 7:27. DOI: 10.1186/1471-230X-7-27.

26 Sapolsky, R. Why Stress Is Bad for Your Brain. *Science*, 1996, 273(5276), 749–750. https://doi.org/10.1126/science.273.5276.749.

27 Seymur, GJ et al. Relationship between Periodontal Infections and Systemic Disease. Clin Microbiol Infect., 2007, 13(4), 3–10.

28 Peedikayil, FC et al. Effect of Coconut Oil in Plaque Related Gingivitis – A Preliminary Report. Nigerian Medical Journal, 2015, 56(2), 143–147.

29 Seminario-Amez, M et al. Probiotics and oral health: A systematic review. Med Oral Patol Oral Cir Bucal., 2017, 22(3), e282–e288. doi: 10.4317/medoral. 21494.

30 Baehr von, V et al. *Histologie und Immunologie der kavitätenbildenden Osteolysen des Kieferknochens.* 2015, 1. Auflage, MDV Maristen Druck und Verlag.
Lechner, J. *Kavitätenbildende Osteolysen des Kieferknochens.* 2011, 1. Auflage, MDV Maristen Druck und Verlag.

31 Zur Vertiefung lege ich Ihnen das Kapitel »Tatort Mund – wie unentdeckte Störfelder schlapp machen« aus meinem Buch *ENERGY! – der gesunde Weg aus dem Müdigkeitslabyrinth* ans Herz, dtv Verlag.

32 Pal, GK et al. Slow Yogic Breathing Through Right and Left Nostril Influences Sympathovagal Balance, Heart Rate Variability and Cardiovascular Risks in Young Adults. *North American Journal of Medical Sciences*, 2014, 6(3), 145–151.

33 Inspirierender Vortrag zum Thema Neuroanatomie und Funktionen der linken und rechten Gehirnhälfte: https://www.ted.com/talks/jill_bolte_taylor_my_stroke_of_insight?language=de.

34 Konzentration und Reduktion von innerem Stress werden auch durch folgende Technik gefördert: mehrmals durch das rechte Nasenloch ein- und durch das linke Nasenloch ausatmen (Name der Technik aus dem Yoga: Surya Bheda Pranayama). Ein kleiner Selbstversuch bei der nächsten stressigen Situation ist es wert.

35 Nach Benediktinermönch David Steindl-Rast aus »What is gratitude?« von A Network of Grateful Living. https://Gratefulness.org/resource/what-is-gratitude.

36 Jagannath, A et al. The genetics of circadian rhythms, sleep and health. *Hum Mol Genet.*, 2017, 26(R2), R128–R138. doi: 10.1093/hmg/ddx240.

37 Rasmussen, MK et al. The glymphatic pathway in neurological disorders. *Lancet Neurol.*, 2018, 17(11), 1016–1024. doi: 10.1016/S1474-4422(18)30318-1.

38 Walker, M. *Das große Buch vom Schlaf.* 2018, 2. Auflage, Goldmann Verlag.

39 Feld, M. *Dr. Felds große Schlafschule.* 2018, 1. Auflage, Gräfe & Unzer. Walker, M. *Das große Buch vom Schlaf.* 2018, 2. Auflage, Goldmann Verlag.

40 Weiterführende Informationen zu Bezugsquellen, die nach dem Reinsubstanzenprinzip herstellen, und Aktualisierungen zu den Themen funktionelle Ernährungsmedizin und Prävention stehen Ihnen auf meiner Webseite **www.docfleck.com** auch als Download zur Verfügung.

41 Varvogli, L et Darviri, C. Stress Management Techniques: evidence-based procedures that reduce stress and promote health. *Health Science Journal*, 2011, 5(2), 74–89.
Chandla SS et al. Effect of short-term practice of pranayamic breathing exercises on cognition, anxiety, general well being and heart rate variability, *J Indian Med Assoc*, 2013, 111(10), 662–665.
Fletcher J. How to use 4-7-8 breathing for anxiety, *Medical News Today*, 11. Februar 2019, https://www.medicalnewstoday.com/articles/324417.
42 Locher, C et Pforr, C. The legacy of Sebastian Kneipp: linking wellness, naturopathic, and allopathic medicine. *J Altern Complement Med.*, 2014, 20(7), 521–526. doi: 10.1089/acm.2013.0423.
43 Als weiterführende Literatur mit vielen Rezepturen (schlaffördernde Teemischungen) empfiehlt sich das Buch *SCHLANK! und gesund mit der Doc Fleck Methode*, BJV Verlag, oder als Taschenbuch *SCHLANK! und gesund mit der Doc Fleck Methode – Die Grundlagen*, Goldmann Verlag.
44 Locher, C. et Pforr, C.: The legacy of Sebastian Kneipp: linking wellness, naturopathic, and allopathic medicine. *J Altern Complement Med.*, 2014, 20(7), 521–526. doi: 10.1089/acm.2013.0423.
45 Losso, JN et al. Pilot Study of the Tart Cherry Juice for the Treatment of Insomnia and Investigation of Mechanisms. *Am J Ther.*, 2018, 25(2): e194–e201. doi: 10.1097/MJT.0000000000000584.
46 Qualitätsprodukte finden Sie unter dem Schlagwort »omega-safe« oder »unter Licht, Hitze, Sauerstoff-Ausschluss gepresst«. Die bestmöglichen gesundheitlichen Effekte entfalten Öle, die frisch gepresst und ohne langen Umweg den Verbraucher erreichen. Deswegen hat es sich bewährt, Produkte direkt von hochwertigen Ölmühlen zu beziehen, so lagert ein Omega-3-reiches Öl nicht über Wochen oder gar Monate in Regalen und büßt an Qualität ein. Weiterführende Informationen zu Bezugsquellen finden Sie auch unter **www.docfleck.com** als Download.
47 Flanagan, A et al. Chrono-nutrition: from molecular and neuronal mechanisms to human epidemiology and timed feeding patterns. *J Neurochem.*, 2020, 157(1), 53–72. doi: 10.1111/jnc.15246.
48 Voigt, RM et al. Circadian Rhythm and the Gut Microbiome. *Int Rev Neurobiol.*, 2016, 131, 193–205. doi: 10.1016/bs.irn.2016.07.002.
Kantermann, T et al. Fibromyalgia Syndrome and Chronotype. Late Chronotypes are more affected. *J Biol Rhythms.*, 2012, 27(2), 176–179.
Roenneberg, T et al. Social Jetlag and Obesity. *Curr Biol.*, 2012, 22(10), 939–943.
Vetter, C et al. Association Between Rotating Night Shift Work and Risk of Coronary Heart Disease Among Women. *JAMA*, 2016, 315(16), 1726–1734. doi: 10.1001/jama.2016.4454.

IHR SYMPTOM – MEINE **SOFORTHILFE-TIPPS**

Viele der 48 bewährten Tipps, die Sie nun kennengelernt und vielleicht auch schon beherzigt haben, sind nicht nur in dem Kontext hilfreich, in dem sie auf den vorangegangenen Seiten genannt wurden, sondern quasi universell einsetzbar. Hierzu zählen insbesondere Tipp 7 und 8 aus Kapitel 2 (Ernährung), Tipp 19 aus Kapitel 4 (Bewegung), Tipp 37 und 39 aus Kapitel 7 (Schlaf) sowie Tipp 44 bis 48 aus Kapitel 8 (Rhythmus und Gewohnheiten).

Aber natürlich gibt es auch Tipps, die Sie bei einem bestimmten Krankheitsbild ganz besonders wirksam umsetzen können:

Akne
- Ernährung: Tipp 9, 11, 12
- Fasten und entgiften: Tipp 29
- Stress: Tipp 36

Allergien
- Ernährung: Tipp 9, 11, 12
- Bewegung: Tipp 20, 21, 23
- Fasten und entgiften: Tipp 25, 26
- Stress: Tipp 31 bis 33, 35, 36
- Rhythmus und Gewohnheiten: Tipp 43, 44

Angststörungen
- Ernährung: Tipp 9, 10, 12
- Verdauung: Tipp 17
- Bewegung: Tipp 20
- Fasten und entgiften: Tipp 28, 30
- Stress: Tipp 31 bis 36
- Schlaf: Tipp 38, 40 bis 42
- Rhythmus und Gewohnheiten: Tipp 44

Aphthen *(schmerzhafte Schleimhautbläschen, z. B. im Mund)*
- Ernährung: Tipp 9, 11, 12
- Bewegung: Tipp 20, 21, 23
- Fasten und entgiften: Tipp 25
- Stress: Tipp 36
- Rhythmus und Gewohnheiten: Tipp 44

Ärger
- Ernährung: Tipp 9, 12
- Bewegung: Tipp 20 bis 23
- Fasten und entgiften: Tipp 27, 28, 30
- Stress: Tipp 31 bis 36
- Schlaf: Tipp 41

Arthrose
- Ernährung: Tipp 9, 11, 12
- Verdauung: Tipp 16
- Bewegung: Tipp 20, 21, 23
- Fasten und entgiften: Tipp 25, 26

Augenkrankheiten
- Ernährung: Tipp 9, 11, 12
- Bewegung: Tipp 20 bis 23
- Fasten und entgiften: Tipp 25

Autoimmunkrankheiten
(z. B. Rheuma, MS)
- Ernährung: Tipp 9, 11
- Verdauung: Tipp 14 bis 17
- Bewegung: Tipp 20 bis 24
- Fasten und entgiften: Tipp 25 bis 27, 29, 30
- Stress: Tipp 31 bis 36
- Schlaf: Tipp 38, 40, 41
- Rhythmus und Gewohnheiten: Tipp 43, 44

Blasenentzündung
- Ernährung: Tipp 9, 11, 12
- Verdauung: Tipp 14, 16
- Bewegung: Tipp 23, 24
- Fasten und entgiften: Tipp 25, 26
- Stress: Tipp 36
- Rhythmus und Gewohnheiten: Tipp 44

Bluthochdruck
- Warm-up: Tipp 3
- Ernährung: Tipp 7 bis 9, 12
- Bewegung: Tipp 20 bis 24
- Fasten und entgiften: Tipp 25, 26, 30
- Stress: Tipp 31, 32, 34 bis 36
- Schlaf: Tipp 38, 40, 41
- Rhythmus und Gewohnheiten: Tipp 43, 44

Chronisch entzündliche Darmerkrankung
- Ernährung: Tipp 9, 11, 12
- Verdauung: Tipp 14, 15, 17, 18
- Bewegung: Tipp 20, 23, 24
- Fasten und entgiften: Tipp 25, 26
- Stress: Tipp 36
- Schlaf: Tipp 40
- Rhythmus und Gewohnheiten: Tipp 43, 44

Chronische Infektionen *(z. B. Borreliose)*

- Ernährung: Tipp 9, 11, 12
- Verdauung: Tipp 14 bis 16
- Bewegung: Tipp 20, 23, 24
- Fasten und entgiften: Tipp 25 bis 27, 29
- Stress: Tipp 31, 32, 36
- Schlaf: Tipp 40
- Rhythmus und Gewohnheiten: Tipp 43, 44

Chronische Müdigkeit *(Fatigue)*

- Warm-up: Tipp 3
- Ernährung: Tipp 7 bis 9, 12
- Verdauung: Tipp 14 bis 16
- Bewegung: Tipp 20, 21, 23, 24
- Fasten und entgiften: Tipp 25 bis 30
- Stress: Tipp 31 bis 36
- Schlaf: Tipp 38, 40 bis 42
- Rhythmus und Gewohnheiten: Tipp 43, 44

Depression

- Ernährung: Tipp 9, 11, 12
- Verdauung: Tipp 14, 16
- Bewegung: Tipp 20 bis 24
- Fasten und entgiften: Tipp 28, 30
- Stress: Tipp 31 bis 36
- Schlaf: Tipp 40 bis 42
- Rhythmus und Gewohnheiten: Tipp 44

Diabetes Typ 2

- Warm-up: Tipp 3
- Ernährung: Tipp 9, 12
- Verdauung: Tipp 15, 16
- Bewegung: Tipp 21 bis 24
- Stress: Tipp 33, 35, 36
- Schlaf: Tipp 40, 41
- Rhythmus und Gewohnheiten: Tipp 43, 44

Divertikulose

- Ernährung: Tipp 9, 11, 12
- Verdauung: Tipp 14 bis 18
- Bewegung: Tipp 20, 23, 24
- Stress: Tipp 33, 35, 36
- Rhythmus und Gewohnheiten: Tipp 44

Dysbiose *(gestörte Darmflora)*

- Ernährung: Tipp 7, 9 bis 12
- Verdauung: Tipp 14 bis 18
- Bewegung: Tipp 20, 23, 24
- Stress: Tipp 33, 36
- Rhythmus und Gewohnheiten: Tipp 44

Fettleber

- Warm-up: Tipp 3
- Ernährung: Tipp 7 bis 9, 11
- Verdauung: Tipp 15, 16
- Bewegung: Tipp 21 bis 23
- Fasten und entgiften: Tipp 25, 26, 29
- Stress: Tipp 36
- Schlaf: Tipp 41
- Rhythmus und Gewohnheiten: Tipp 43, 44

Fettstoffwechselstörungen

(z. B. Cholesterinerhöhung)

- Ernährung: Tipp 9, 11, 12
- Verdauung: Tipp 16
- Bewegung: Tipp 21, 23
- Stress: Tipp 36

Fibromyalgie

- Ernährung: Tipp 7 bis 12
- Verdauung: Tipp 15, 16
- Bewegung: Tipp 20 bis 24
- Fasten und entgiften: Tipp 25 bis 29
- Stress: Tipp 32, 34 bis 36
- Schlaf: Tipp 38, 40 bis 42
- Rhythmus und Gewohnheiten: Tipp 43, 44

Gedächtnisstörung

- Ernährung: Tipp 9, 11, 12
- Verdauung: Tipp 14
- Bewegung: Tipp 20 bis 24
- Fasten und entgiften: Tipp 29
- Stress: Tipp 31, 36
- Schlaf: Tipp 41, 42
- Rhythmus und Gewohnheiten: Tipp 44

Hämorrhoiden

- Ernährung: Tipp 9, 12
- Verdauung: Tipp 14 bis 16, 18
- Bewegung: Tipp 20, 23, 24

Herpes

- Ernährung: Tipp 9, 11, 12
- Verdauung: Tipp 15, 16
- Bewegung: Tipp 20, 23, 24
- Fasten und entgiften: Tipp 25, 28
- Stress: Tipp 36
- Schlaf: Tipp 40, 41
- Rhythmus und Gewohnheiten: Tipp 43, 44

Herz-Kreislauf-Krankheiten

- Ernährung: Tipp 9, 12
- Verdauung: Tipp 16
- Bewegung: Tipp 21 bis 24
- Stress: Tipp 34, 36
- Schlaf: Tipp 38
- Rhythmus und Gewohnheiten: Tipp 44

Immunschwäche
- Ernährung: Tipp 9, 11, 12
- Verdauung: Tipp 15 bis 17
- Bewegung: Tipp 23, 24
- Fasten und entgiften: Tipp 25, 28
- Stress: Tipp 32, 34 bis 36
- Schlaf: Tipp 38, 40 bis 42
- Rhythmus und Gewohnheiten: Tipp 43, 44

Kinderwunsch
- Ernährung: Tipp 9, 11, 12
- Verdauung: Tipp 14, 16
- Bewegung: Tipp 20, 21, 23
- Stress: Tipp 31, 35, 36
- Schlaf: Tipp 40
- Rhythmus und Gewohnheiten: Tipp 43, 44

Konzentrationsmangel
- Ernährung: Tipp 9, 12
- Verdauung: Tipp 14
- Bewegung: Tipp 20 bis 24
- Fasten und entgiften: Tipp 29, 30
- Stress: Tipp 31, 34 bis 36
- Schlaf: Tipp 38, 40 bis 42
- Rhythmus und Gewohnheiten: Tipp 43, 44

Kopfschmerz/Migräne
- Ernährung: Tipp 9, 12
- Verdauung: Tipp 14, 15
- Bewegung: Tipp 20, 23, 24
- Fasten und entgiften: Tipp 27, 28
- Stress: Tipp 32, 34 bis 36
- Schlaf: Tipp 38, 40, 41
- Rhythmus und Gewohnheiten: Tipp 43, 44

Mastzellaktivierungssyndrom (MCAS)
- Ernährung: Tipp 11, 12
- Verdauung: Tipp 14 bis 17
- Bewegung: Tipp 20, 24
- Fasten und entgiften: Tipp 26 bis 28
- Stress: Tipp 32, 34 bis 36
- Schlaf: Tipp 40, 41
- Rhythmus und Gewohnheiten: Tipp 43, 44

Nahrungsmittelintoleranzen
- Ernährung: Tipp 9, 12
- Verdauung: Tipp 14, 15, 17
- Bewegung: Tipp 20
- Fasten und entgiften: Tipp 25, 26
- Stress: Tipp 31, 36
- Schlaf: Tipp 40
- Rhythmus und Gewohnheiten: Tipp 43, 44

Nasennebenhöhlenentzündung

- Ernährung: Tipp 9, 12
- Fasten und entgiften: Tipp 25
- Stress: Tipp 31, 36
- Schlaf: Tipp 40
- Rhythmus und Gewohnheiten: Tipp 44

Neurodermitis

- Ernährung: Tipp 9, 12
- Fasten und entgiften: Tipp 25, 26, 29
- Stress: Tipp 35, 36
- Schlaf: Tipp 40
- Rhythmus und Gewohnheiten: Tipp 43, 44

Niedriger Blutdruck

- Ernährung: Tipp 9, 12
- Verdauung: Tipp 14
- Bewegung: Tipp 20 bis 24
- Stress: Tipp 31, 34
- Rhythmus und Gewohnheiten: Tipp 43

Osteoporose

- Ernährung: Tipp 9
- Bewegung: Tipp 21, 22, 24
- Stress: Tipp 31

Parodontitis

siehe Zahnfleischentzündung

Polyneuropathie

(Störungen des Nervensystems)

- Ernährung: Tipp 9, 11, 12
- Bewegung: Tipp 20, 21, 24
- Stress: Tipp 31, 36
- Schlaf: Tipp 40 bis 42

Potenzstörungen

- Ernährung: Tipp 9, 11, 12
- Bewegung: Tipp 20, 21, 24
- Stress: Tipp 31, 36

Refluxleiden

- Ernährung: Tipp 7, 9, 12
- Verdauung: Tipp 14, 15
- Bewegung: Tipp 21, 24
- Stress: Tipp 31, 36
- Rhythmus und Gewohnheiten: Tipp 43

Reizdarm

- Ernährung: Tipp 7 bis 9, 11, 12
- Verdauung: Tipp 14, 15, 17, 18
- Bewegung: Tipp 20, 23, 24
- Stress: Tipp 31 bis 36
- Schlaf: Tipp 38, 40 bis 42
- Rhythmus und Gewohnheiten: Tipp 43, 44

Restless Legs

- Ernährung: Tipp 9, 11, 12
- Bewegung: Tipp 20, 23
- Stress: Tipp 31 bis 36
- Schlaf: Tipp 38, 40 bis 42
- Rhythmus und Gewohnheiten: Tipp 44

Rosazea

- Ernährung: Tipp 9, 11, 12
- Verdauung: Tipp 14, 15
- Fasten und entgiften: Tipp 25 bis 27, 29
- Stress: Tipp 31, 36
- Schlaf: Tipp 38, 40, 41
- Rhythmus und Gewohnheiten: Tipp 43

Rückenschmerzen

- Verdauung: Tipp 14
- Bewegung: Tipp 20, 21, 24
- Fasten und entgiften: Tipp 28
- Stress: Tipp 31, 32, 34 bis 36
- Schlaf: Tipp 37, 38, 40, 41

Schilddrüsenerkrankungen

(z. B. Hashimoto-Thyreoiditis)

- Ernährung: Tipp 9, 11, 12
- Verdauung: Tipp 14, 15
- Bewegung: Tipp 24
- Fasten und entgiften: Tipp 25, 26, 29
- Stress: Tipp 31 bis 36
- Schlaf: Tipp 38, 40, 41
- Rhythmus und Gewohnheiten: Tipp 43

Schlafstörung

- Ernährung: Tipp 7, 9, 12
- Bewegung: Tipp 24
- Fasten und entgiften: Tipp 27, 28
- Stress: Tipp 32, 33, 35, 36
- Schlaf: Tipp 37 bis 42
- Rhythmus und Gewohnheiten: Tipp 43, 44

Schuppenflechte

- Ernährung: Tipp 9, 11, 12
- Bewegung: Tipp 24
- Fasten und entgiften: Tipp 25, 26, 29
- Stress: Tipp 31 bis 33, 35
- Schlaf: Tipp 38, 40, 41
- Rhythmus und Gewohnheiten: Tipp 43

SO BLEIBEN SIE **INFORMIERT**

Bücher von Dr. Anne Fleck, die weiterhelfen

- ENERGY! Der Ausweg aus dem Müdigkeitslabyrinth, dtv Verlag 2021
- SCHLANK und gesund mit der Doc Fleck Methode, BJV Verlag 2017
- SCHLANK und gesund für Berufstätige, BJV Verlag 2018
- Ran an das Fett, Rowohlt 2019
- Ran an das Fett. Das Praxisbuch, Rowohlt 2020
- Die 70 einfachsten Gesundrezepte, BJV Verlag 2017
- Gesunde Sommerküche, BJV Verlag 2018

Hilfreiches und Nützliches

Weitere Informationen und vieles mehr auf **www.docfleck.com**

- Downloads von Selbsttests, Listen etc. aus diesem und anderen Büchern
- Bezugsquellen
- Interessante Links zu (Spezial-)Laboren und Organisationen
- Wissenschaftliche Aktualisierungen
- Informationen zur Doc-Fleck-Methode
- Aktuelle Termine zu Online-Kursen von und mit Dr. Anne Fleck, Seminaren, Fortbildungen, Vorträgen

Kontakt zur Praxis von Dr. Anne Fleck: **www.dr-anne-fleck.com**

Sonstiges

Social Media

  @DocFleck

Podcast Dr. Anne Fleck

DANKE!

Das Mitmachbuch, das Sie in Händen halten, ist in liebevoller und akribischer Arbeit entstanden. Mein Wunsch war es, fundierte und praxisbewährte Gesundheitstipps zu bündeln und in einem ganz besonderen Bilderbuch darzustellen – einem Buch, das Sie fasziniert, anregt und zu einer spannenden Reise einlädt.

Dass dieses Buch so schön geworden ist, verdanke ich auch einem engagierten Team. Besonders und von ganzem Herzen danke ich meiner Schwester Katharina, die meine Worte mit ihren fantastischen Bildern zum Leben erweckt und mit jeder einzelnen Illustration und viel positiver Energie die Gestaltung des Buches beeinflusst hat.

Ein großes Dankeschön geht außerdem an Barbara Laugwitz, die mich zu diesem ungewöhnlichen Buch ermutigt hat, und an die ENERGY!-Crew des dtv Verlages, vor allem dem Lektorat Rosi Mailänder und Ellen Venzmer, Charlotte Dölker für die Herstellung sowie Maria Mandelkow für die kreative Fleißarbeit im fürs Layout zuständigen »Maschinenraum«.

Die Tipps in diesem Buch haben eine tiefe wissenschaftliche Grundlage und beruhen auf den jahrelangen Erfahrungen mit meinen Patientinnen und Patienten in meiner Praxis. Ihnen gilt deshalb mein Dank ebenso wie den Forscherinnen und Forschern, die unermüdlich bahnbrechende Erkenntnisse für ein Leben in Gesundheit ans Licht bringen. Durch meine tägliche Arbeit habe ich gelernt, dass es oft auch dann noch Wege zur Heilung gibt, wenn bereits alle Mittel ausgereizt scheinen, und wie nachhaltig ganzheitlich-individuelle Methoden sind.

Für die Zukunft wünsche ich mir, dass dieses Buch eine unterhaltsame, individuell lebensverändernde Lektüre für Sie und viele Menschen wird und hoffentlich eine neue und innovative Tradition im Umgang mit der eigenen Gesundheit begründet.

Die diesem Buch zugrunde liegenden medizinischen Forschungsergebnisse und die Empfehlungen wurden sorgfältig erarbeitet und geprüft. Eine Garantie kann jedoch nicht übernommen werden. Ebenso ist eine Haftung der Autorin bzw. des Verlags und seiner Beauftragten für Personen-, Sach- oder Vermögensschäden ausgeschlossen. Da sich die Medizin ständig weiterentwickelt, können zukünftige neue Erkenntnisse nicht ausgeschlossen werden. Dieses Buch ersetzt nicht eine individuelle, persönliche ärztliche Beratung. Die richtige Diagnose und Therapie von Erkrankungen müssen immer Sache des behandelnden Arztes sein.

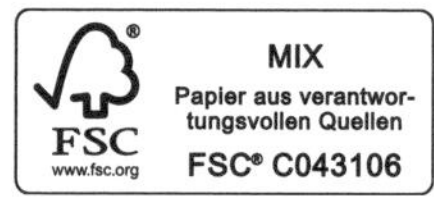

4. Auflage 2022

Illustrationen: Katharina Fleck (www.katharinafleck.com)
Rezepte (mit Ausnahme von Doc Fleck's Bitter Supreme): Emilie Blume
Umschlaggestaltung: buxdesign | Ruth Botzenhardt
Umschlagfoto: Asja Caspari
Layout und Satz: www.zweiband.de
Gesetzt aus der Kepler Std und Sofia Pro
Druck und Bindung: Grafisches Centrum Cuno GmbH & Co. KG, Calbe
Printed in Germany · ISBN 978-3-423-28309-0

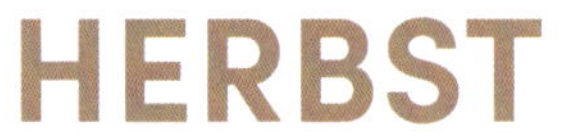

HERBST

Birne
Apfel
Kohlrabi
Quitten
Endiviensalat
Zucchini
Fenchel

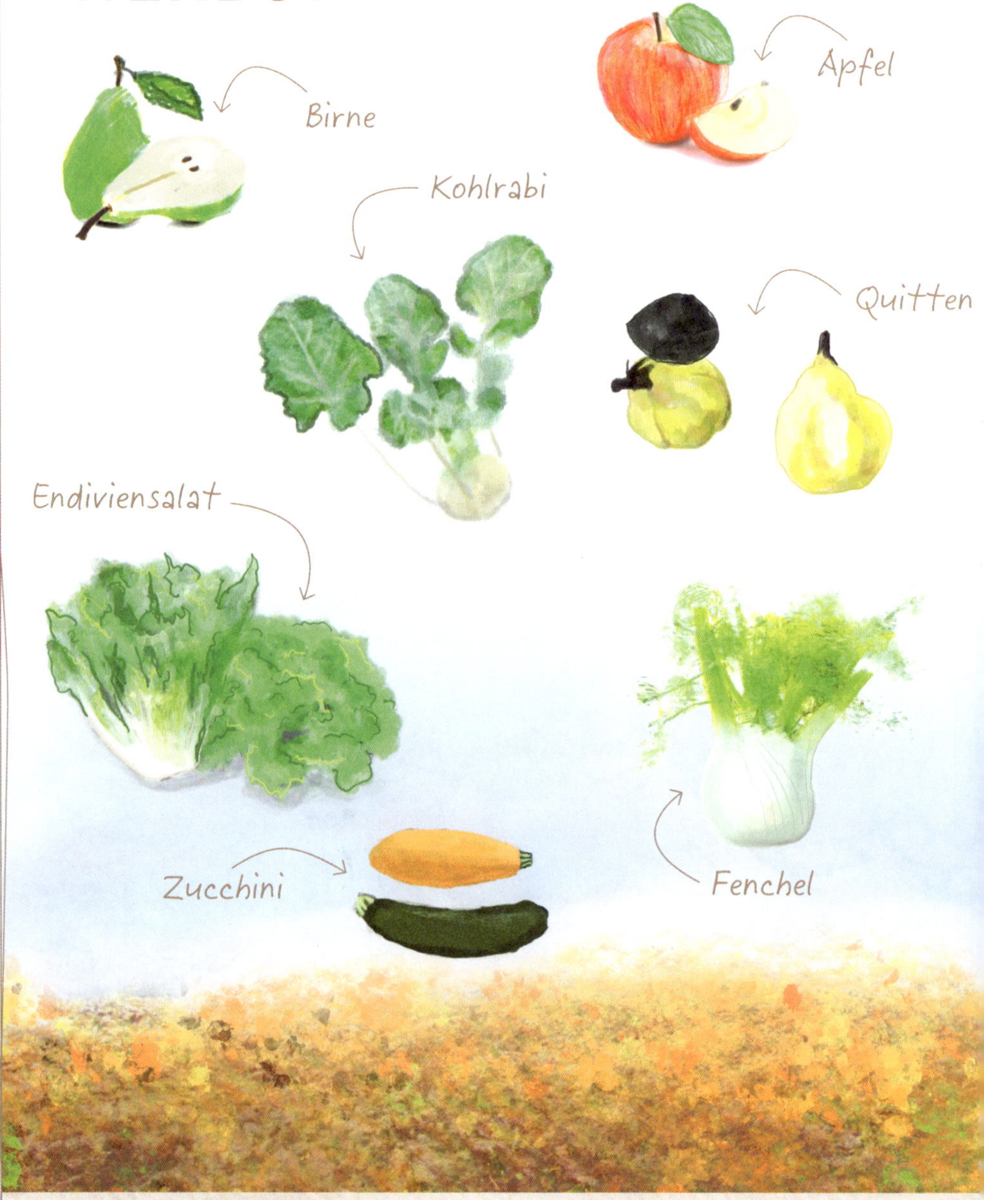

Diese **ENERGY-KLASSIKER** gehören auf jeden Erntedanktisch